乌鲁木齐

红花、红景天等

新疆维吾尔自治区

当归（秦归）、
大黄、雄黄等

甘

枸杞等

肃

大黄、虫草等

青 海 省

西宁⊙

河

兰州⊙

宁夏回族

省

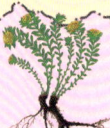

红景天、虫草等

西 藏 自 治 区

川牛膝、黄连（雅连）、附子、
川菊、川红花、陈皮、白芍、
大黄、虫草等

蜈蚣

内

⊙拉萨

四 川 省

成都⊙

重庆⊙

天麻(明天麻)、雄黄、杜仲等

贵阳⊙

贵州

昆明⊙

云 南 省

广

茯苓（云苓）、黄连（云连）、
红豆杉等

黑 龙 江 省

⊙哈尔滨

人参等

甘草等

⊙长春

吉林省

⊙沈阳

辽宁省

河

和浩特⊙

北京市★
天津市

北

⊙天津

阿胶、全蝎等

山

太原⊙

⊙石家庄

西

省

东

⊙济南

省

怀菊花、怀地黄、
怀红花、全蝎等

郑州

菊花（亳菊、滁菊、贡菊）、
霍山石斛、亳白芍、茯苓等

河 南 省

安

江 苏 省

芡实等

何首乌等

合肥⊙

徽

南京⊙

上海

湖 北 省

省

藏红花等

武汉⊙

杭州⊙

蒿等

南昌⊙

江

浙 江 省

长沙⊙

杭白芍、
杭菊花、
红曲、
石斛等

湖 南 省

西

福

海

省

建

钓鱼岛

赤尾屿

黄、杜仲、何首乌等

省

红曲、青黛等

⊙台北

台

广陈皮、化橘红、广青蒿等

自治区

广 东 省

湾

广州⊙

省

台湾岛

⊙香港

等

澳门

香港

澳门

东沙群岛

⊙海口

南 省

南

海

海南岛

南沙群岛

⊙南宁

广西壮族
自治区

⊙州

广 东 省

福建省

⊙香港

台湾省

澳门

台湾岛

⊙海口

东沙群岛

海南省

海南岛

西沙群岛

南

永兴岛

中沙群岛

黄岩岛

海

南

沙

群

岛

曾母暗沙

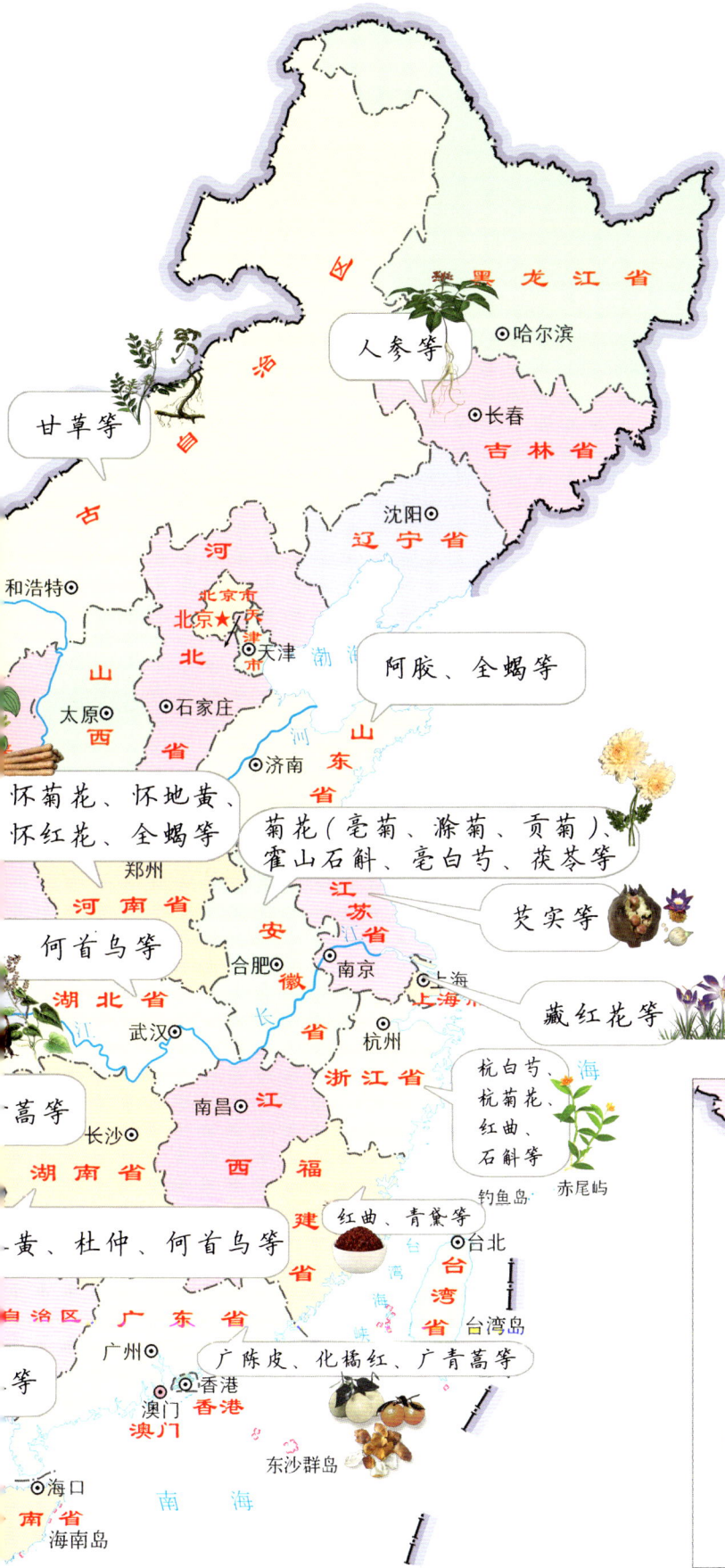

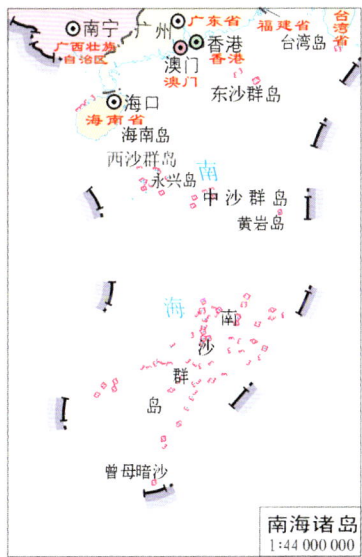

南海诸岛
1:44 000 000

宋 燕　主编

本草中国

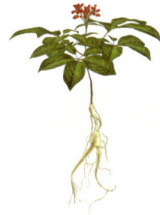

寻道地药材
访中华药人
传千年智慧
本草有灵
人间有情

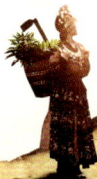

中华书局

图书在版编目（CIP）数据

本草中国/宋燕主编.–北京：中华书局，2018.1
ISBN 978-7-101-12794-2

Ⅰ.本… Ⅱ.宋… Ⅲ.①中华文化－研究②中国医
药学－文化 Ⅳ.①G122②R2-05

中国版本图书馆CIP数据核字(2017)第220014号

书　　名	本草中国
主　　编	宋　燕
封面题签	李金华
责任编辑	徐麟翔
装帧设计	刘　丽
出版发行	中华书局
	(北京市丰台区太平桥西里38号　100073)
	http://www.zhbc.com.cn
	E-mail：zhbc@zhbc.com.cn
印　　刷	北京雅昌艺术印刷有限公司
版　　次	2018年1月北京第1版
	2018年1月北京第1次印刷
规　　格	开本/700×1000毫米　1/16
	印张17.75　字数180千字
印　　数	1-30000册
国际书号	ISBN 978-7-101-12794-2
定　　价	58.00元

序

真力弥满，万象在旁

　　首先，要祝贺《本草中国》纪录片第一季大获成功，自开播以来，得到了广大观众的欢迎和喜爱。作为中国首部大型中医药文化系列纪录片，能够在收视上取得突破成绩，在行业内也获得诸多赞誉，不论是对节目本身及其团队，还是对于中医药的发展来说，都是一件可喜可贺的事情。

　　作为中国传统文化精髓的一部分，中医药文化一直与民众生活脉脉相通，医学典籍汗牛充栋，但是直到2015年我受邀参加《本草中国》在北京的第一次创作研讨会，国内乃至世界还从来没有拍摄过一部反映博大精深的中医药文化的纪录片。正因如此，与会的领导与专家都对这档节目予以高度的重视和期盼，提出了许多真知灼见。在研讨会上，我针对《本草中国》当时的旧名《老药工》，谈到了一些个人的理解和疑惑，比如划分老药工的时间界限。中医中药是一个理论系统，有着不可分割的联系，二者都有着深厚的文化基础，我当时对这个题材的创作怀有很大的愿景，希望能够看到一部大气象的记录中医药发展和现状的作品，但同时也有担忧，要说解放前的老药工，现在已不多见了，拍摄对象不容易寻找；另一方面，对中医药的理解和发掘程度，以及对中医药文化思考的专业高度，也决定了绝不是随随便便找个上了年纪的药工就行。这份担心断断续续地延续到了来年，团队负责人又来邀请我同去观看成片，他们介绍说，之前听取各方的意见和建议后，已经在整体上做了全新的调整和规划，也就是我们大家现在看到的样子。之后的成功，大家也都耳闻目睹。

首先，作品本身展现出了高远开阔的视野和胸怀。它讲述了我们民族总体的价值观，同时又通过中国医学文化这个载体，去讲述普世的价值观。这是一部优秀作品的意义跟作用。中国文化中有个很重要的部分，就在于对人生境界孜孜不倦的追求。陶弘景在《本草经集注》中也提到"诸药所生，皆有境界"，这个境界不仅仅是孕育和滋养药材的自然环境，还有隐敛在中医药人身上那种敬畏生命的境界。精神凝聚气质，通达未来，大家同处这个世界，但因为追求不同的人生意义和价值，最后抵达不同的精神高度。《本草中国》第一季讲述的道地本草是中医的核心，里面很有学问。明代汤显祖的《牡丹亭》里面说"用好道地药材"，真实确切的"道地"两字出在这儿。"自江东以来，小小杂药，多出近道，气力性理，不及本邦。"从北部寒冷的黑龙江，到四季常青的海南岛，从西部青藏高原到东部平原，各省有各省的道地药材。四川的麦冬再好也不及浙江的。今人疗不及往人，今年治病不及往年，那是药不好了。历代本草，都要提到道地药材。1957年，北京市药材公司成立中药研究室，分配我主管原料药材和饮片质量，但不实践哪能得到真知，既然要指导采购员采购优质药材，就必须自己先下去走一走。就这样，我走遍了大江南北的中药材主产区，当时交通条件有限，很多公路不通的地方，只能靠两条腿步行。《本草中国》为拍摄道地本草，在短短一年的时间里深入到全国各地，从本草的生长、炮制、入药着眼，进而记录了一大批与中医药息息相关的人民群众的日常生活和技艺传承。这是难能可贵的，既需要对中医药的热爱，学习相关专业知识，深刻地理解和感悟中医药文化；更需要壮阔的人文关怀，有更高的使命担当和境界追求，才得以让作品呈现出这番光风霁月的大气象。

第二，《本草中国》首度呈现了中医药之美。我是十四岁那年，也就是新中国成立前十年，进入药庄当学徒。那时候人小、个子矮，在灶前炒药踮脚还不够，必须得垫砖头。哪怕被烟熏得眼泪直流，也要细盯着火候，手里的铲子还要不停翻搅。很多时候师父口上并不多讲，全凭我们做徒弟的眼力劲儿。师父抓药，我就在一旁默默记下每个步骤；师父加工炮制饮片，我就用心观察他的各步操作，不漏下任何细节。之后七十多年里，如大家所知，我一直都奋斗在中医药行业当中，有过艰苦，但我乐在其中。牢记在心里的是"修合无人见，存心有天知"，是孙思邈在《千金方》一开头就提到的"人命至重，有贵千金，一方济之，德逾于此"，德行是立身之本，我由此更多地专注中医的科学性和实用性，这需要客观的理论知识。大家知道薄荷一年两茬，小暑一茬，霜降一茬，头刀二刀，采收时间必须从十一点到下午三点，不然薄荷油会减少75%。麻黄的有效成分麻黄碱，春天几乎没有，直到秋季八九月含量最高，过了这时节又会降低。采收季节很重要。中医现在通用的药材有五百多种，常用药有三百多种，然而中医药之美不是天生自在，俯拾即是的，人人尽管有这样一部"字典"在身边，如何从中发掘，作出什么样的作品，则全凭个人才学和情怀。北宋的程颢说"万物之生意最可观"，音乐的急缓宏纤，书画的神韵气魄，中国传统文化中有许多历经时间长河涤荡也不曾磨灭的美，传统文化和艺术关注的是活泼的、生意盈然的意象世界，是人与天地万物合一的生命世界。《本草中国》更进一步地拓展了中国传统文化之美的领域，如拍摄中华老字号传承这样的题材，有"真力弥满，万象在旁"的浩气磅礴；记录芸芸众生喜乐哀愁这类细微的生活与情感，又有"如月之曙，如气之秋"的清奇。颜色、线条是图画的媒介，金石是雕刻的媒介，中医药的传承也从此多了纪录片这一重要媒介。

　　当初对《本草中国》第一季，我还有过一点小小的遗憾，希望节目更切合实际地介绍中药的继承和发展过程，这个出发点太专业化，考虑到节目本身的普及性与观赏性，从而对医药医理有所取舍，这是可以理解的。上海笃影文化传媒有限公司和传统文化出版重镇中华书局合作，推出了《本草中国》第一季的图书，在完整地呈现整部纪录片信息之外，又加入了"岐黄药话"部分，对主要的本草做了深度解读，可以看作是对节目更加专业的延伸和补充。

　　《本草中国》系列纪录片之后还会陆续推出第二季、第三季，将就中医诊断、中医治疗进行更加深入的展现，希望能够将工作越做越细，也让更多的老百姓受益。

金世元

2017.9.20

目　录

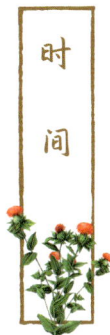
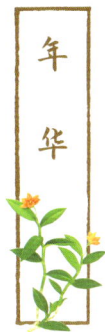
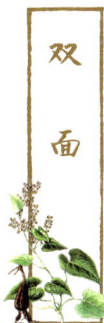

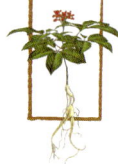
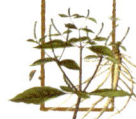
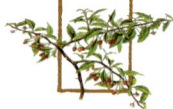

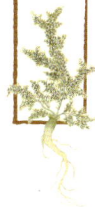

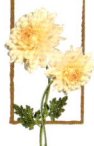

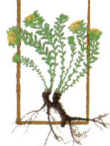

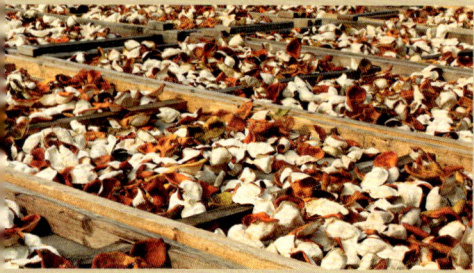

陈皮

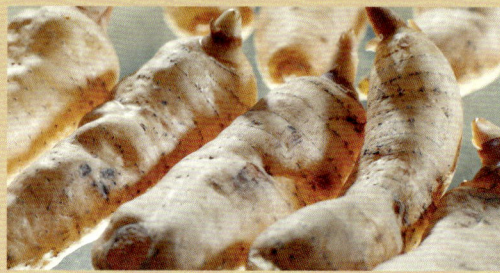

天麻

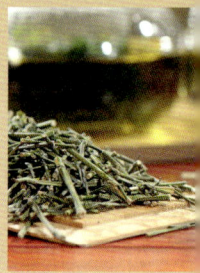

霜桑叶

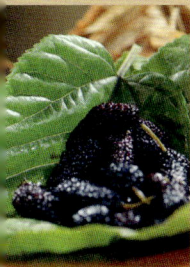

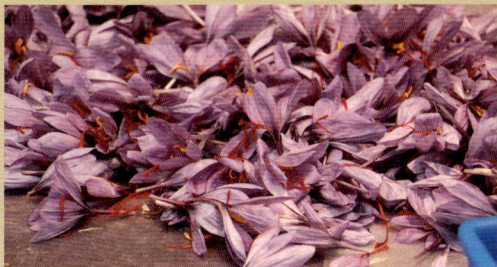

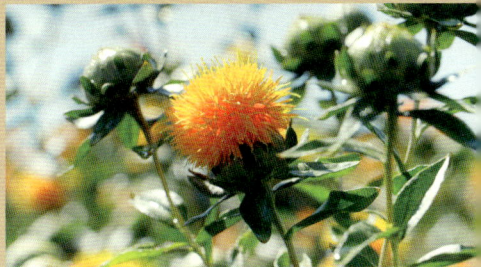

藏红花

红花

第一章

时间

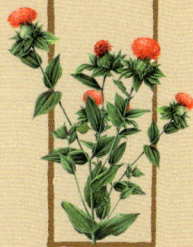

世间万物皆有其时，就本草而言，无论是采摘、炮制，还是存储，自古流传下来的观念都在深刻地影响着人们。

「三月茵陈四月蒿，五月砍来当柴烧。春秋挖根夏采草，浆果初熟花含苞。」古老的歌诀里，透露着时间赋予本草的千变万化。中国人千百年来的经验与智慧，陪伴着中药走过历史的漫漫长河，成为世代守护华夏民族繁衍生息的秘方。

红花

夏至之日，太阳直愣愣地炙烤着新疆塔城裕民县的巴尔鲁克山。

高温让整片土地躁动起来，山上人头攒动，男人们搭起了帐篷，女人们搬来了炊具，这些从五湖四海蜂拥而至的人可不是来露营的，他们头顶烈日，风餐露宿，全是为了等待一场花开。

几乎就在一夜之间，伴随着一股略含刺激性的气味，满山遍野绽放一片金红，众人苦苦等待的便是它。

红花，《中国药典》称其花瓣可活血化瘀、散瘀止痛，是调血之药。它最常见的入药方式，是做成外敷的红花油，治疗跌打损伤、风湿骨痛。

采摘红花很有讲究，要在花瓣由黄变红之际进行。采得早了花还未成熟，采得晚了则颜色憔悴，为了抓住这转瞬即逝的时机，采花工们每天清晨采花，个个眼疾手快。

红花

菊科植物 夏季花瓣由黄变红时采摘

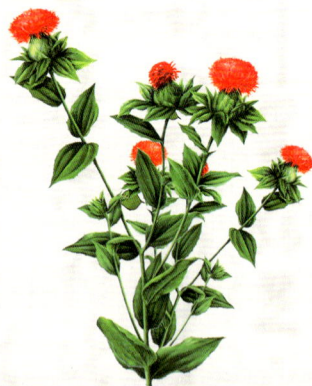

功效

活血化瘀、散瘀止痛

——《中国药典》

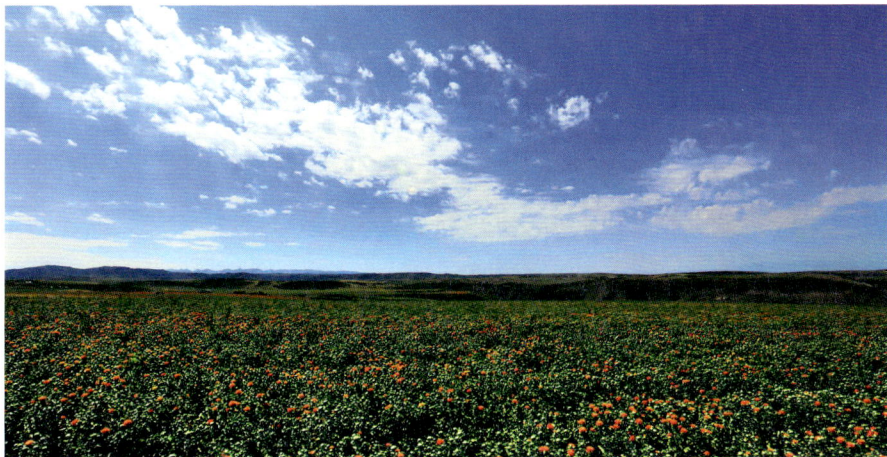

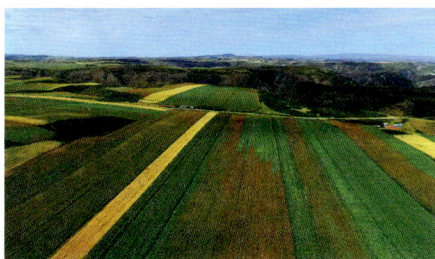
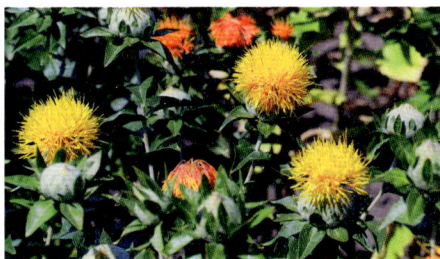

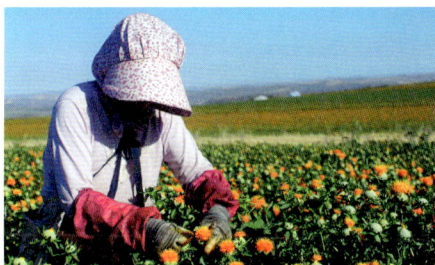
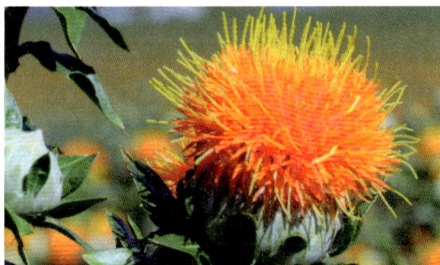

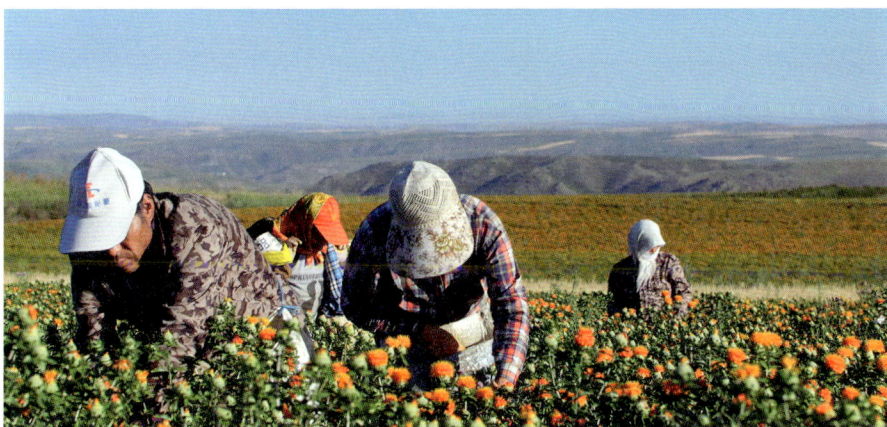

追逐一朵鲜花盛开的时间，等待一颗果子成熟的时节，然光阴似水，倏忽来去。所以把握住最佳的采摘时机，是中药人心头牵挂绝不敢怠慢的事情。

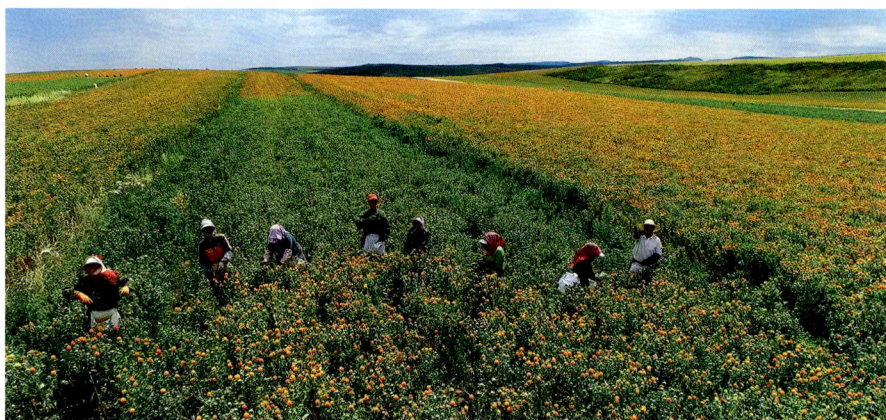

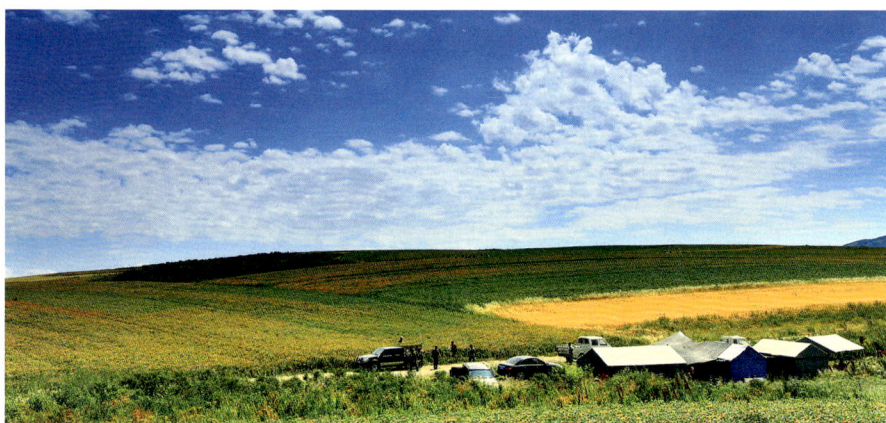

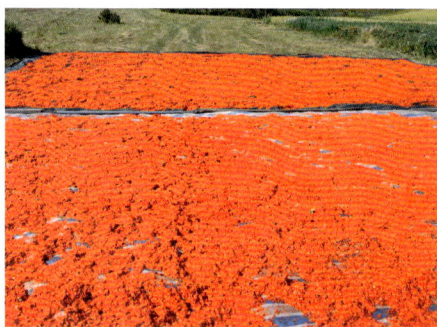

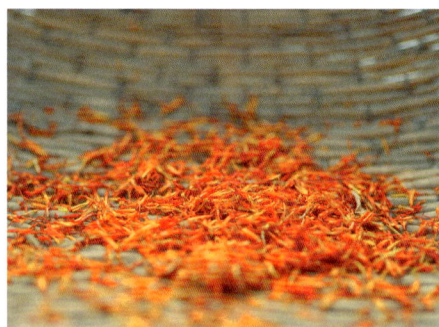

藏红花

数月后，在千里之外，又一味本草迎来采收的时节，它与红花在名字上仅一字之差，身价却高出近千倍。

藏红花，一个近乎传奇的名字。事实上，藏红花并不产于西藏，而是原产于中东及欧洲地中海一带，明朝时途经西藏传入京城，故而有了藏红花这个俗称。它与红花一样可活血化瘀，《本草纲目》称其"解郁安神，久服令人心喜"。它以花及柱头入药，平均八十到一百朵鲜花仅能收获一克花丝，尤显名贵。

直到上世纪80年代，这种又名西红花的娇贵花朵才首度引种成功。养育它的土地就在长江的出海口——上海崇明。俞福生就是上海崇明岛上藏红花种植大军中的一员，这个退休村支书从1985年响应政府号召种

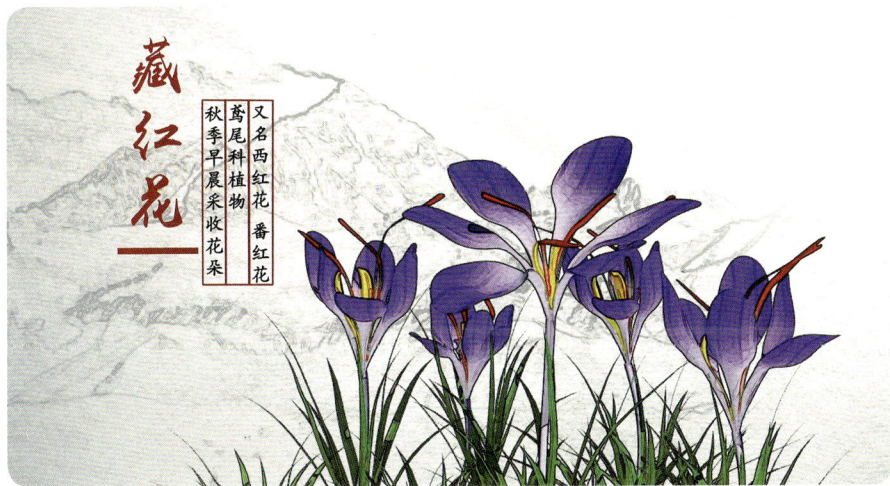

藏红花

又名西红花 番红花
鸢尾科植物
秋季早晨采收花朵

植这一名贵的进口药材，并一直坚
持至今，算来也有三十多年了。

　　早上八点，是俞福生一天中
最忙碌的时刻。每年11月初，崇明
岛上的藏红花于室内开花，昼开夜
闭，别看此时含苞待放，要不了几
小时便会凋零。这意味着，俞福
生的采摘工作必须立即开始，一刻
不停。

　　男人采花，女人剥丝，为了保证
药效，从鲜花采下到完成剥丝的全
过程，几乎以分秒计算，唯有心思
细腻的女子方能胜任。这段日子老
俞家热闹非凡，平日在外忙碌的女
人们都赶回来帮忙。藏红花开，是
堪比春节的团圆日。

　　加工一完成，俞福生连吃饭都
顾不得了，和家人道过别，急匆匆
地骑着他那辆有些破旧的自行车出
门卖花去了。

　　藏红花的采收是一场与时间
的赛跑，朝起采花，趁鲜剥丝，及
时烘干，这都是少不了的步骤。乡
里的合作社是当地药厂提供的免
费烘干点和收购站，这段日子一过
正午就被花农们挤得水泄不通。

　　把自行车停好，俞福生几乎跑

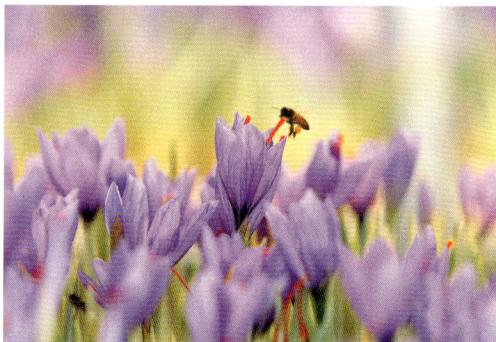

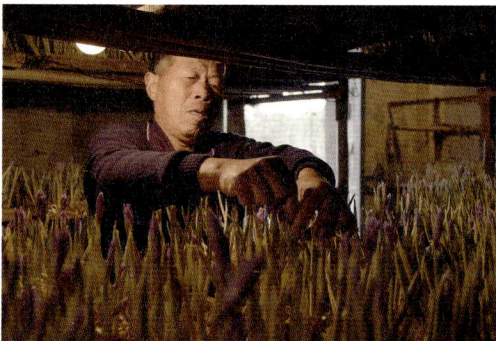

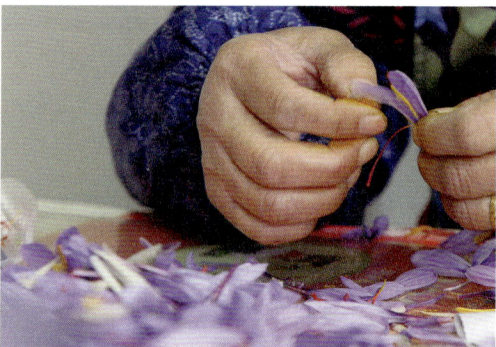

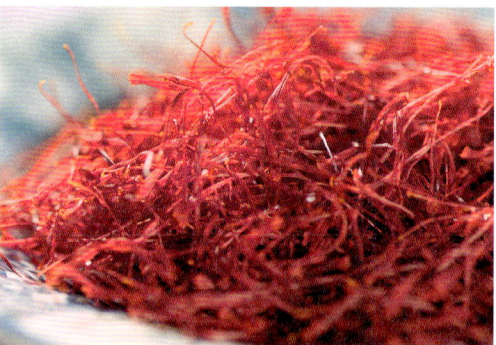

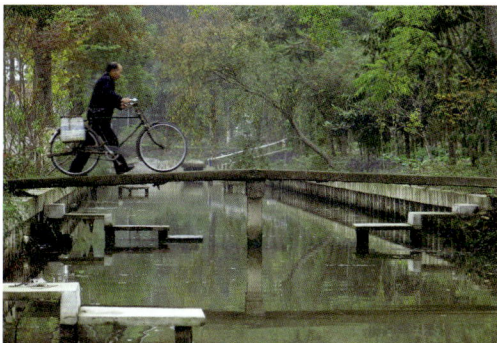

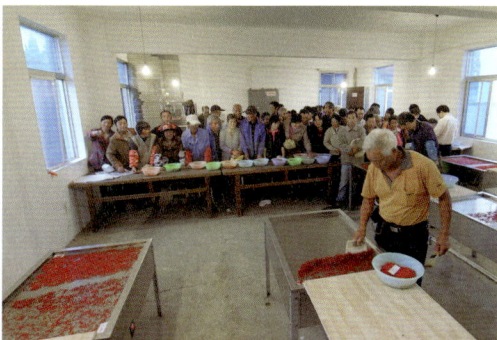

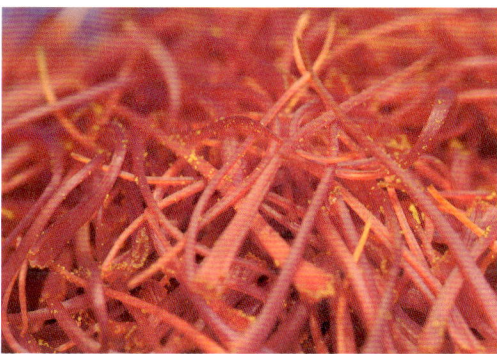

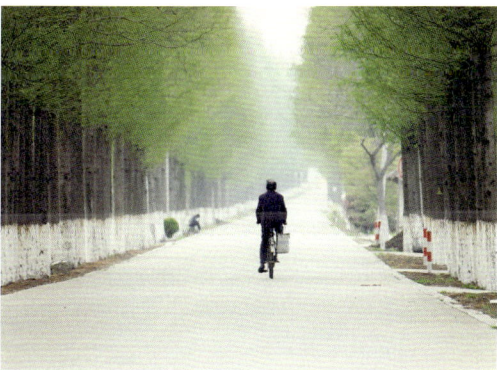

着上了楼梯，把新制的藏红花交给合作社的工作人员验看。对方翻看着他送过来的花，给出了"基本合格"的答复。然而，俞福生的花虽然品相不错，但是来得稍晚，已拿不到今天的号。

一克烘干的花丝收购价大约为二十五到三十元，隔夜便会掉价。俞福生怎么也不肯离去。在这场争分夺秒的大战中，俞福生在花农组成的人海里拼命向收购人员靠近，好不容易才逮到机会，见缝插针把花卖了出去。

紧锣密鼓地完成了采花、剥丝、烘干、出售工作，傍晚是一天中难得的闲暇时光，俞福生反倒有些不知所措了。种植藏红花对他来说不单单是养家糊口的手段，更是一种生活乐趣。他说："有些人喜欢打牌，有些人喜欢旅游。我就是喜欢精心培养西红花，好像精神寄托一样。"

俞福生又骑上了他老旧的自行车，走上了和来时一样人烟稀少的路。这一次，他终于可以骑得慢一些了。

红
曲

千百年来，人类一直摸索着与时间的相处之道，"赶时间"似乎有一股较劲的味道，而"等时间"却呈现了另一种处世哲学。

9月，浙江桐庐，夏季的炎热还未完全消散，空气里弥漫着暖暖的湿。退休的药厂老厂长王良春正要去检查发酵进展。

这一堆堆僵冷的米饭，看上去除了颜色略微泛红外，并没有任何其他特别之处，只有经验老到的药工，才能从细微的味道和温度差别中，察觉一场神秘的演变正在悄悄拉开序幕。

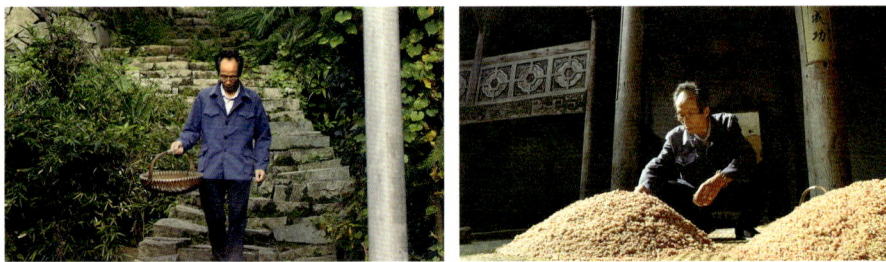

曲是一种中药剂型。制曲，是中药炮制中耗时最久的方法。红曲是一种由红曲霉菌发酵米而来的药物，起源于汉代，根据《本草纲目》记载，多用于治疗食积饱胀、赤白下痢。让其再放异彩的，是现代医学研究发现，红曲能分离出一种名叫洛伐他汀的元素，可用于降低胆固醇，疗效等同于美国公司研发的他汀类降脂药物，却少有副作用。

红曲

以籼米为原料，用红曲霉菌发酵而成

功效

消食活血、健脾燥胃

——《本草纲目》

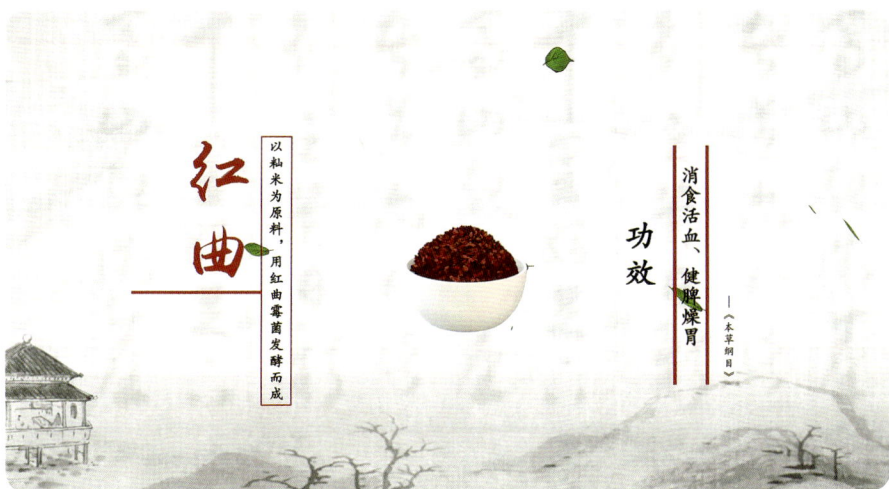

在古时，红曲是大户人家专享的。红曲不仅可入药，能酿酒，还常常担当食品调色剂的角色。甜美温顺的江南人爱吃红烧菜肴，无论咸淡酸甜，必是做到红而发亮。这艳丽的红，便是红曲的红。时至今日，桐庐莪山一代，主妇们仍然沿用着这古老而天然的烹饪材料。红烧肉、红曲烧笋、红烧鱼、红曲霉豆腐等佳肴，红曲都是不可或缺的材料。

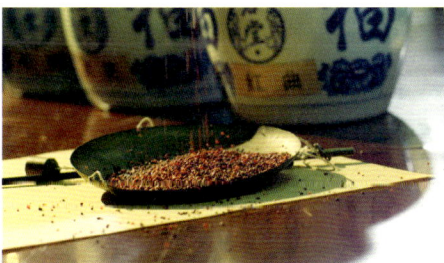

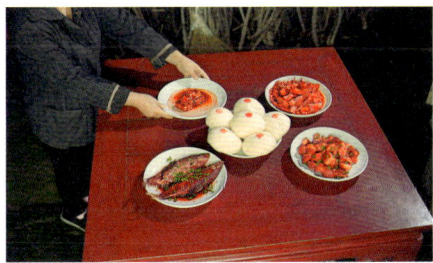

如今，工厂里都用机器制作红曲，古法制曲的方法却被淡忘了。王良春退休后，总想试着再来一回手工制曲，也算替祖辈传授的手艺和传统还个愿。

　　王良春十八岁就进了药厂做学徒，他的师傅、师母会手工制曲，偶尔还会酿红曲酒来小酌一杯，只是彼时还是学徒的他尚不能喝上这样一口好酒——这是他历久弥新的记忆。

　　古法制曲的准备工作，大概得从两天前开始。红曲的原材料是籼米，把米淘完后，浸泡上一整晚，第二天才能蒸饭。饭要蒸得恰到好处，时间不够，芯子太硬，容不下菌种寄生；煮得太久，饭团黏软，又可能感染杂菌。

　　调和好的红曲母是制曲的灵魂，是让普通米饭蜕变的种子。把草席铺在地上，王良春和同伴两人合力抬出蒸好的米饭，倒在草席上。然后把装在木桶里的酒红色红曲母均匀地洒在米饭上，用木耙把接种用的曲母与米饭均匀地搅拌，让它们彼此渗透，互相吸附。就这样，神奇的变化慢慢发生了。

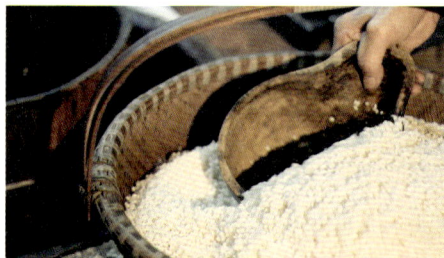

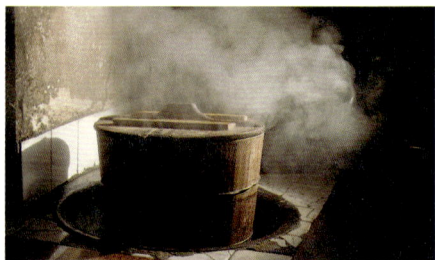

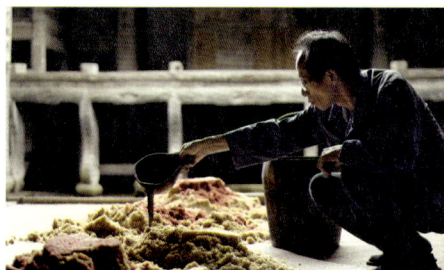

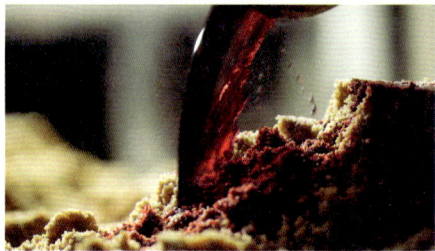

一小时、两小时，一天、两天，在微生物的作用下，饭粒上长出了肉眼鲜见的白毛，紧接着一颗颗粉色斑点冒了出来。

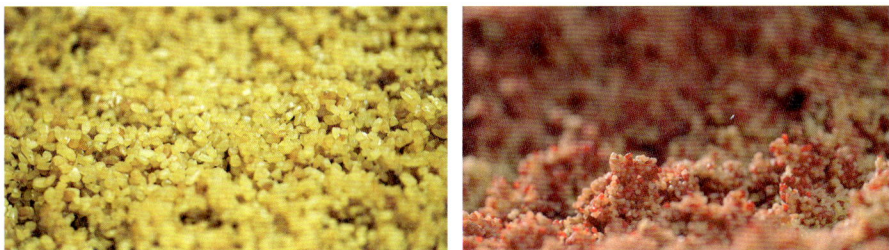

但对王良春而言，这才只是开始。

退休后的日子云淡风轻，王良春觉得自己有大把时间慢慢等待发酵。发酵的过程要将近六七天，王良春每天都要观测制曲过程的种种变化。

这样的日子过得很慢，但也很快。浓烈的酸味扑面而来，制曲完成所需时间已过大半。王良春将手指插入米堆中央测温，检验发酵程度。热量上升，意味着要赶紧洒水浸曲。

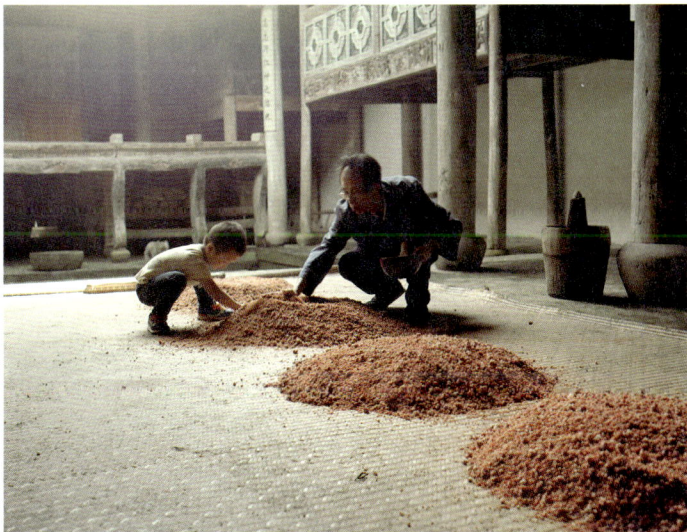

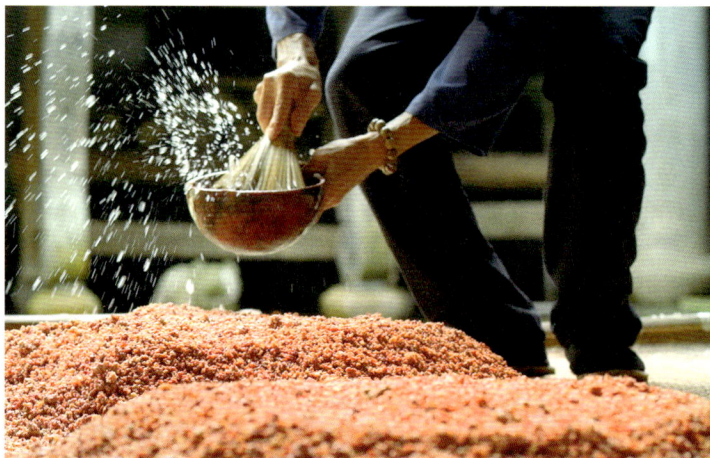

　　一场秋雨如期而至，空气里活跃的水分子是微生物梦寐以求的催化剂。一席蓑衣的王良春在雨中凝望着天空，他知道，只要再耐心等上几天，雨过天晴，就是丰收。

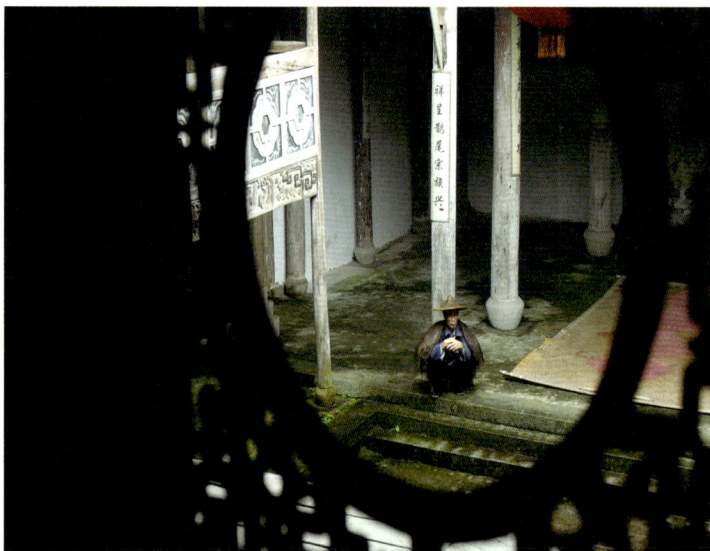

晾晒，这场旷日持久的转化之旅的终点，历经了漫长的发酵，米饭们终于在这一刻脱胎换骨。神奇的红曲诞生了！王良春带着他的小孙子共同见证了这个时刻，他两手掬起一把红曲，如孩童嬉戏般把它抛撒开来，脸上的笑容灿烂无比。

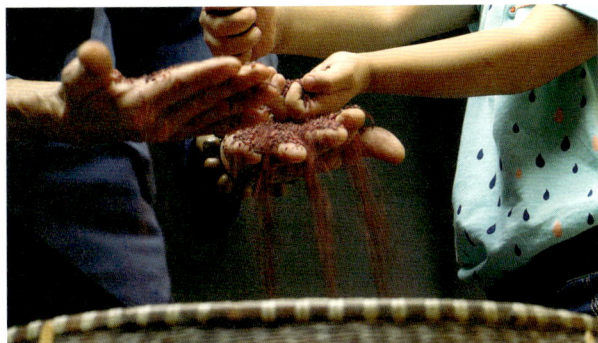

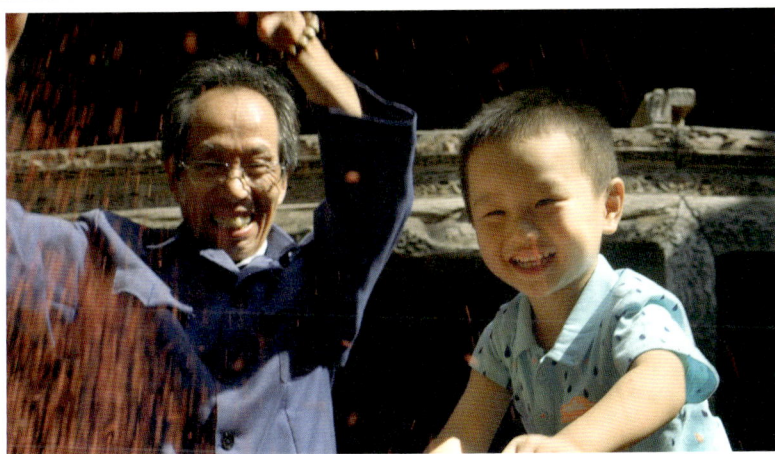

　　冬去春来，夏末秋至，对于四季的更替，中药人有独到的见解。夏枯草、秋桑叶、冬葵子，这些以季节命名的药材不仅凝聚着先人洞悉时间的匠心，也暗藏着千百年来约定俗成的规矩。

　　10月23日，霜降。在山东，这一天人们要炖萝卜、吃柿子，所谓"一年补透透，不如补霜降"。而对于德州夏津的老中医张荣恩而言，霜降，还意味着一味本草的成熟。

　　这味草药便是霜桑叶。桑叶经霜，能提神、利水、去火，用途广泛且效果神奇。张荣恩把它奉为"人人不可或缺的神药"。

　　桑叶在下霜后方能达到疗效，这是现代医学仪器也无法测量的神奇。《本草纲目》中关于桑科的记载，长达数页：春取桑枝，祛风湿利关节；夏

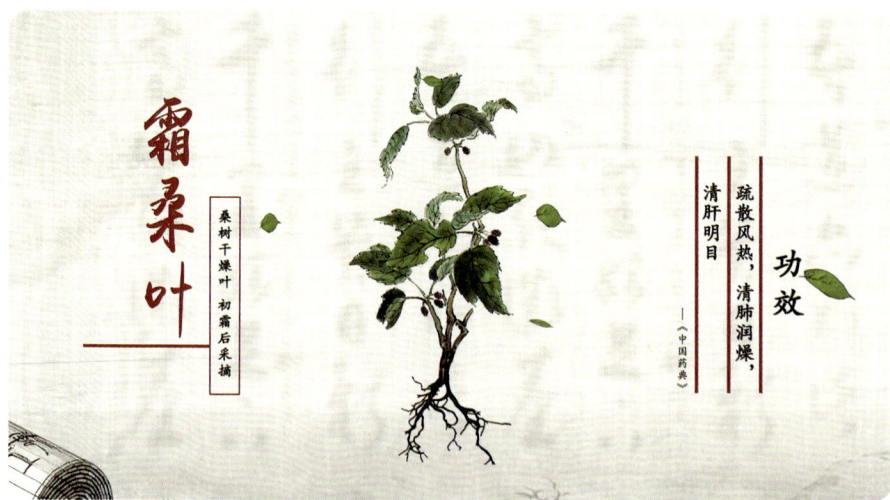

霜桑叶

桑树干燥叶 初霜后采摘

疏散风热，清肺润燥，清肝明目

功效

——《中国药典》

本草中国

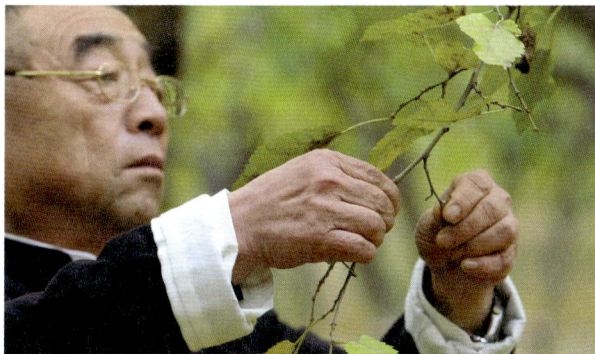

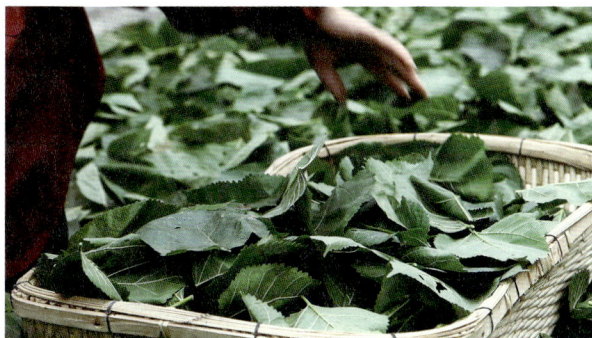

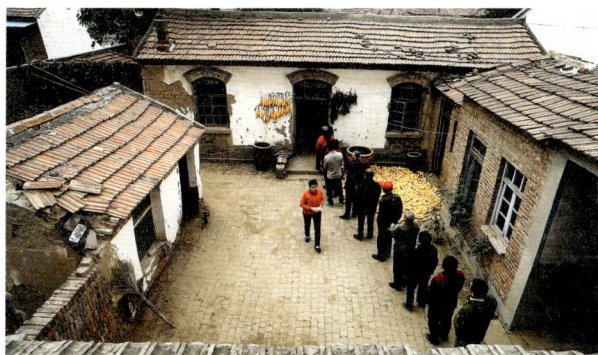

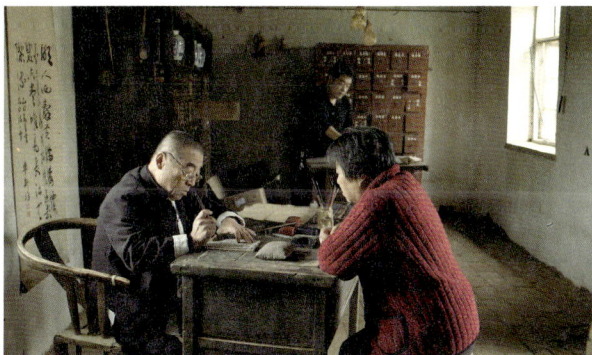

摘桑葚，生津止渴；秋打霜桑叶，疏散风热；冬刨桑根白皮，利水消肿。一株桑树，四季入药。

德州夏津的古桑园已经存在两千多年了，张荣恩的诊所就在桑园边，门面不大，名气不小，方圆数百里无人不知，排成长龙的队伍已然是简陋的诊室外最常见到的风景。

张荣恩的先辈从1866年起开始行医，传到他这里已经是第六代了。人们慕名而来，不仅为了高明的医术，也为求一味好药。

在张荣恩看来，所谓好药，必须精准地掌握节气。时辰一到，立刻出发。然而，参天的古桑是及时采摘桑叶路上的一大障碍。为了解决这一问题，夏津人用床单改制成布兜，三五人一围，以竹竿挑落，刹那之间落叶飞舞——这成了德州夏津桑园里独特的风景。

春桑喂蚕，秋桑炒茶，作为世界上最早种植桑树的民族，中国人对于桑叶的加工得心应手。新鲜的霜桑叶风干之后，便有了入药的资格。

张荣恩自小在桑园长大，每年霜降之际，他都会秘炼霜桑叶，这是家里祖传的方子。坚持按季采收、亲手炮制，几代医者心口相传的训言，与古桑一起见证百年光阴，四季轮回。

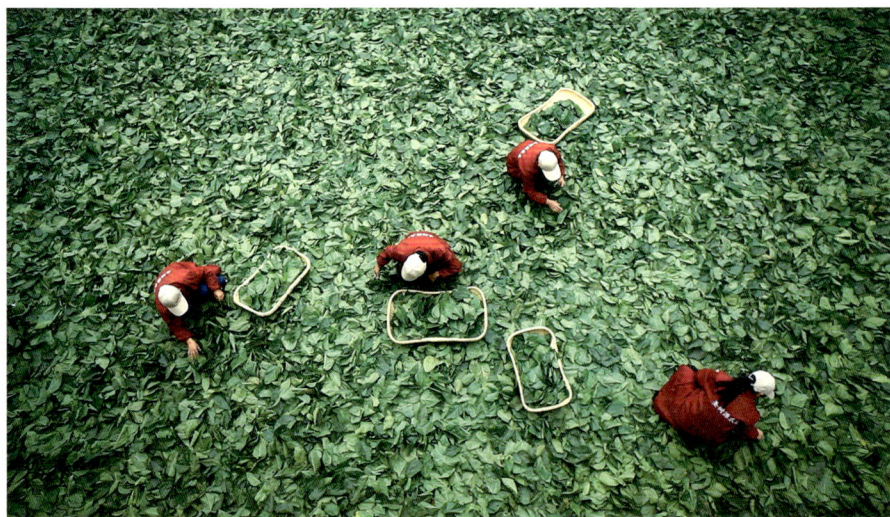

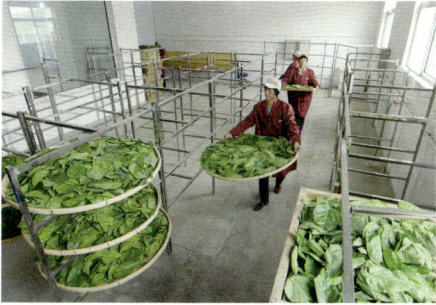
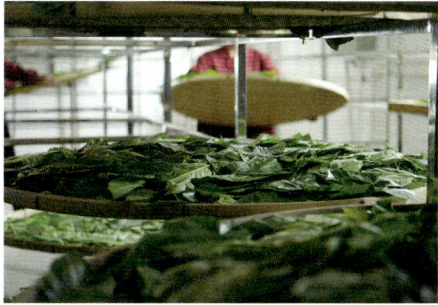
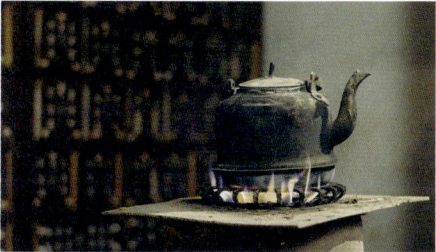
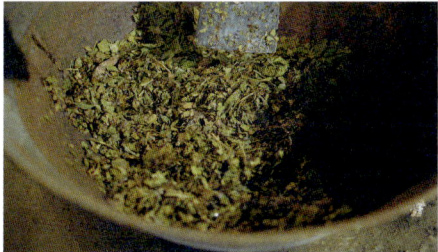
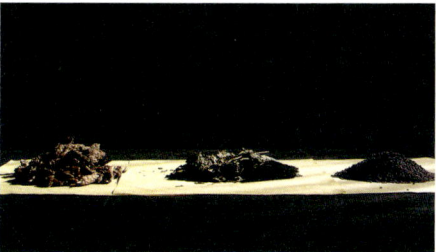
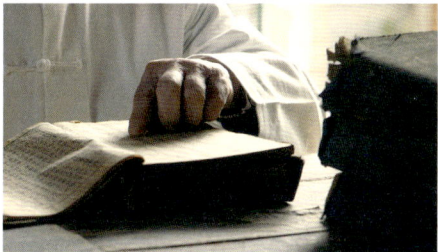
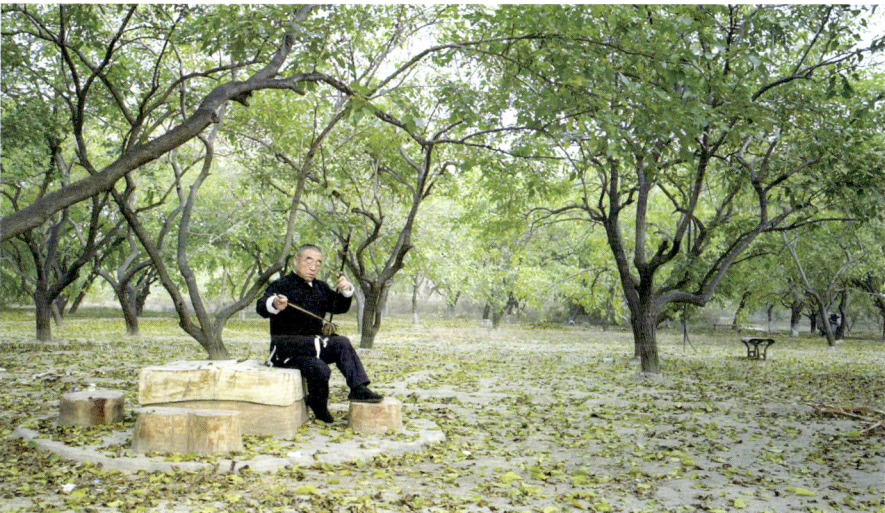

天麻

从霜降到立冬，对山东德州的百年古桑来说不过是落叶后的休养生息时间，而在贵州德江，有一味草药即将从泥土的芬芳中苏醒。

这段时间以来，德江下了一个月的雨。阴郁的天气并不影响乡亲们看傩堂戏的热情，土家人认为这古老的民间艺术能祈求风调雨顺，带来五谷丰登——他们心里正默默为一味即将采收的本草祈福。

天麻，自古以来，就被列为药中上品，可用于治疗头晕目眩，肢体麻木，《本草纲目》称"久服天麻轻身健步"。

立冬已过，天麻成熟，需赶在次年清明前茎苗未出时采挖，此时的天麻圆润饱满，质量达到一年顶峰，也被称为冬麻。同一种药物，在不同季节采摘，药效亦有强弱，这是本草与时间的秘密。

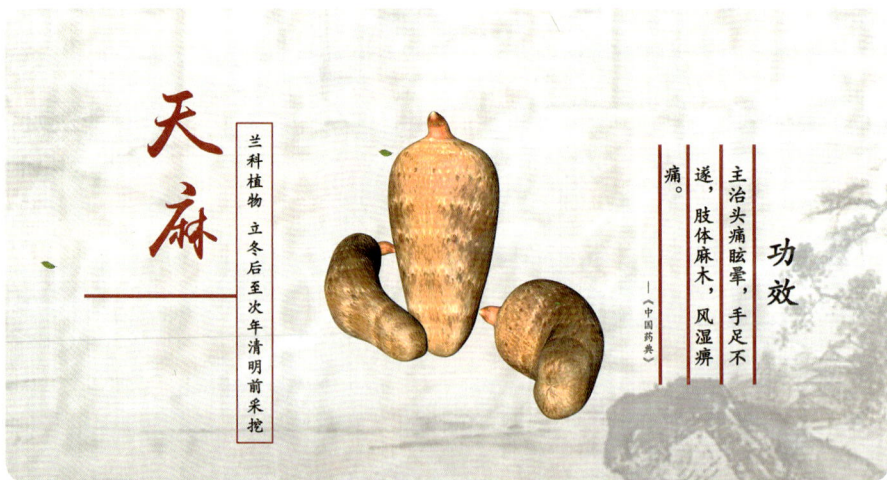

天麻

兰科植物 立冬后至次年清明前采挖

功效

主治头痛眩晕，手足不遂，肢体麻木，风湿痹痛。

——《中国药典》

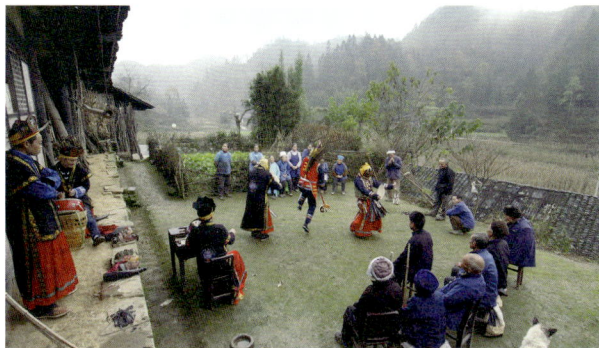

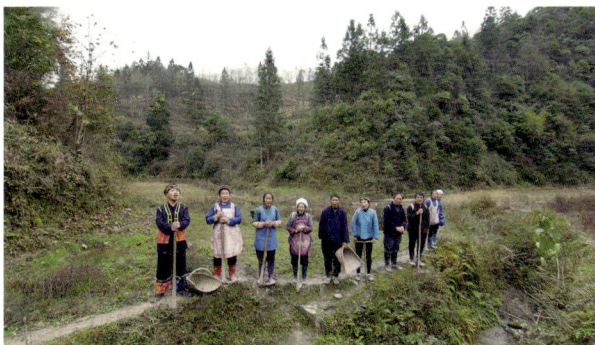

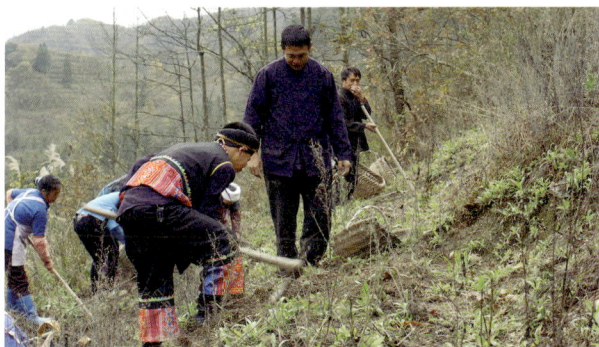

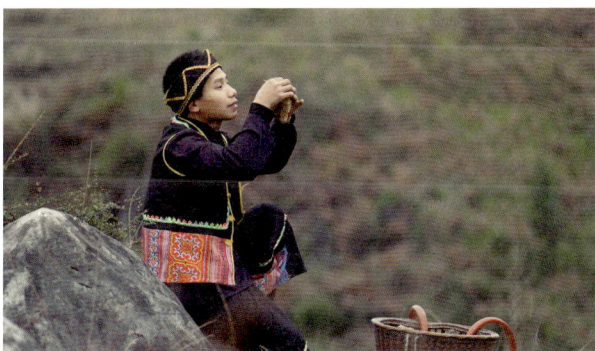

二十三岁的田旭林2015年大学毕业，他的其他同学纷纷选择留在城里打拼，而他选择回家种天麻，今年第一次的收成对他而言至关重要。

几天后，乌云散去，雨水停歇，田旭林赶紧出发。天麻是土家族人生活的支撑，田旭林觉得如今轮到他来回报家乡了。

土家人种天麻采用仿野生栽培的方式，埋种于深山野林之中。入山之前，按照惯例得举行一个吼山仪式。吼山，是麻农对天麻图腾般的敬重，深信有灵性的植物必有豺狼虎豹守护。

在过去，天麻一度被视为神物，它无根无叶，栖身于深土之中，几乎无迹可寻。而今，天麻能实现种植，全是因为发现了蜜环菌。腐木之下这丝丝缕缕的菌丝，与天麻有着双生关系，天麻依附于它完成自身的代谢。

凭借蜜环菌传递的信号，田旭林和其他麻农们顺利采收了不少质量上乘的天麻。

小田没有把所有的天麻卖掉，而是挑选了最大最好的带回家中，他要用第一次丰收的成果酿一次天麻酒招待乡亲们。

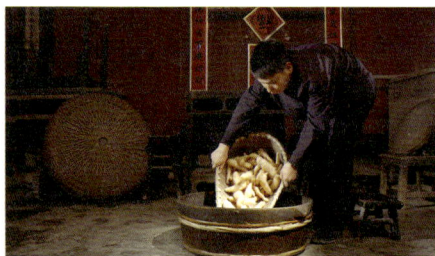

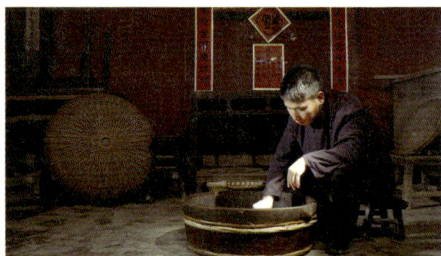

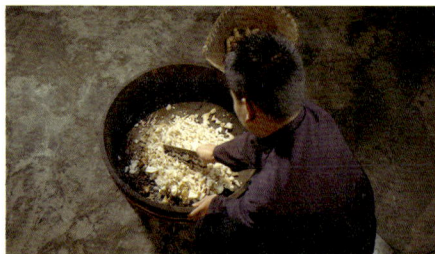

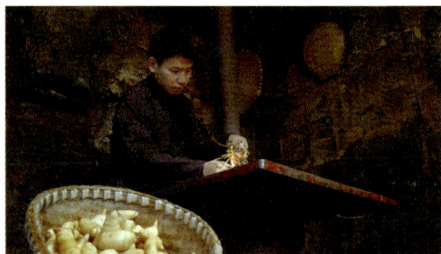

在高山乡的寨子里，家家都有这样的饭桌，土家人不管它叫桌，而叫"火炉"。火炉中心烧柴，桌板上热菜。天麻在火炉上烘烤，水分随着时间慢慢蒸发，待到表皮干透，芯子微软，便可用来酿制天麻乳酒。

把天麻刀刀剁碎，是件没有多高技术含量却极考验耐心的事儿。石磨推酒，随着一勺勺高粱酒注入，磨酒人必须一鼓作气。滤酒，还是一件枯燥的重复劳动。但田旭林固执地认为，越是简单而消耗时间的工序，越是浸透着制作者的心意。

田旭林的天麻酒制好后，就轮到厨房里的女人们一展身手了，被岁月和生活雕琢得略显粗粝的双手，捧上一道道佳肴。一席精心准备的天麻药膳，就是田旭林决心一生守护天麻的承诺。天麻在田旭林眼中，不仅凝聚了父辈年复一年的辛苦劳作，更是土家人温暖的象征。

"一杯酒敬小哥/喝了这杯酒心情爽/欢迎小哥从远方来呀/兄弟陪你喝酒是乐洋洋……"伴着天麻火锅和天麻酒的香气，歌声映着一大桌人质朴的笑容，这份温暖愈发生动。

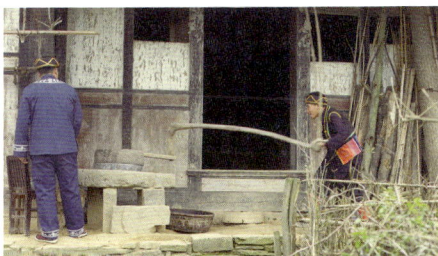

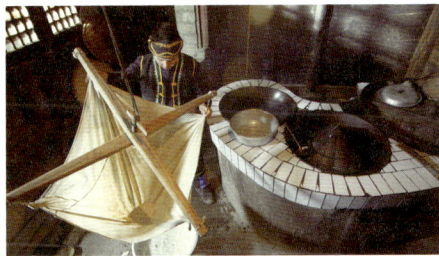

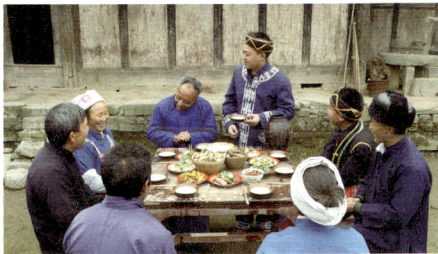

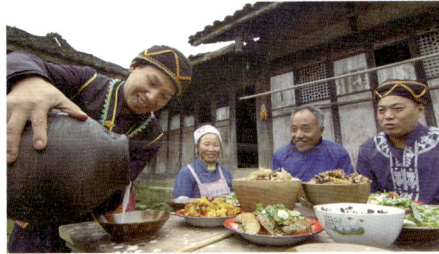

不同于贵州深山的宁静幽远，中国南方都市广州，每一刻都在车水马龙中喧嚣。

下午三四点，喧嚣是属于清平街的。以食为天的广东人最懂得把本草融入生活，煲汤是药膳，凉茶也以中药煎煮。这个城市舍得将珠江畔最黄金的地段拿来建药材市场也就不足为怪了。

南来北往的药材于此相会，演绎出独树一帜的广药文化，这其中当然少不了广东本土的道地药材——陈皮。

俗话说：广东有三宝，陈皮、老姜、禾秆草。陈皮，可理气健脾、和胃止呕、燥湿化痰，不仅能入药，也是一种常见的食品。而在以陈皮为荣的广东，它甚至上升到了高价收藏品的地位。

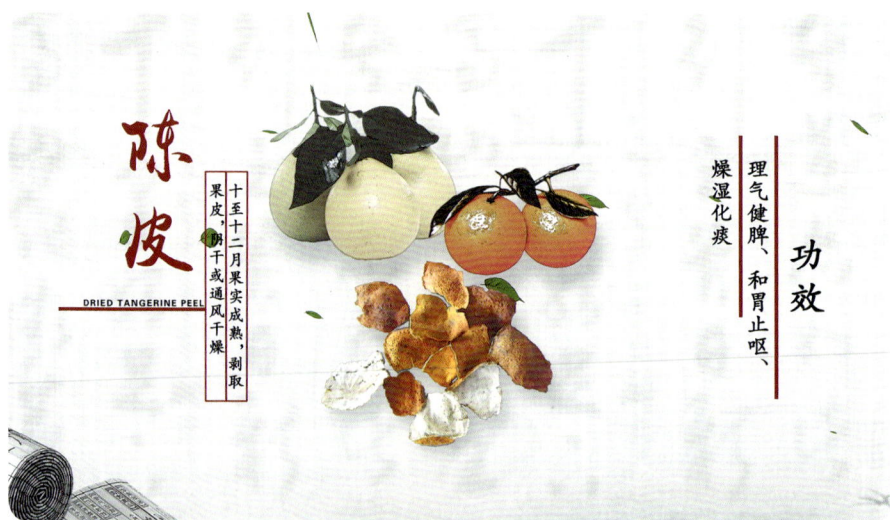

陈皮

DRIED TANGERINE PEEL

十至十二月果实成熟，剥取果皮，晒干或通风干燥

理气健脾、和胃止呕、燥湿化痰

功效

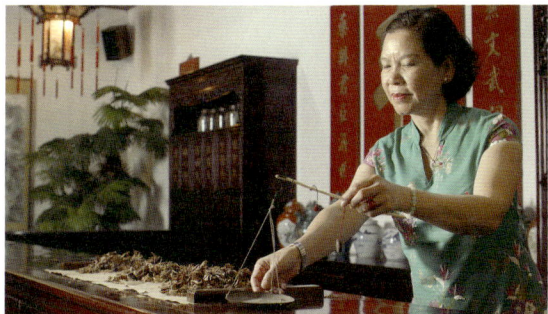

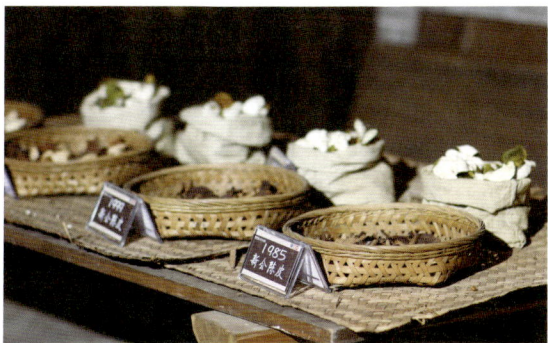

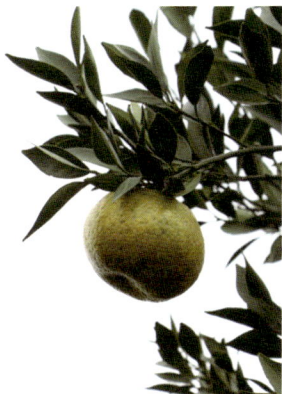

　　说起广东陈皮，必然要提起广东陈李济。作为广东最著名的老字号，陈李济已经营了四百余年。让其成名的不仅是悠久的历史，还有它的镇馆之宝——百年陈皮。

　　陈永涓，是陈李济创始人陈体全的第十一代后人，在陈李济已经工作三十多年。她说："我从小就闻着陈李济的药味长大，对陈李济有特别的眷恋。"

　　陈皮，以"陈"者为贵，它是"历久弥新"最好的注解。所谓"一两陈皮一两金，百年陈皮胜黄金"。在浩如烟海的历史长河中，如何让一种中药逃过腐烂、粉化的宿命，从而获得不朽，是陈李济的最高机密。

　　金秋，柑橘满枝，距离广州一百一十八公里开外的小城——江门新

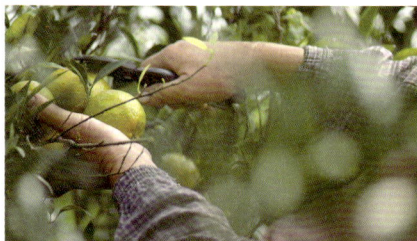

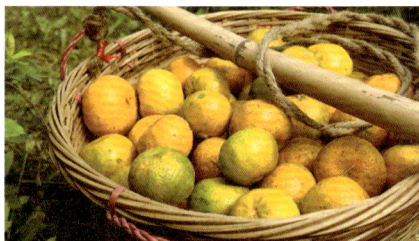

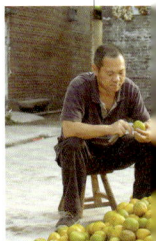

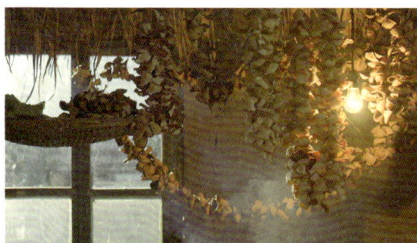

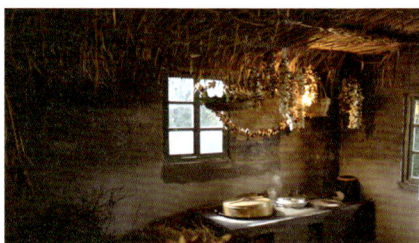

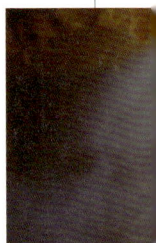

会，不动声色地繁忙起来，大凡晴朗的日子，家家户户皆会剥柑橘、晒陈皮。陈永涓也像往年一样，乘此时机亲自来新会验货。

　　陈李济选陈皮有一套百年不变的老传统，陈永涓固执地认为必须亲自监督、按部就班。果皮一定要选择新会的大红柑，因为这里出品的柑橘不仅果皮油亮，酸甜适度，连挥发油成分都与异地有别。"广陈皮"的名号从这里打响。

　　二三刀开皮，是新会陈皮的标志之一，陈永涓从小就谙熟此道。从果顶开三瓣，留果蒂部相连，便是"正三刀法"，但陈李济的陈皮更多的是使用"对称二刀法"，也就是从两侧果肩弧二刀开三瓣，留果脐部相连。无论何种刀法，皆保证果皮完美，只取皮，不留柑，这恐怕也是新会才有的奢侈。

　　在陈皮的炮制中，阳光和时间是必不可少的，任何非自然的烘干手法，在这里都是禁忌。新皮年年晒、日日晒，旧皮定期翻晒，如此循环往复，不厌其烦，年复一年。晒干的果皮被麻绳片片串起，悬挂于灶台之上。灶下干柴烈火，灶上烟雾缭绕，柑皮于这日积月累的炊烟之中慢慢陈化，如此历经春夏秋冬，方能不负"陈皮"之名。

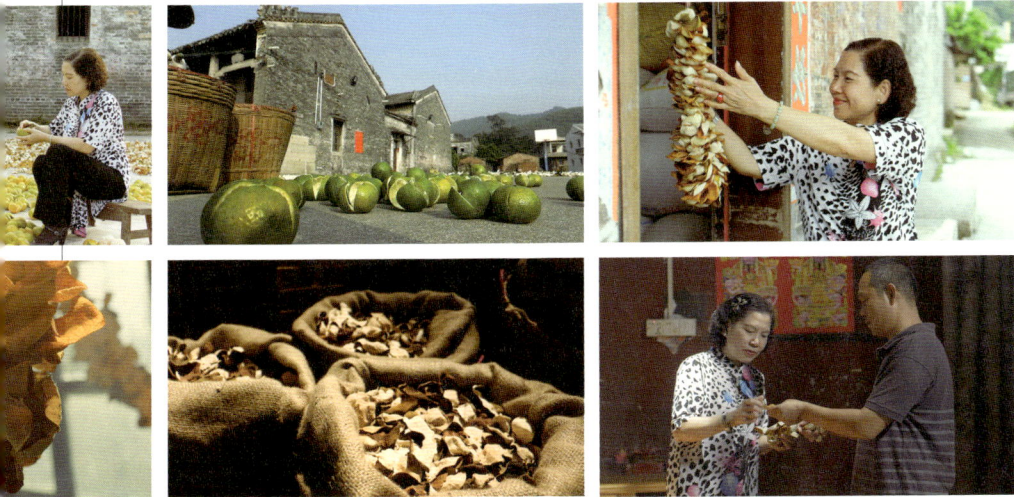

这灶台熏皮的古老方法到了陈李济，被演绎出另一种招式。

陈皮晒好后封在麻袋里，按完工时间编上年份，一袋一袋地放在陈李济的楼阁上。楼阁上面放陈皮，中间炼蜜，下面烧柴，日复一日，蜂蜜的分子与果皮细胞日以继夜耳鬓厮磨，长此以往，陈皮表皮焕发出檀香木的光泽，内层附着松化又不脱落的粉末，这便是经得起时间考验的"陈李济陈皮"了。

无论现代存储技术如何日新月异，陈李济固守着四百余年的老规矩始终如一，陈永涓和她的父辈们是时间最忠诚的捍卫者。

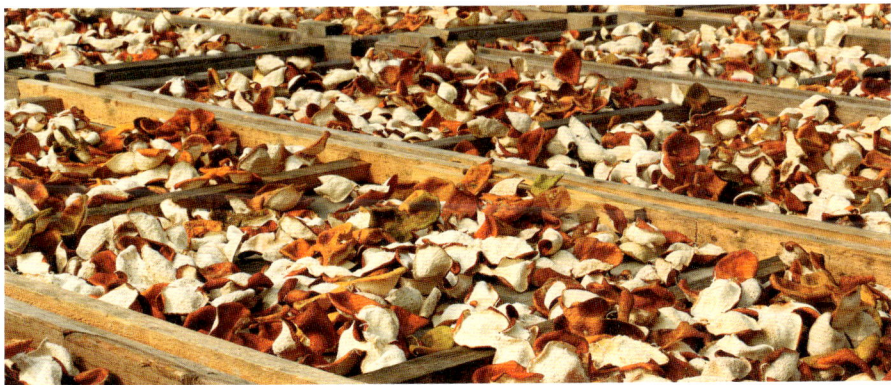

正当广东沉浸在陈皮丰收的热火朝天中时，上海崇明的藏红花已悉数凋零。二十天的花期转瞬即逝，偌大的宅子里空空落落，只剩下俞福生一人。

俞福生要赶在冬天降临之前，把这些临近枯竭的藏红花茎球种回土壤之中。漫长的冬眠即将开始。光阴荏苒，幻化了因果。待到来年11月，鲜花会再度绽放。

贵州德江，年轻的大学生田旭林正在延续祖先的事业，破开蜜环菌，把它与种麻、腐木一起埋入深土，这是新一年天麻生长的开始，更是新一代药农生涯的启程。

霜桑叶，究竟为何在霜打后方能达到疗效？其中的原理张荣恩也说不清，但他深知世间万物顺乎天理，如期而至的灵性成就了本草神奇的生命，也揭开了医者的良苦用心。

陈永涓在接受采访时道出了陈李济陈皮的秘密："很多人都这样说，陈李济的陈皮肯定有秘方，其实没有的。陈李济的陈皮，就是靠

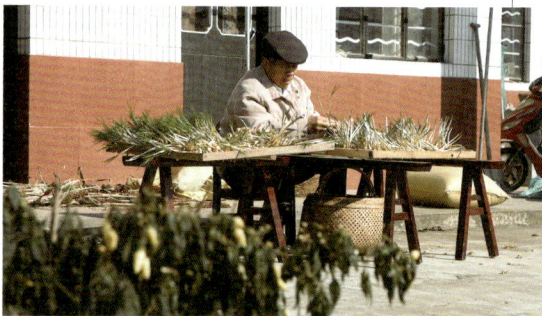

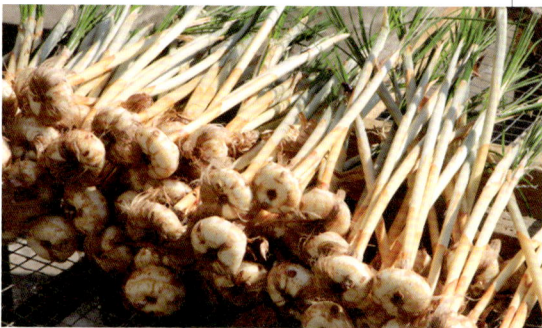

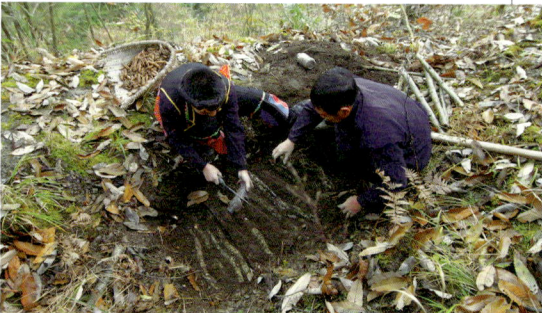

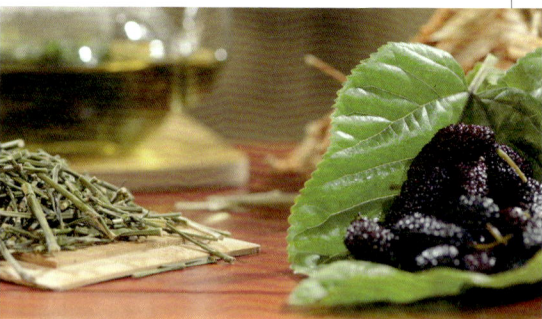

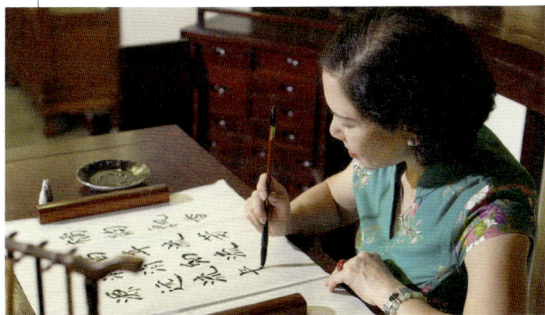

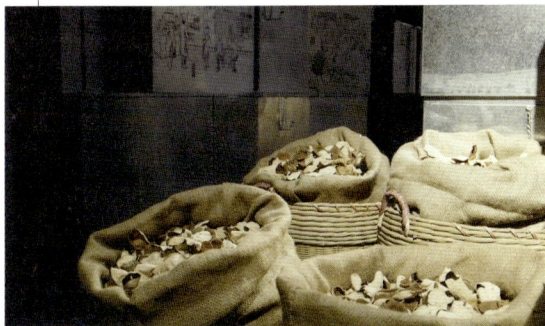

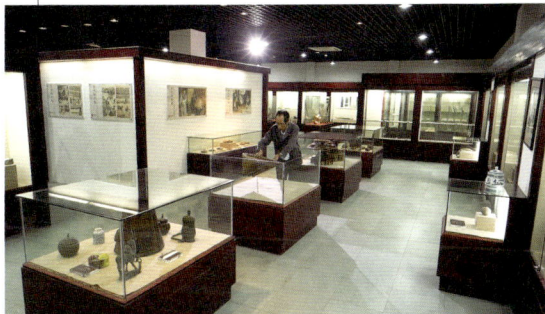

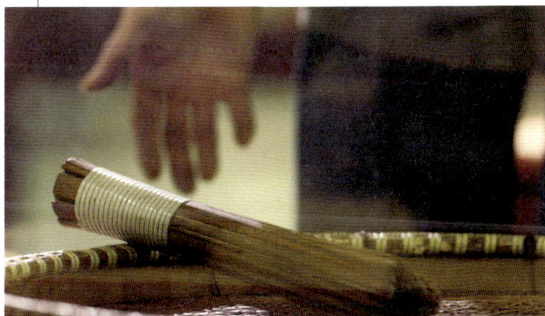

陈化，靠时间。"陈李济的果皮仓里，无论是上了年龄的旧皮，还是一年出头的新皮，都一同在斗转星移间，接受着光阴的洗礼。

在浙江桐庐，红曲的加工早已步入现代化，没有了天气、温度、杂菌感染的困扰，洁净车间里，发酵变得简单有效，唯一不变的是时间的跨度。

如今，工厂附近建起了中药博物馆，很多展品都曾是王良春每天使用的工具。在馆方邀请下，王良春捐出了他最后一次手工炮制红曲的工具。一声叹息之后，王良春终于让工人盖上了玻璃罩，把他和他的工具从此隔开。一个属于手工业的时代也许就这样结束了。

时间，无影无形的力量。万物生长，花开花谢，在这些亘古不变的轮回中，有的人被时间改变，有的人改变时间。勤劳、执着、坚守，正是这些中国人维系千年的品格，赋予了本草生命的温度，让它经得起时间的洗礼，并终于见证岁月的光辉。

红花

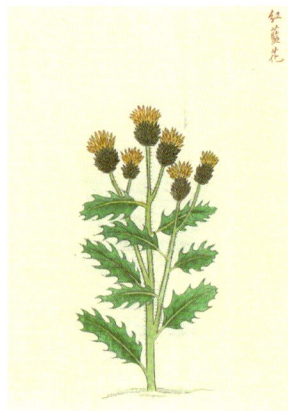

红蓝花

　　红花，又名红蓝花、蓝红花、草红花，原产埃及、印度及欧洲国家，在我国已有两千多年的栽种历史，现主产于河南、四川、浙江、新疆等地，以新疆产量最大。

　　红花味辛，性温，归心、肝经，有活血行血的功效，主要有效成分为红花黄色素。

　　古人常用红花来治疗妇科疾病。明代缪希雍《本草经疏》中有"红蓝花乃行血之要药"的记载，明代倪朱谟《本草汇言》中也提到"红花，破血、行血、和血、调血之药也"，明代陈嘉谟《本草蒙筌》更直言其"惟入血分，专治女科"。如今，红花仍是临床常用活血药之一，除了用于治疗月经不调等妇科疾病，还广泛用于冠心病、脑血栓、慢性肺心病等的治疗。

　　对于红花活血之奇效，宋代赵溍的《养疴漫笔》中有一则记载：新昌一户徐姓人家的产妇产后出现晕厥，请远在二百里之外的名医陆某来诊治。陆某进门后，发现妇人"已死，但胸膈间犹微热"，他思虑良久，认为这是产后"血闷"之证，"得红花数十斤，则可活"。于是主人家听从陆某的建议，购买十斤红花后加水煮沸，用三个木桶盛满沸腾的药汁，取下窗格，让晕厥的妇人卧在窗格上，用药汤熏浴。不久后，妇人手指微动，半日而苏。

　　著名老中医傅宗翰先生有一食疗经验方——红花檀香茶：以红花三克，白檀香一克，沸水冲泡，代茶饮。一般冲泡三到五次，服用两个月以上可明显减少冠心病、心绞痛发作次数，缓解发作程度。

西红花

西红花，亦名藏红花、番红花、撒馥兰，为鸢尾科植物番红花的干燥柱头。原产于西班牙、意大利、荷兰、德国、伊朗、印度等国，不过主要用于食物调色和着色。因为西红花入水后呈现金黄色，经典的西班牙海鲜饭、马赛鱼汤、印度比尔尼亚鸡肉饭、意大利调味饭等都会使用它。

唐代，西红花由印度传入西藏，再经西藏传入内地，故称藏红花。西红花味甘，性平，归心、肝经，主要作用于血，具有养血、活血、补血、行血、理血等功能；此外，还具有凉血解毒、解郁安神、美容养颜等功效。元代忽思慧《饮膳正要》记载的两个医方，一个用于治疗"心气惊悸，郁结不乐"；另一个用于治疗"腰腿疼痛"，均用了西红花。明代李时珍《本草纲目》载其可治"心忧郁积，气闷不散，活血。久服令人心喜。又治惊悸"。明代刘文泰《本草品汇精要》中也记载："主散郁调血，宽胸膈，开胃进饮食，久服滋下元、悦颜色及治伤寒发狂。"

目前，国内所用西红花多进口自伊朗。西红花的主要活性成分为苦藏花素、胡萝卜素类化合物、红花醛、桉油精、蒎烯等物质。现代主要用于治疗月经不调、经闭、产后瘀血腹痛、不孕不育等妇科疾病，对心脑血管疾病、肝肾功能不全、高血压、糖尿病、高脂血症、肿瘤等也有显著疗效。现代研究发现，西红花还有保肝利胆、抗肿瘤、调节免疫和治疗心血管疾病等作用。近年还有临床研究用西红花进行抗抑郁治疗的报道。

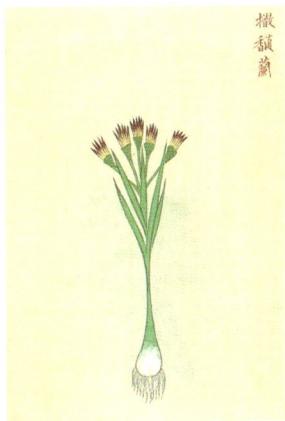

红曲

红曲是以籼稻、粳稻、糯米等稻米为原料，用红曲霉菌发酵而成的棕红色或紫红色米粒。又名赤曲、红米、福曲等。味甘，性微温，归脾、大肠、肝经，具有健脾消食、活血化瘀的功效，常内服或外用，治疗饮食积滞、脘腹胀满、赤白下痢、产后恶露不尽、跌打损伤。

《本草纲目》中高度赞誉红曲，认为"此乃人窥造化之巧者也"。《本草经疏》将红曲与神曲作对比，认为"红曲，消食健脾胃与神曲相同，而活血和伤，惟红曲为能，故治血痢尤为要药"。清代王如鉴在《本草约编》中赞其"气味甘温曲是红，亦能消食与调中。健脾燥胃和营血，产后伤科并建功"。现代研究表明，红曲含大量红曲霉菌，经过筛选、加工后的特制红曲霉菌代谢后可生成天然他汀类物质，这类物质是胆固醇合成关键酶的抑制剂，可安全有效地降低人体脂类物质含量。

在我国，红曲也常用于食物着色、调味、防腐以及酿醋、酿酒。宋代陶谷的《清异录》中便有"有赐绯羊，其法以红曲煮肉"的记载，今天一些地方做红烧肉、红烧鱼等也沿袭此法。

红曲酒驰名古今，以产自福建、浙江者最为著名。苏东坡有诗云"夜倾闽酒如赤丹"，说的便是福建的红曲酒。宋代庄绰《鸡肋编》有言"江南、闽中公私酝酿，皆红曲酒"。古籍中常见的东阳酒、金华酒即为浙江红曲酒。《本草纲目》中记载："东阳酒即金华酒，古兰陵也。李太白诗所谓'兰陵美酒郁金香'即此，常饮入药俱良。"清代章穆《调疾饮食辨》中也说"金华酒又名东阳酒，味极甘美"。

只是，食用红曲与药用红曲相比，其制作工艺水平、行业质量指标都不及后者，故不能全然寄希望于饮食疗法以求疾病痊愈。

桑叶

桑叶是桑科落叶乔木植物桑树的叶。分布于我国南北各省，初霜后采收，除去杂质，晒干，生用或蜜炙用入药，又名冬霜叶、霜叶、铁扇子。

桑叶味苦、甘，性寒，归肺、肝经，主要含黄酮类、甾体类、香豆素类成分。

桑叶明目疗效甚佳。《本草蒙筌》中记载桑叶"煮汤，洗眼去风泪"，清代医家赵学敏所著《本草纲目拾遗》记载了桑叶治疗"天行时眼，风热肿痛，目涩眩赤"，即今之所谓眼部感染，可用桑叶煮水外用清洗眼部。

桑叶还可清肺润燥。当代王者悦主编的《中国药膳大辞典》中载有一则名为"桑杏饮"的药膳方：取桑叶十克，杏仁、沙参各五克，象贝母三克，梨皮十五克，冰糖十克。水煎取汁，调入冰糖，搅匀后代茶饮。此方有滋阴润肺之功，适用于燥热伤肺，或热病后期肺阴伤损、干咳无痰等症。

桑叶还常被认为是"收汗之妙品"，止夜汗之力尤佳。清代张志聪的《本草崇原》载有医案一则，说严州山寺有一游僧，形体瘦弱，饮食甚少，每晚入睡后必遍身出汗，每天早晨衣被皆湿。山寺的监寺僧知晓他的病情后，趁晨露未干采下一把桑叶，将其焙干碾末，嘱咐游僧每日取二钱，用温水空腹调服。三日之后，困扰了游僧二十多年的宿疾瘁愈。桑叶止汗效用之神可见一斑。

除此之外，桑叶还有"明目长发"（语出《本草纲目》）之效。唐代孙思邈《千金方》中有一则"鬓发堕落令生长方"，称取麻叶、桑叶"以泔煮，去滓，沐发七遍，长六尺"。

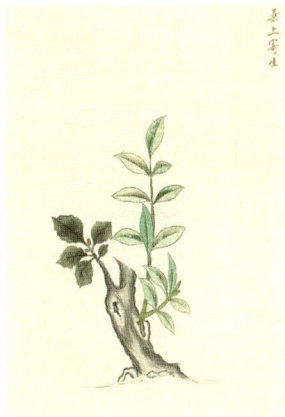

陈皮

陈皮取橘及其栽培变种的成熟果皮干燥而成，以陈为佳，又名"贵老"。药材以产自广东的广陈皮为佳品。陈皮味辛、苦，性温，归脾、肺经，主要含挥发油、黄酮类化合物、有机胺和微量元素等成分。

陈皮为食疗药膳之佳品。在日常饮食中，陈皮红豆沙、海带陈皮绿豆沙，是广东人夏季解暑的必备佳品；锡纸陈皮骨、陈皮鸭是广东江门的特色菜之一；九制陈皮、陈皮丹也是常见的健脾消食的零食……

《中国药膳大辞典》收录以陈皮为主的药膳方，大多是取其理气健脾的功效。如陈皮瘦肉粥，原料为陈皮九克、墨鱼骨十二克、瘦肉五十克、白米适量，将瘦肉洗净，切片后待用；白米淘后与陈皮、墨鱼骨同煮为粥，粥熟后去陈皮、墨鱼骨，加入瘦肉片再煮至肉熟，食盐调味温服。若见脾胃气滞、胃脘胀痛、嗳气泛酸、食少体虚等症，可选用此药膳方。

当代谢英彪先生在《实用老年病食疗》一书中取陈皮理气燥湿化痰的功效，提出了食疗经验方——陈皮茯苓薏苡仁粉，用以老年性脂肪肝的日常调补。此方取陈皮三百克、茯苓四百五十克、薏苡仁三百克，晒干或烘干，共研成细粉，瓶装备用。每日两次，每次十五克，温开水送服。

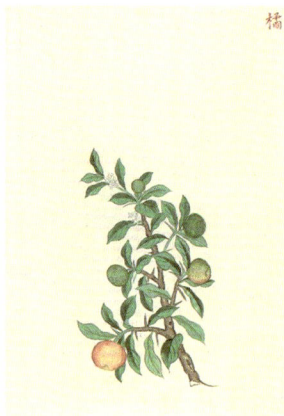

解惑·本草的性味归经

"性"指药物作用的特性，常被称为"偏性"。东汉《神农本草经》所谓"药有寒凉温热四气"即言药之四性。"寒者热之，热者寒之"（《黄帝内经·素问·至真要大论》）是用药的基本原则之一。

"味"指"酸苦甘辛咸"（《神农本草经》）五味，有时还可见淡味、涩味，但常与甘味、酸味并列，故仍保持"五味"的说法。中药药味一方面提示药物的真实滋味，但更重要的是提示药物的功效，如《黄帝内经·素问·藏气法时论》指出："辛散、酸收、甘缓、苦坚、咸软。"这是对五味作用的最早概括。

　　"归经"指药物对脏腑经络的选择性作用。如肺热喘咳，可用桑白皮、地骨皮等肺经药泻肺平喘。值得注意的是，中医学中提及的脏腑，与现代人体解剖学中的器官概念虽有相似，但它所指的人体结构实际上大于解剖学结构，不可混为一谈。

纠偏·中药的不良反应

　　中药的不良反应是大众最关心的问题之一。

　　由于西药的毒副作用和化学合成新药的难度越来越大，全球范围内掀起了"回归自然"、返璞归真的浪潮。祖国医药事业具有几千年的临床实践，其独特的理论和诊疗体系的有效性和安全性无可质疑。然而，某些人出于某种目的夸大其实地宣扬"中药是纯天然物质，无毒性，无副作用"、"有病治病，无病健身"，极易造成大众的认识误区。

　　服用中药过程中，用药剂量过大或时间过长、误服伪品或饮片保存不当、炮制不当、制剂不当（如煎煮时间过短）、服法不当（如服后受寒、进食生冷）、配伍不当等情况下，极有可能出现各种毒副反应，危害人体健康。除此之外，中药过敏反应的病例在临床报道并不少见，长期服用同种中药可能造成肝肾功能损伤、慢性蓄积中毒反应、成瘾性等。

　　目前，我国中药资源达一万两千八百多种，仅一百余种被确认有毒，且其中大多数非临床常用药，故中医药仍不失为安全可靠的治疗手段。

　　总而言之，中药安全低毒的优势虽然突出，但用药过程仍需理智谨慎，切勿生搬硬套所谓"药到病除"之验方随意用药，以免发生意外。

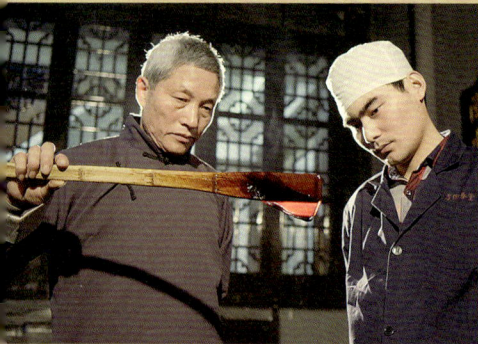

青
方

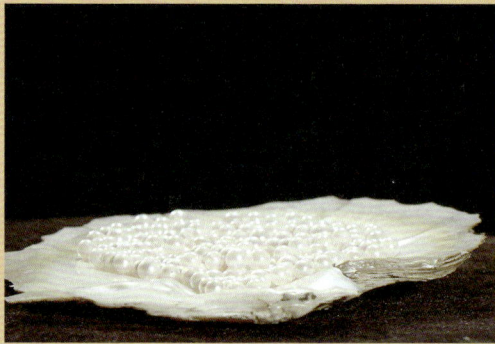

珍
珠

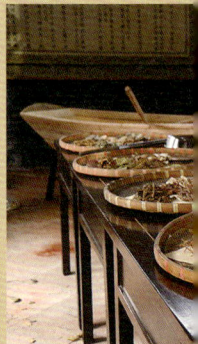

源
吉
林
甘
和
茶

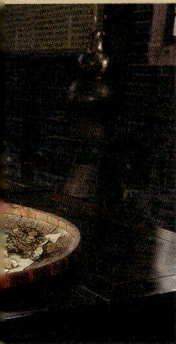

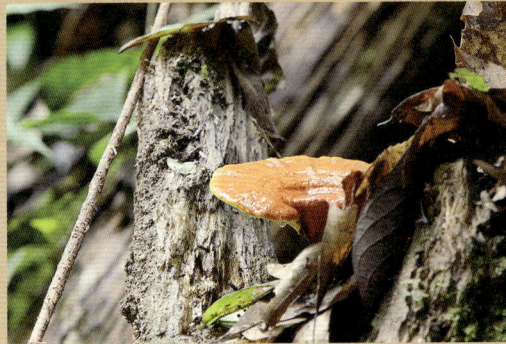

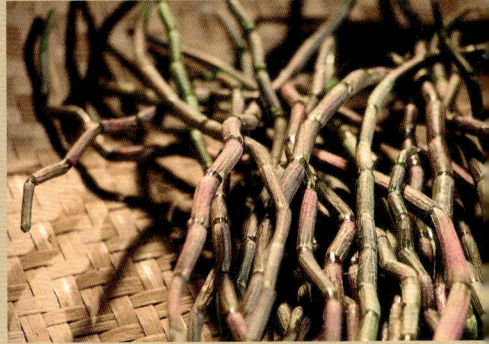

灵
芝

石
斛

第二章

年华

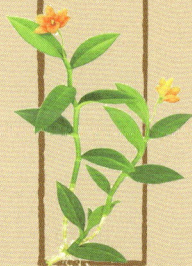

无论是神农尝百草，还是李时珍著医书，对中医药的发掘起源于人们延续生命的渴求。年华永驻，青春不老，是人类自古以来的理想。故而本草中的上品，多为滋补之药。这些耳熟能详的名字，伴随着千年神话代代相传，与其缔造者一起见证人间冷暖、岁月迁徙。

秋天是雁荡山最美的季节。山脚下，周朝义又开始了一天的忙碌，此刻，他正在向店里的客人介绍各种类型的石斛之间的差别。他在景区内开设的这家小店，全年无休，店内的商品看似琳琅满目，实则同为一种：铁皮石斛。

石斛，《本草纲目》称其"强阴益精，厚肠胃，平胃气"，被誉为"救命仙草"。其生长条件极为严苛，多出自海拔一千五百米以上的绝壁。

周朝义临山而居，他还有个特殊的身份——绝壁采药人，这是周家世代相传的绝技。绳索、钢圈、背篓，这些都是父亲生前留下的宝贝。

今天是父亲的生辰，周朝义心有所想。他来到了位于山间的父亲的坟前，双手合十，供上香烛，为父亲庆生。周朝义说，他家世代以采药为

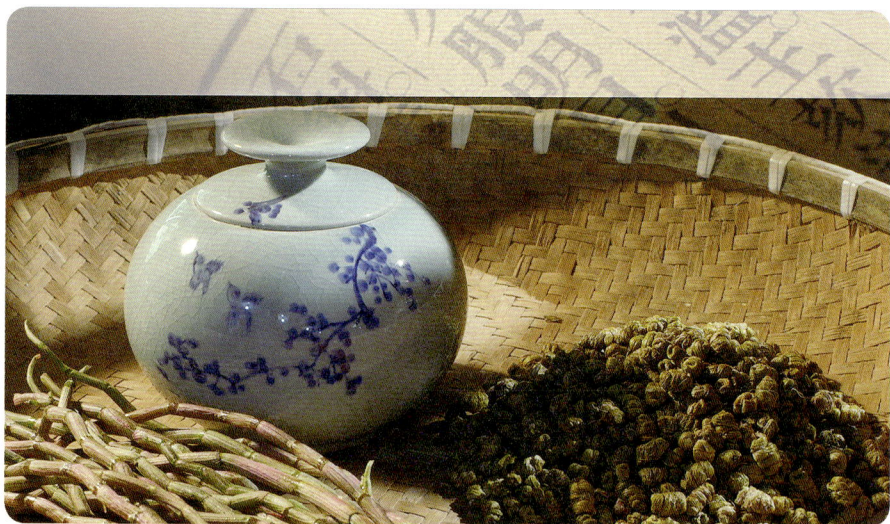

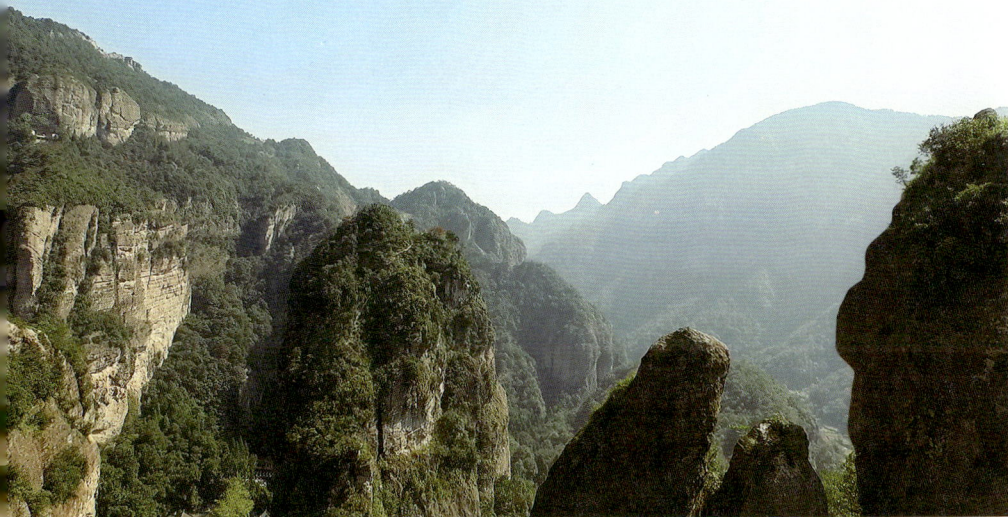

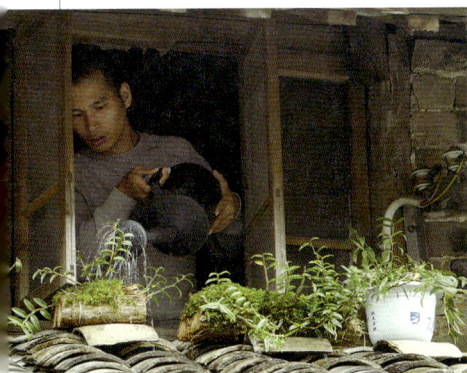

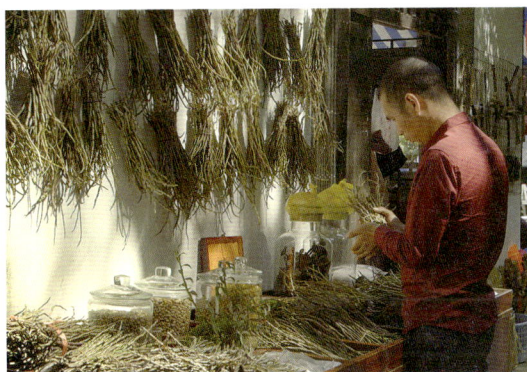

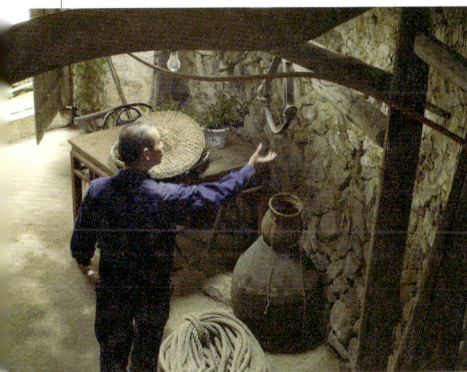

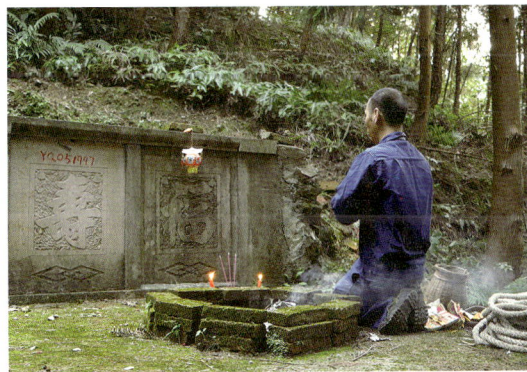

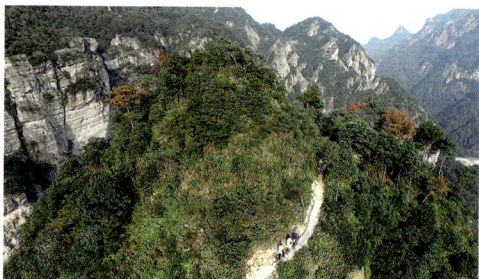

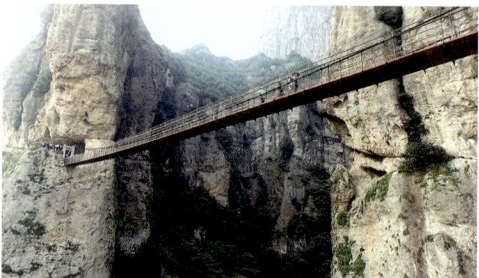

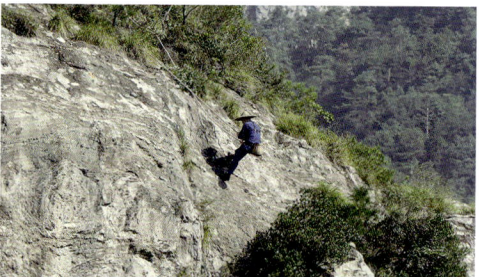

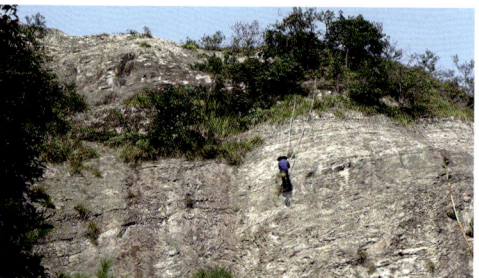

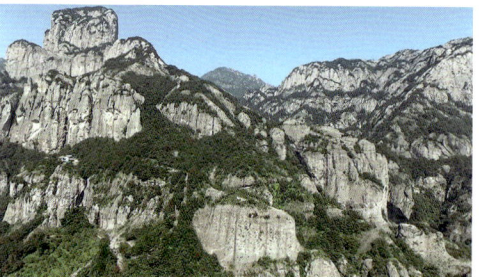

生，父亲更是因为长期高空采石斛而患上了冠心病。父亲去世后，他继承了父亲的衣钵，成为了一名采药人。

如今，他又站在绝壁之前，再见一次野生石斛，以纪念父亲在绝壁上留下的身影。

雁荡山形成于一亿两千万年以前，温润多雨的亚热带季风气候，滋养着悬崖峭壁间的火山岩，正适合铁皮石斛生息。早在乾隆年间就有记载称"铁皮石斛，味甘者良，老雁山最上"。

绝壁采摘是雁荡山人与自然谋生的独家发明，一根绳索、一个铁环，采摘者纵身一跃，便是全部的秘诀。脚下是千丈深渊，心头却是万里前程。

周朝义少年出道，这崇山峻岭见证了他所有动如脱兔的青春年华。过了而立之年的他，却轻易不再出手。他说，如今同行里面也已经没人敢再去以身犯险了。他的师傅，几年前就是在永嘉采石斛，碎石掉下来砸中了后脑勺，当场丢了性命。

老一辈采药人相继离世，似乎就此终结了野生石斛的时代。

在峻岭崇山之间攀越了许久，周朝义手指开始发麻，这是体力透支的信号——他不得不呼唤搭档。仅用空手牢牢把着粗粝的麻绳，他两腿艰难地踩在峭壁上，向来时的山头迈去。群山之上，周朝义显得形单影只。

山穷水尽，未必都是柳暗花明的前兆。周朝义又一年与雁荡山绝壁上的野生石斛失之交臂。无奈之下，他走向自家的石斛种植基地。像周朝义家这样的种植大棚，如今在雁荡山比比皆是。转型的绝壁采药人，还自行研制了一种岩石种植法，如此养成的石斛无论外貌还是口感皆与野生的相差无几。这迅速取代了危险的绝壁采摘。

蓬勃的石斛产业，也让当地的主妇们多了一项手艺，那便是加工枫斗，枫斗又叫耳环石斛。电炉的热度将水分蒸发，女人十指纤巧，摆弄指尖，僵硬的茎条纷纷化作绕指柔。

七岁的儿子也来帮忙，在孩子眼中，身怀绝技的父亲和手艺精湛的母亲都是了不起的人。一家三口围坐在一起，闲话家常之时，少不更事的孩子说出一句"我要把全世界都种满石斛"，这稚嫩的梦想引得全家都笑了起来，其乐融融。

话虽如此，但周朝义并不希望儿

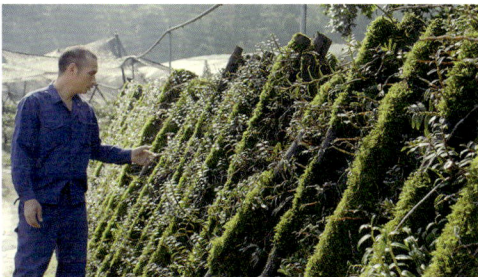

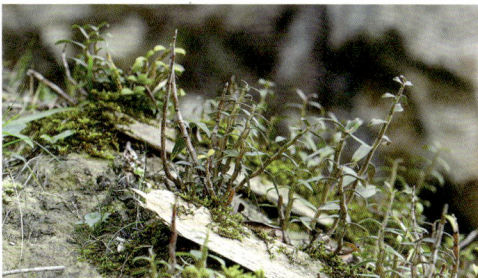

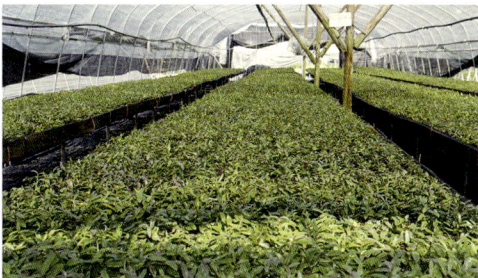

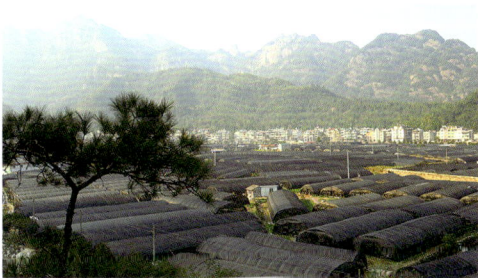

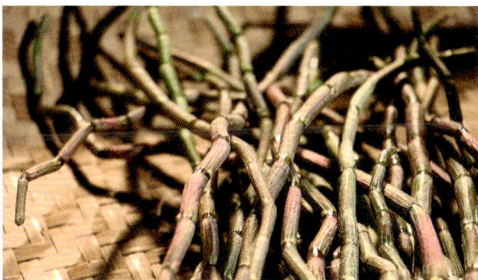

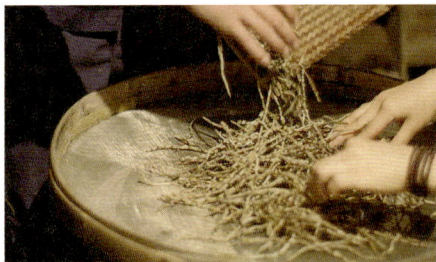

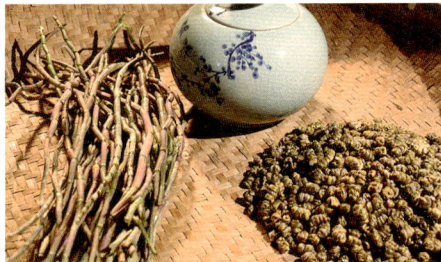

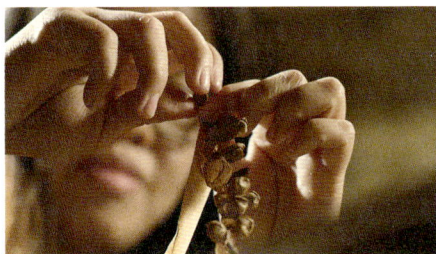

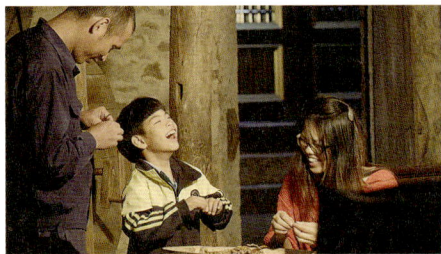

子再和石斛打交道。

　　他说："我们这一代人，包括祖上，这么辛苦的工作，谁还会去传给孩子。我是希望他走出大山，去外面一个好的世界，不要待在这里。"

　　石斛，呵护年华的仙草，也许即将失去自身年华的守护者。

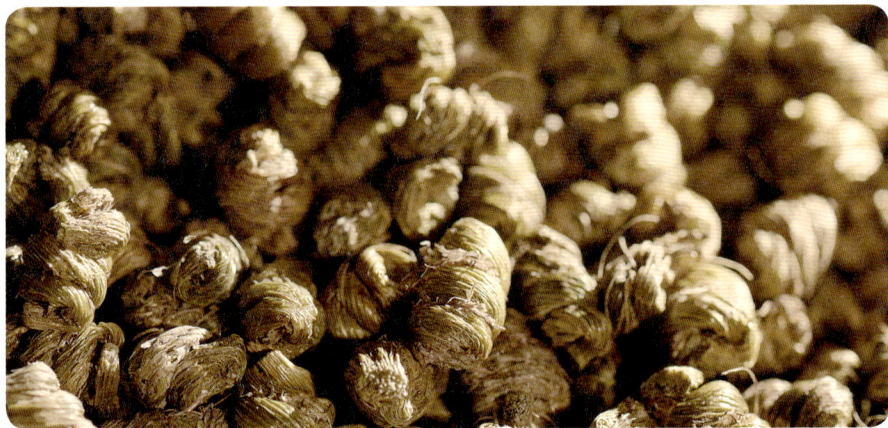

灵芝

　　当周朝义为野生石斛一筹莫展之际，三百多公里开外的武夷山脉中，另一味本草的寻觅之旅即将启程。

　　邓桂庭在大山里待了一辈子，他笃信深山里的野灵芝有着其他草药无法取代的神奇，他和哥哥总是相约同行，上山寻觅。

　　灵芝与石斛一样，有仙草之名，《神农本草经》称灵芝"保神益精，好颜色，久服延年"。作为中国传统文化中吉祥、长寿的图腾，它被赋予了起死回生、轻身不老的灵性，由此衍生出无数神话传说，引得多少采药人为之踏破铁鞋、前赴后继。在武夷山中，像老邓这样的采药人并不在少数，只是野生灵芝难得一见。

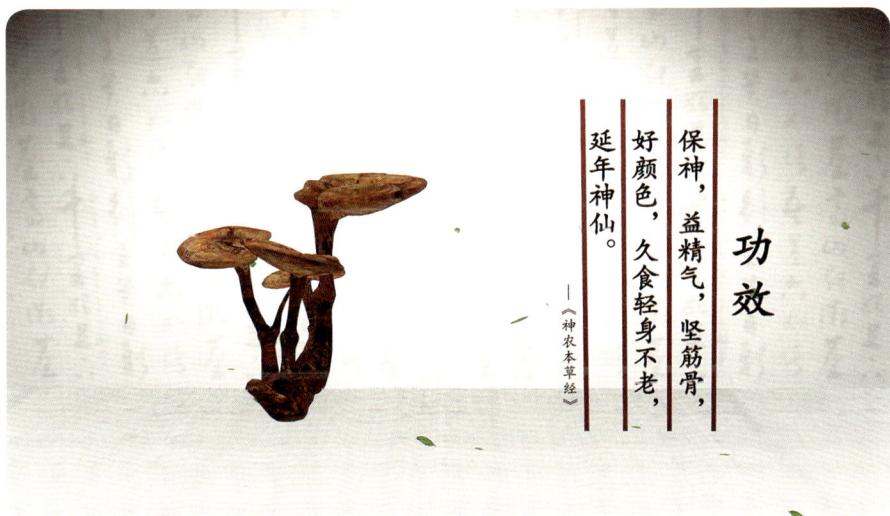

功效

保神，益精气，坚筋骨，好颜色，久食轻身不老，延年神仙。

——《神农本草经》

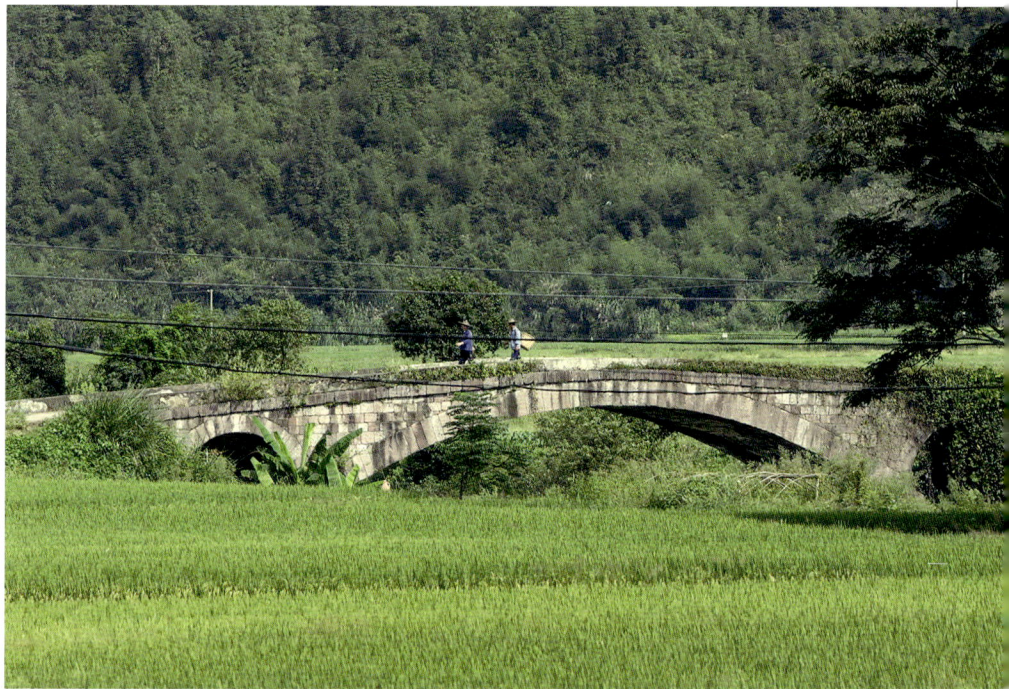

与父亲想法不同，儿子邓忠贵大学毕业，选择留在县城研究人工种植灵芝，9月秋高气爽，正是灵芝喷粉的季节。儿子认为，民间所谓的"千年灵芝"的说法其实过于神化了这类植物——事实上，野生灵芝踪影难寻，一旦错过成熟期，便错过了最佳采摘时期，它自然而然就会被虫蛀而失去价值。与之相反，人工灵芝的生长周期完全可知，能够恰好在最佳时期采摘，更好地发挥其效用。

清晨五点，一粒粒直径不足六微米的颗粒从子实体的褶皱中弹射出来，这些肉眼难以辨识的微粒，很快如烟尘般弥漫于空气之中，人们管它叫孢子粉，传宗接代的种子，喷粉过后，灵芝凋零。

孢子粉凝聚着灵芝一生的精华，将这些细腻光滑的褐色粉末收集起来，以现代破壁技术处理，便可为人体吸收。

尽管一朵成熟的灵芝能喷射大量孢子粉，但在野外状态下却极难繁衍。

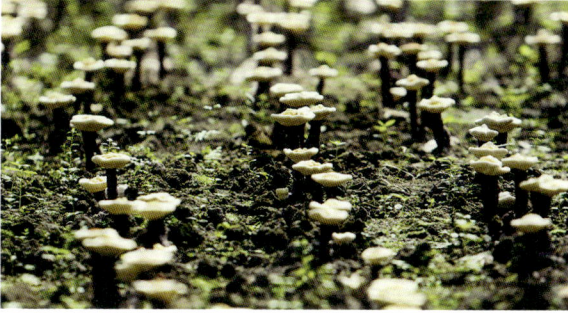

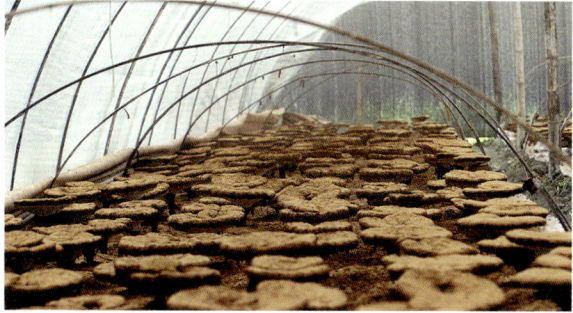

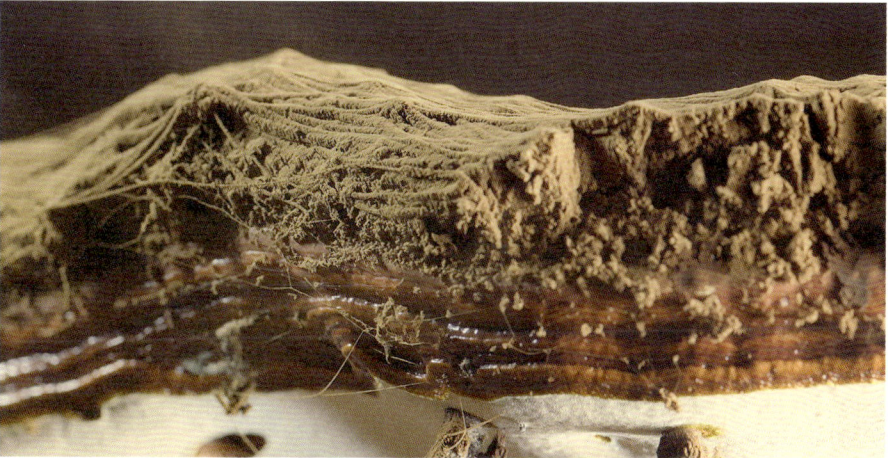

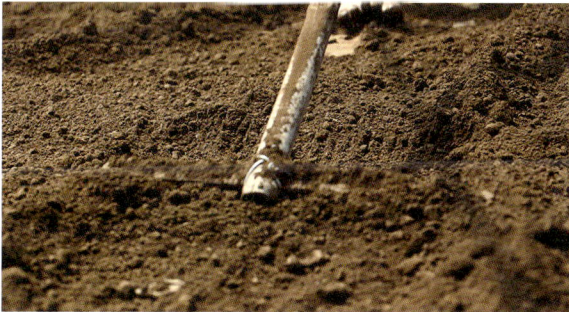

相约而来寻觅灵芝的邓桂庭兄弟进山有一阵子了，干粮和水都已耗尽，眼看日色将尽，暮霭中的深山毒蛇密布，危机四伏。邓桂庭说，他至今仍记得父亲曾对他讲述的情景，那是一株隐匿在山间的野生灵芝，有一条长蛇盘在灵芝脚下，蛇头搭在灵芝柄干上，整株灵芝仿佛有雾气升腾于上，不似凡品。

好运终于眷顾了邓桂庭。腐木之上，一朵成年的赤芝色泽饱满，形如祥云。邓桂庭带着新采的灵芝，按捺住激动的心情，马不停蹄地往家赶。一顿全家团圆的灵芝餐，才是最好的庆祝。

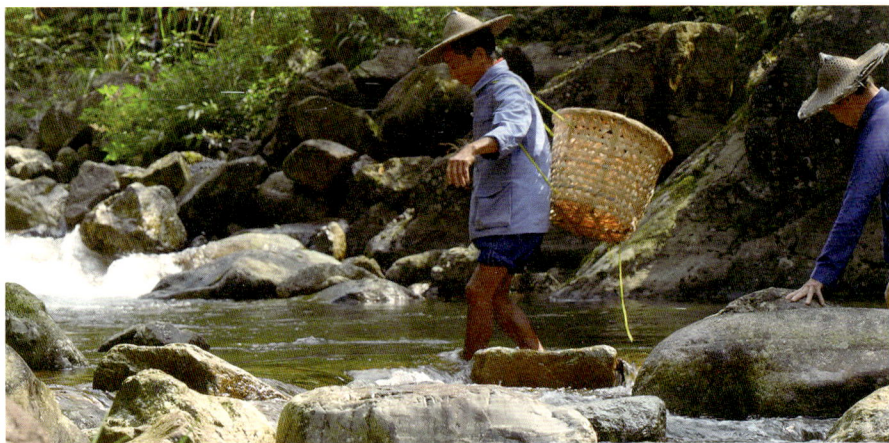

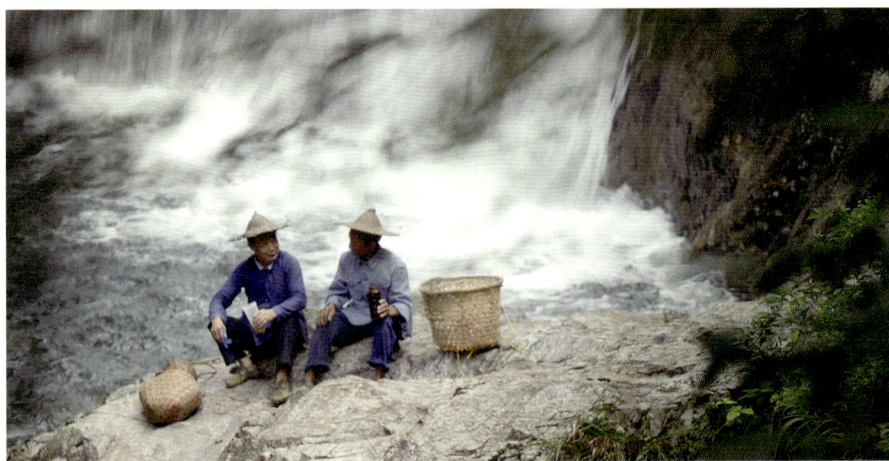

"爷爷，你要挂灵芝晒吗？"大老远就听见了清脆的童音，这是儿子邓忠贵带着孙女回到了老家。"是呀，我挂灵芝晒！"邓桂庭大声答道，言语间充满欣喜与慈爱。

把晒好的灵芝切成细条状，一番锅碗瓢盆的碰撞之后，开饭了。"宝贝，喝灵芝汤。"邓桂庭招呼孙女。一碗浓郁的灵芝老鸭汤下肚，幸福感瞬间涌上心田，也融化了父子间的隔阂。

儿子取出实验室提取的灵芝菌种，在他的反复劝说下，邓桂庭终于答应尝试一次人工种植。椴木打孔，孔内塞上菌种，埋入深土，来年便能收获灵芝。这是儿子引以为傲的事业，也是维系人类健康的本草绽放出的另一种年华。

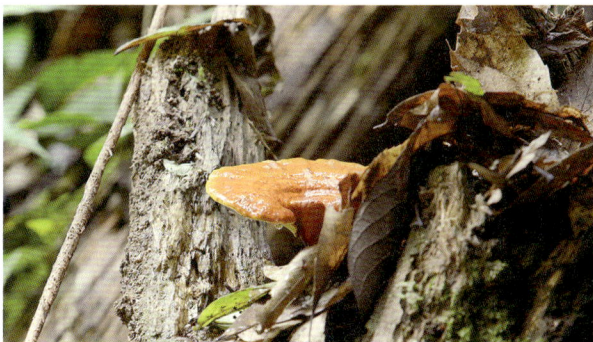

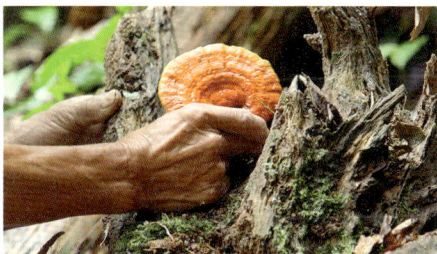

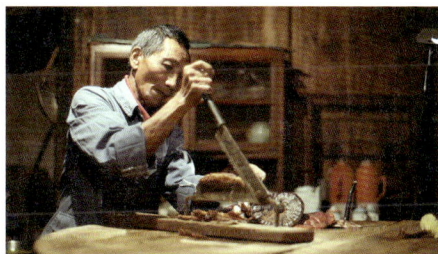

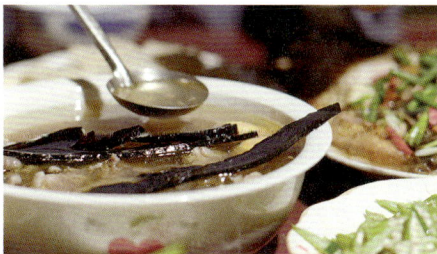

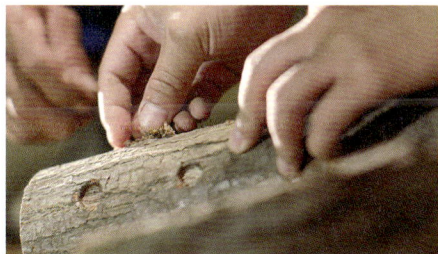

源吉林
甘和茶

　　不同的地域、不同的文化，人们之于年华有着各自的理解，比起对长生不老的渴求，广东人的养生方法愈显务实。一方本草化解一方病，在常年潮湿炎热的岭南一带，大街小巷随处可见这样的凉茶铺子。

　　凉茶，既不凉，也不是传统意义上的茶，它以民间常用复方或单味土产草药煎熬而成。所谓"上医治未病"，医术的至高境界在于防范于未然，而凉茶就是其中的典型。

　　在众多养生凉茶中，有一种可上升到药物级别，它叫源吉林甘和茶，是广东人预防治疗感冒的常备品。

　　曾坤，广东佛山大名鼎鼎的精武门名誉会长、鹰爪拳传人，他还有个鲜为人知的身份——新中国成立后源吉林甘和茶的第一代老药工。1958

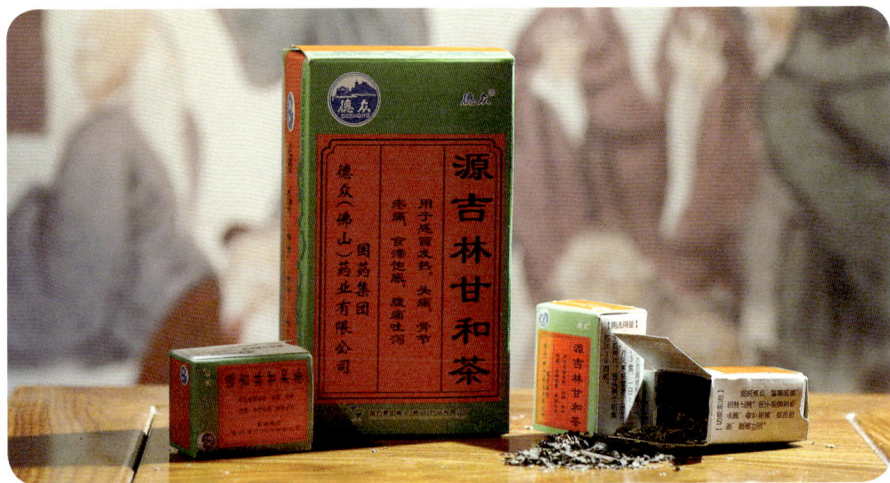

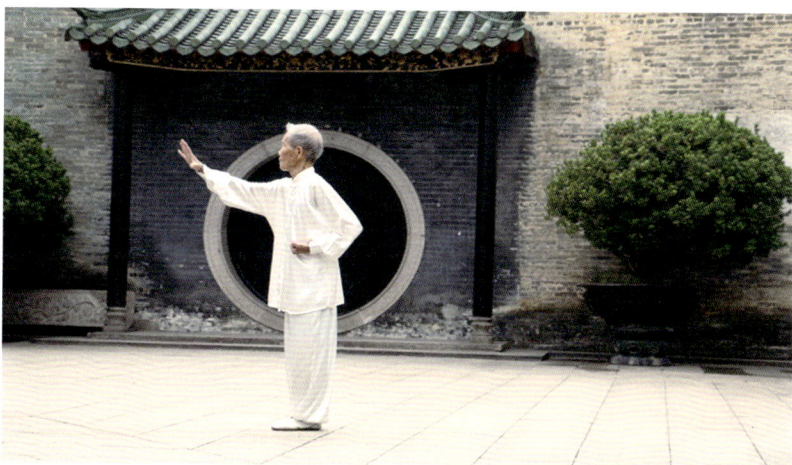

年就进药厂的他，如今已是九十高龄。这个瘦瘦小小的老人依然能为我们耍出一套刚劲有力、威风凛凛的鹰爪拳。他用一口粤语说道："很多比我高大健壮的人，都觉得辛苦，我不觉得辛苦。或许是练过功夫的缘故，我觉得（练功）是对我自己有好处。"

曾坤平日里深居简出，这天青年药工钱碧坤登门拜访。

如今愿意学药的年轻人为数不多，工作十余年的钱碧坤已是其中翘楚，他从大学毕业就开始学做甘和茶。上世纪90年代开始，中药炮制步入现代化，钢筋铁甲取代了药工的双手，即便是手工煎煮了一百年的源吉林

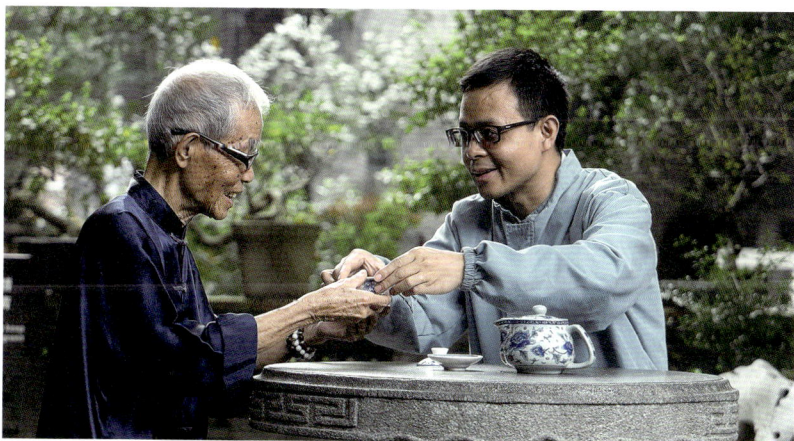

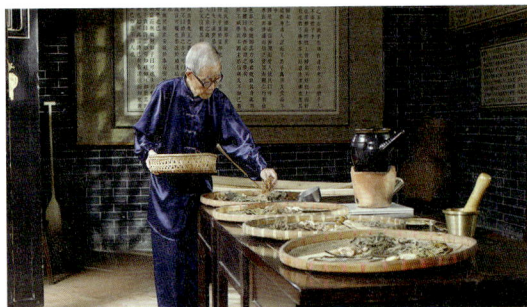

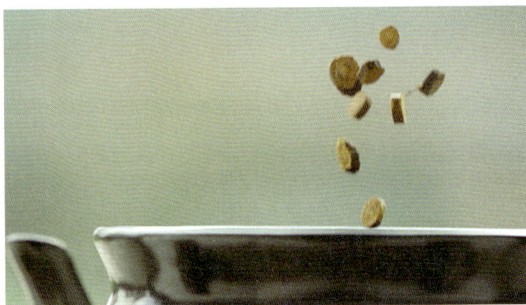

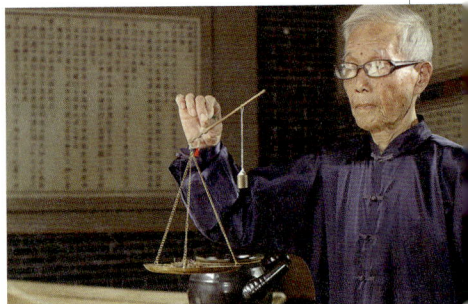

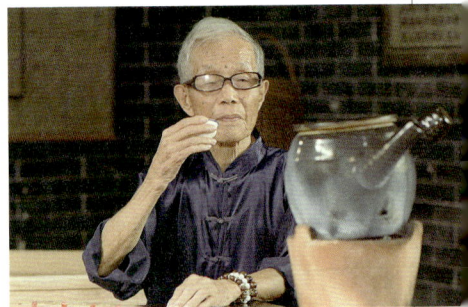

甘和茶，在钱碧坤入行之时，也已经变成了在洁净厂房里用煎药机、压茶机等现代机械流水作业。但曾坤坚持只用古法。

煎凉茶首先要备好料，一剂甘和茶，要用到三十三种中草药。"紫苏叶、青蒿、香薷、薄荷、葛根、前胡、防风……"很多生活琐事，曾坤记不清了，唯独说起源吉林甘和茶，他如数家珍。

正如曾坤所言："源吉林甘和茶这项工作看似简单，但是也要很细致，不是仅靠体力那么简单。"药有先煎后下之别，火候有文武大小调控，煎茶犹如武术，看似平凡无奇实则暗藏玄机，一招一式刚柔并济。

茶煲冒烟，汤色渐浓，几轮煎煮过后，甘和茶技艺中最精妙的部分方才开始。

距离佛山八十五公里开外的小城清远，连绵的山地丘陵中，一种野生

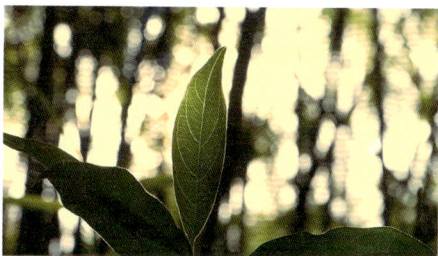

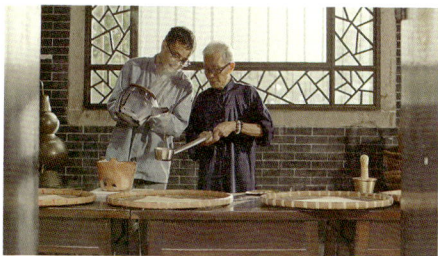

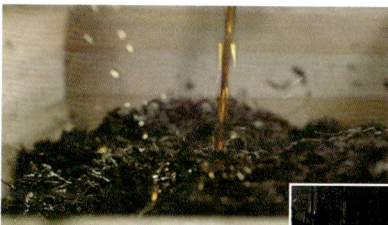

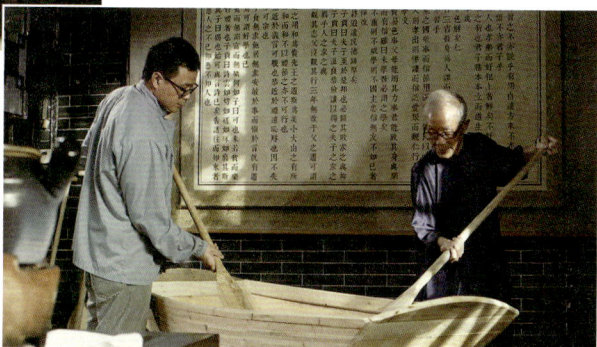

药茶正在滋长。玉叶金花，可清热解毒，是药茶中主要的品种。

曾坤要小钱亲自采茶，第一次上山，满山的青竹让他迷了眼。与普通凉茶不同，源吉林甘和茶并非纯粹的药汤，而是选用实实在在的野生茶叶。小钱带回来的茶叶品相不错，引得曾坤连连称赞。

准备好茶叶，接下来就要浸茶了。浸茶，是茶剂制作的关键，让药茶与药汁融为一体。

"这层倒下去之后，就稍微拨平它，然后再倒些药水下去，让茶叶完全吸收药水……"曾坤亲身示范，手把手地向钱碧坤传授浸茶的要领。

挥洒着汗水，渗透着匠心，本草的生命在双手间转化。

古法与现代，孰轻孰重，没有定论。只是曾坤认为，古法炮制更像一门功夫，与武术一样凝结着中华民族千年的智慧，拥有着强健体魄的力量。

珍珠

3月，在与广东距离不远的广西北海，古老的大海从严寒中复苏。

吴辉进是第一批来赶海的，以海为生的人在这里有个沿用千百年的称呼：珠民。农历十五，南海退潮，由此开始的五天时间适合采珍珠。

当了六十年珠民，吴辉进阅历丰富，打捞珍珠不计其数，但他从未像今年这般忧心忡忡："我们广西几十年没有这么冷的天气了，养珍珠这么多年了，也担心这个珍珠会受到影响。"

广西合浦，自汉代起就以珍珠闻名于世，将珍珠研磨成粉，便可入药，《本草纲目》称其"安神定魄，去腐生肌"。美容养颜，恐怕是留住年华最直接的手段了。

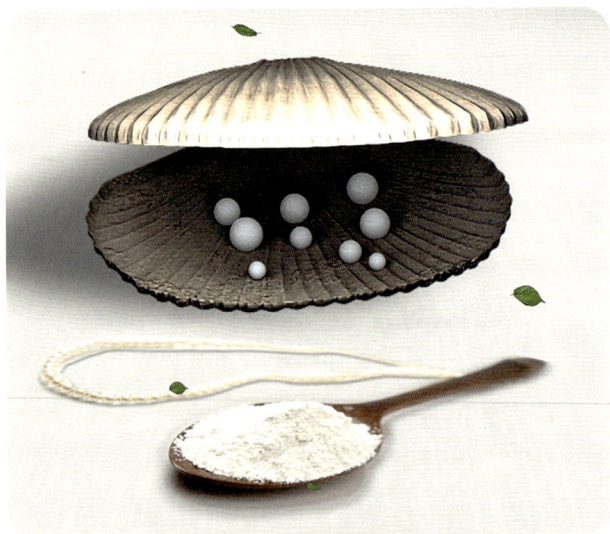

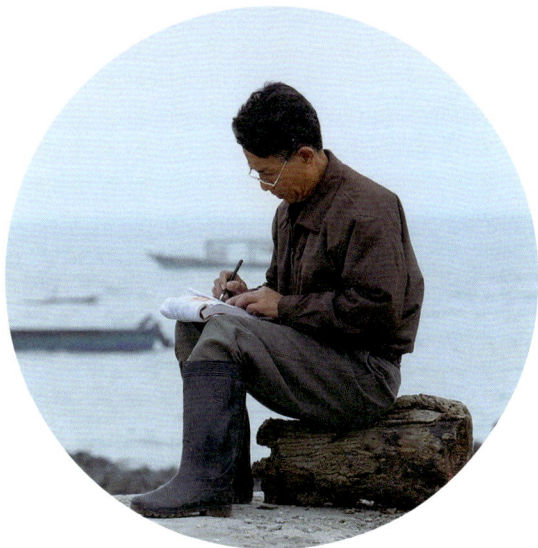

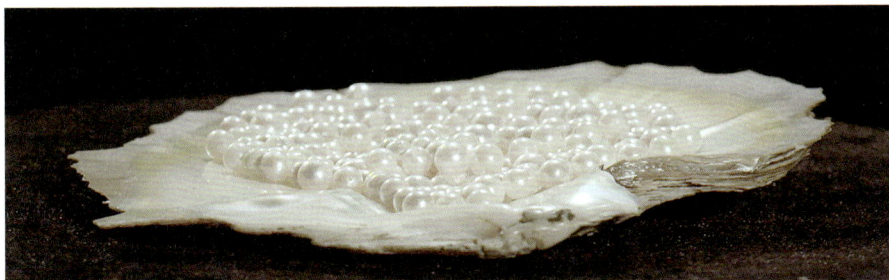

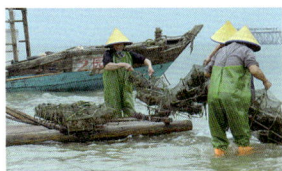

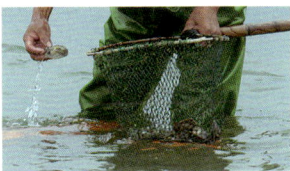

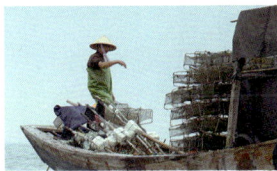

　　穿上防水服，一跃入海中，吴辉进采珠的这片海域名叫乌坭池，是现存不多的古珠池。

　　三年前植下的珍珠贝已在海底孕育多时，到了检验它们的时刻了。大海留给采珠人的时间不过两三个小时，很快冰冷的海水上涨，即将淹没珠池，得赶紧离开。反复验看、仔细筛选、集装上船，这些经验丰富的珠民在海水上涨之前满载而归。

返程之时，吴辉进向驾驶舱喊道"可以回家了"，然而珠民在海上的"家"，只是一座电力匮乏、淡水紧缺的高脚楼。一个大圆桌、几把椅子、一张沙发、几张床，这些简单的家具组成了珠民在海上的"家"，这里也是他们在苍茫大海中唯一的依靠。珠民每次出海携带最多的是面条，那是所有人几天的口粮。

守护，注定与寂寞为旅，无论是采珠、养珠，都需要有人常驻于此日以继夜，在旁人眼中，这堪比虚度年华，但吴辉进就这么寂寞了一辈子。

开蚌，是乏味的高脚楼里最大的乐趣。

"你猜这个贝是好还是坏的？"吴辉进饶有兴趣地问他的同伴。

"我看不行嘛。"同伴摇了摇头。

"要不我们打开看一下吧。"吴辉进转动手上的工具，就好像用钥匙打开了宝盒，"咔哒"一声，谜底揭晓——一颗圆润饱满的珍珠呈现眼前。

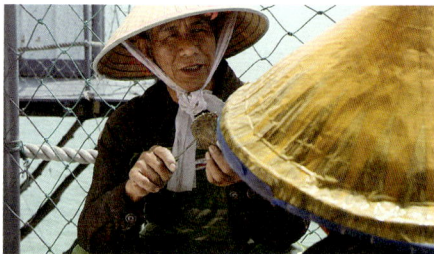

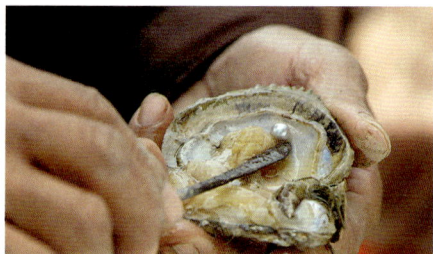

古法炮制珍珠粉是一场水深火热的历练。豆腐煮珍珠、水飞珍珠……古人特设的技法，让坚硬的珍珠化作细腻入微的粉末，一味美容养颜的本草就此诞生。

"快到这里来，擦痘痘、痱子，擦擦珍珠粉。"吴辉进的面前是和他互抹珍珠粉的小孙子，身后是苍茫无际的大海，这一前一后，就似乎填满了他的一生。

与海相伴一晃大半个世纪，吴辉进不知不觉白了双鬓，唯有古老的大海潮起潮落，一如往昔。

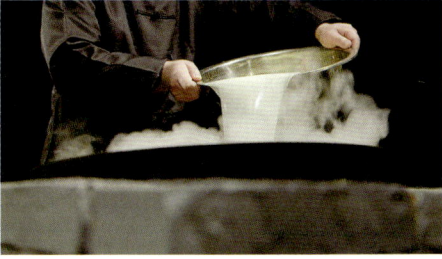

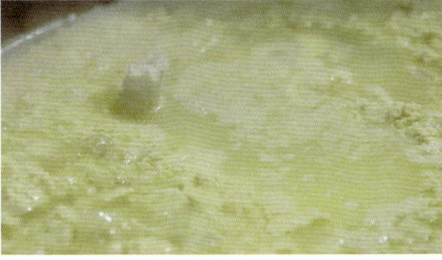

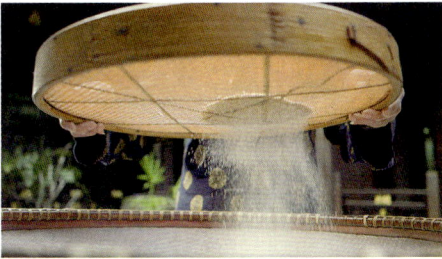

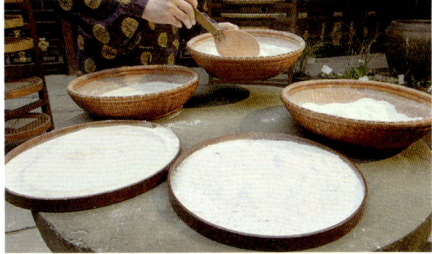

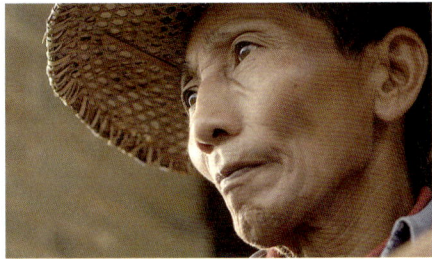

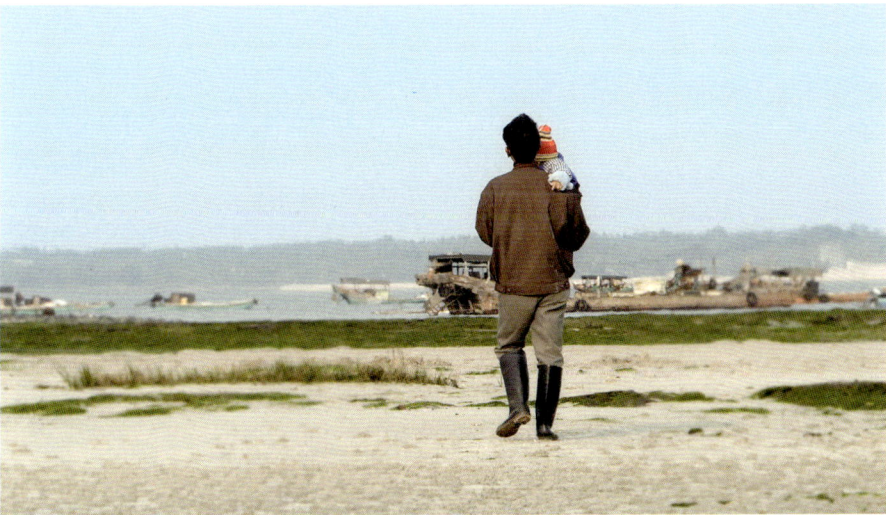

膏方

　　相比不食人间烟火的广西合浦，杭州的河坊街热闹非凡，亦真亦幻。全城最知名的老字号药铺云集于此，也让这里成了名副其实的中药街，一到冬天，整条街弥漫着浓浓的膏方味儿。

　　俞柏堂，老字号方回春堂的膏方掌勺。从他的曾祖父开始，他们一家靠中药为生已经四代了。一口百年紫铜锅，一杆陈年老竹搅拌棒，俞柏堂如今已经是整条河坊街上最炙手可热的膏方师，他的膏方到底有何高明之处？

　　膏方，丸散膏丹中最常见的剂型，多为二十到五十多种药材组成的大型复方。中医认为人体寒热温凉有别，辨别体质方能引药归经，故而一人一方，因人而异。

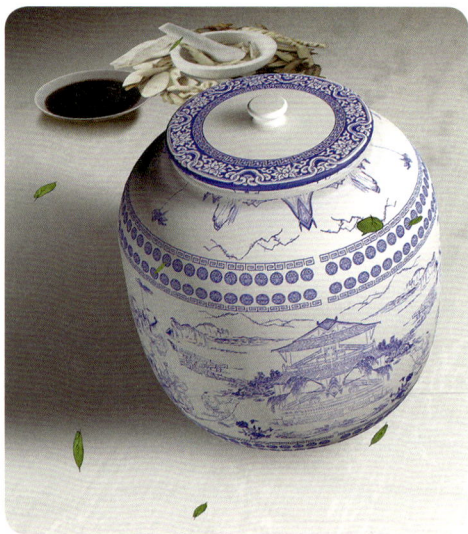

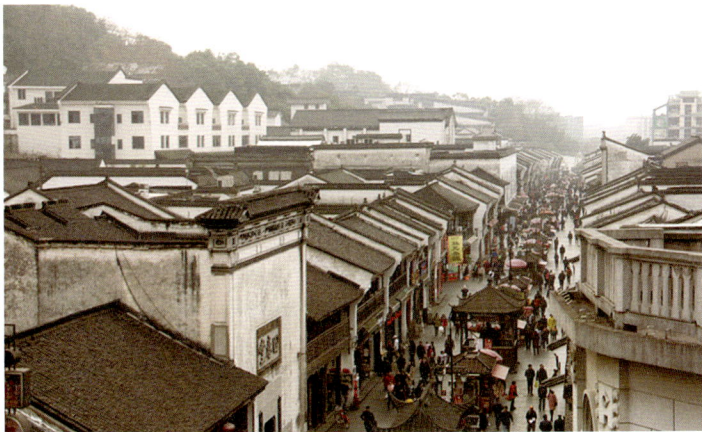

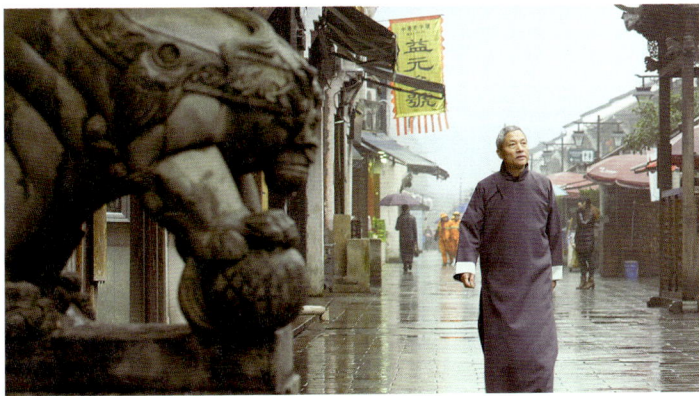

春生、夏长、秋收、冬藏，中国人讲究天人相应，顺时养生，所谓"冬令进补，来年打虎"，冬季最常用到的养生之法，膏方名列前茅。

12月22日，又到一年农历冬至，由此开始的五十天是冬令进补的最佳时机，也是膏方师们一年中最忙活的日子。年轻的小师傅程东入行不久，听闻俞柏堂的大名，有意拜师。但是俞柏堂并不轻易收徒，他说"用心、诚心、良心"是他收徒的基本标准。

熬膏第一步在于识好药，闻药辨药是膏方师的基本功。俞柏堂以此为题，设下拜师之路的第一个关卡。

古香古色的中药台上，方方正正的油皮纸中放置着中药饮片，程东需要从这些饮片中挑出品相最佳的茯苓。

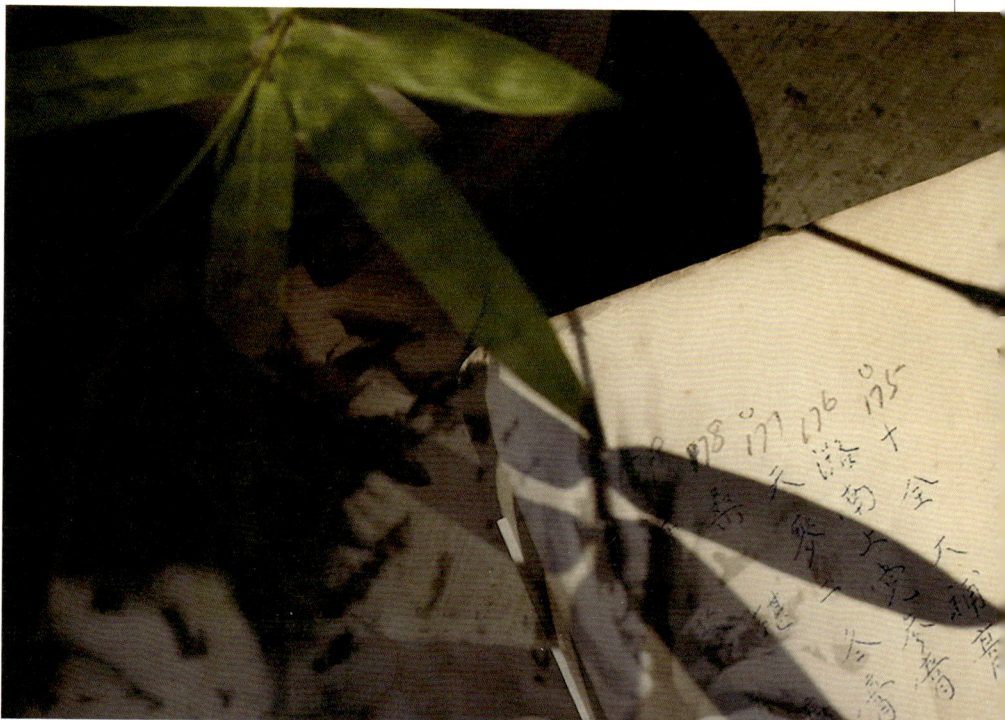

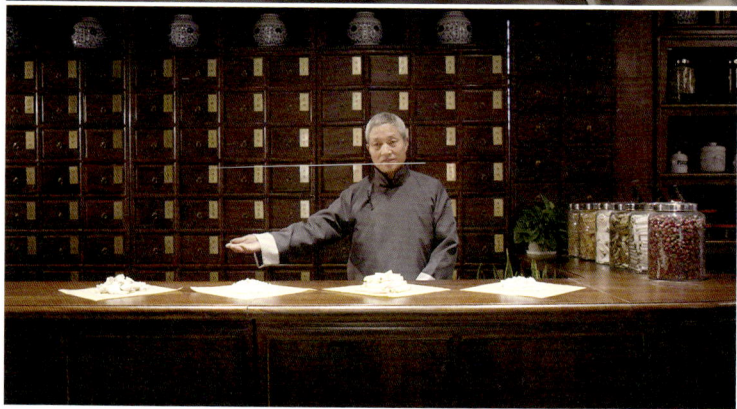

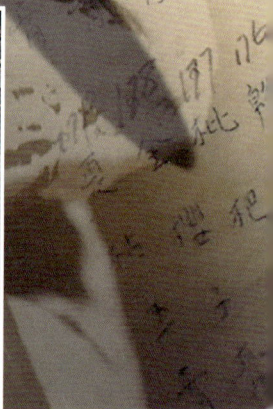

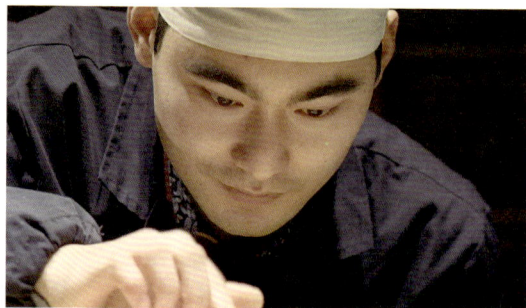

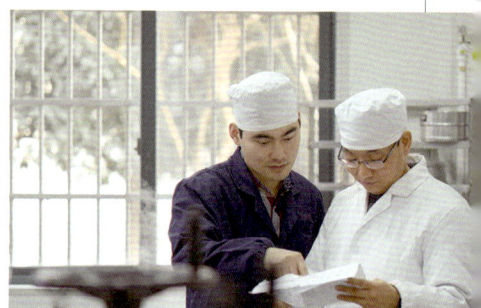

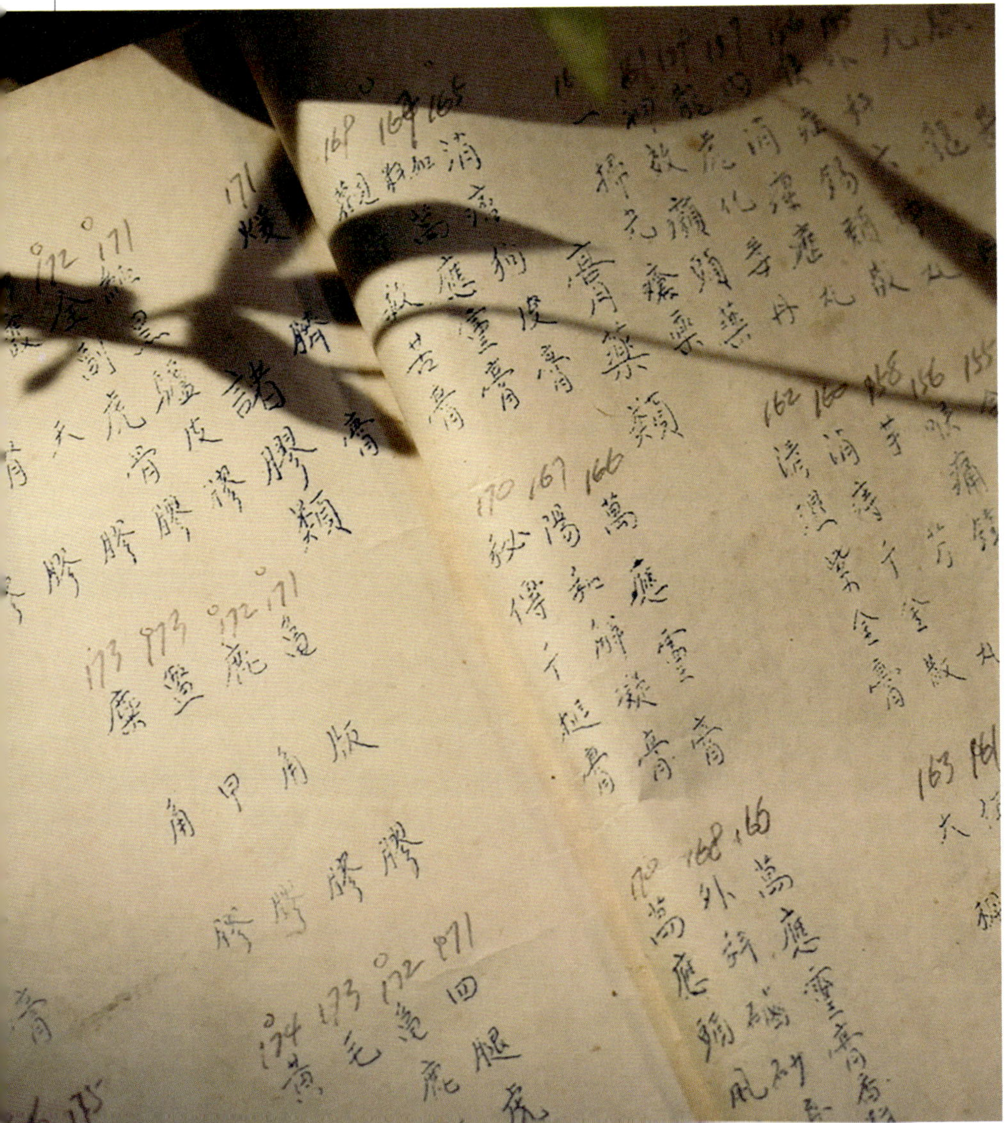

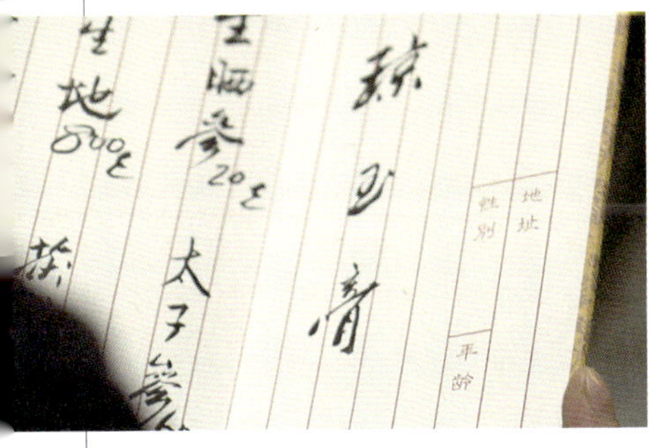

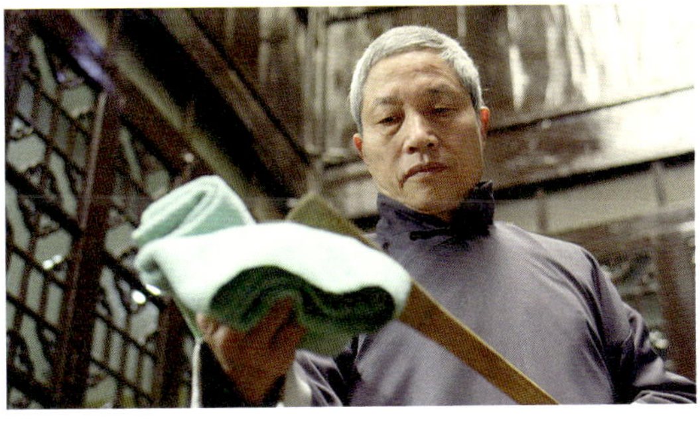

茯苓，可健脾宁心，是膏方中的常客，以质地坚实、颜色白皙、黏牙力强者为佳。用来熬制膏方的茯苓，首先必须是正统的道地药材，除此之外，还不能有虫蛀、霉变、泛油之类的变质现象。

俞柏堂望着在柜前专心致志辨药的程东，不经意间点了点头，透露出一丝满意的微笑。

真正的考验，方才开始。熬膏是一场脑力与耐力的博弈，既需要谋篇布局，也得要步步为营。再简单的膏方背后，都凝聚着深思熟虑的匠心。

碾碎茯苓，便于润药。所谓"润"，是让药材吃透水性，不同药材需分门别类。

"浸泡药材，这个水，一定要超过药面的一寸高以上。"俞柏堂从水中将刚刚浸入的搅拌棒拔起，比画着水面高度在搅拌棒上的位置。药材入水后，直到药材断面完全潮湿才能继续进行下一步。

浸泡过的药材需上火煎煮，在武火与文火的交替之中将药材的有效成分析出溶于药汁。将煎煮完毕的药材包裹起来，反复按压，不放弃每一滴残存的精华。此后，再以细密的纱布为网，将药汁倒在纱布上，滤尽残

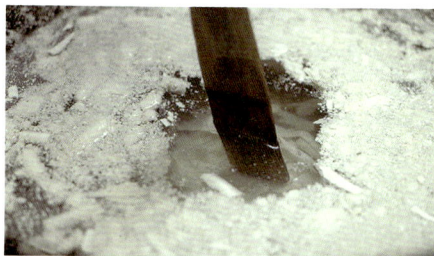

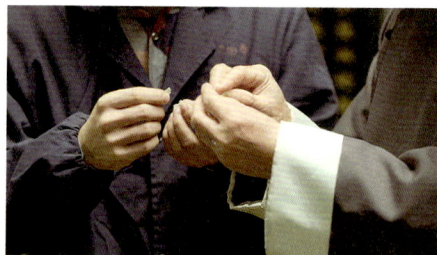

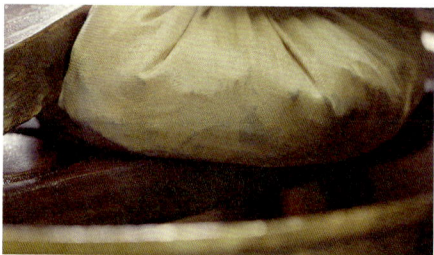

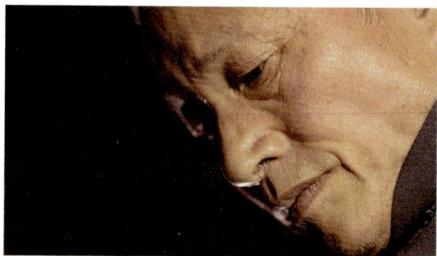

渣，直至药汁宛若丝绸。

历经水火，此时的药汁还剩最后一步——沉淀。这是以时间为代价，力求在正式熬膏前达到近乎完美的纯正。

从润药到沉淀，仅是熬膏前的准备，就需要整整一天光景。如此繁琐，一般膏方师不乐意，但俞柏堂认为这正是他的膏方与众不同的关键所在。

"吃中药饭是吃良心饭、子孙饭，做膏方，不可能每个顾客都在看，但是我们要凭着自己的良心做事。"这句话，俞柏堂的父亲从小教给他，成了他职业生涯的准绳。

等到万事俱备，进入熬膏阶段，反倒变得轻松起来。仿佛一场魔术，紫铜锅和竹棒在高温的催化下把一味味草药化为稠厚的膏体，当"牛眼泡"跃然浮于膏面，膏方的熬制工作进入尾声。

从选药、润药，到挂旗、收膏，俞柏堂的膏方比别人熬得慢，当他的徒弟也比当别人的徒弟难，但程东依旧心向往之。

以一生的光阴铸一味好药，这就是俞柏堂膏方的秘诀。

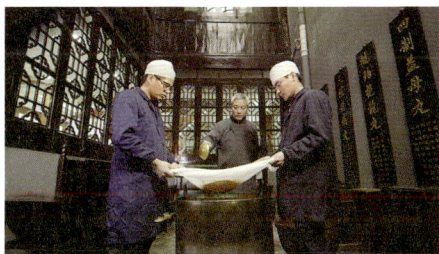

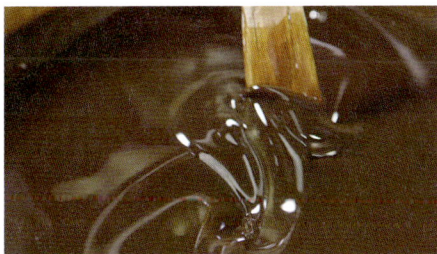

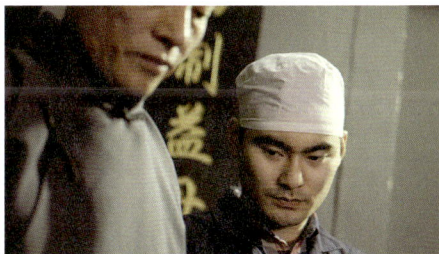

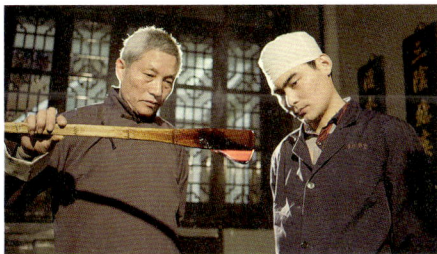

如今，在雁荡山，每天上午十一点，周朝义的小店周围都会聚满游客。在这里不仅能喝上一杯正宗的石斛花茶，还能以最佳角度观赏表演"灵岩飞渡"。"灵岩飞渡"，就是模拟绝壁采石斛，从万丈山头飞身而下的不是特技演员，他们和周朝义一样，都曾是真正的采药人——只是绝壁采药的日子已一去不复返。

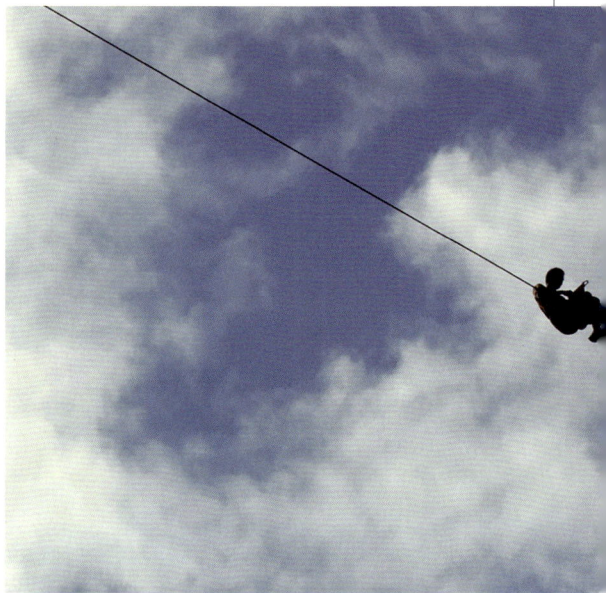

正如周朝义所说："绝壁采药的人已经没有了，就跟野生石斛一样。我觉得有些东西，就像我们看书一样，一页书看过去之后，就翻过去了。"灵岩飞渡，也许是绝壁采摘最后的纪念。

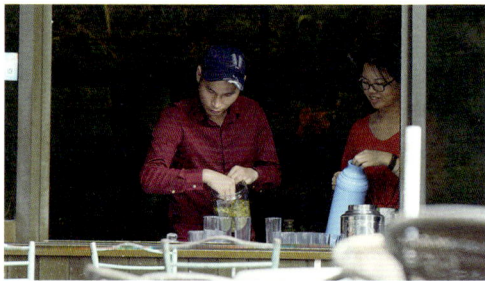

在广西合浦，吴辉进依然守护着寂寞的海。将贝壳制作的珠核插入成年珠蚌内，几年后，这里会诞生新的珍珠，只是那时的吴辉进已年近古稀。似水流年随海飘逝，千年的合浦珍珠与它忠诚的守护者一起步入黄昏。诚心诚意的付出，终

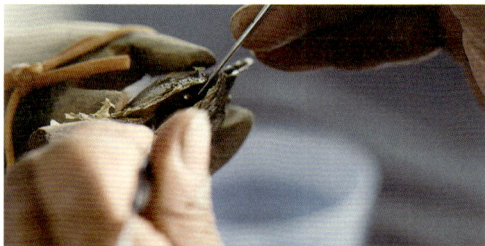

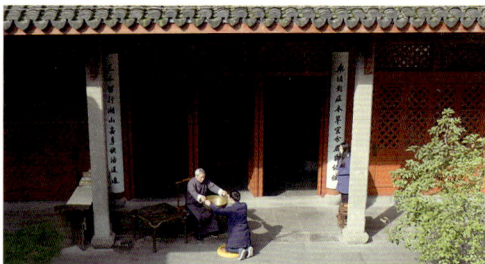

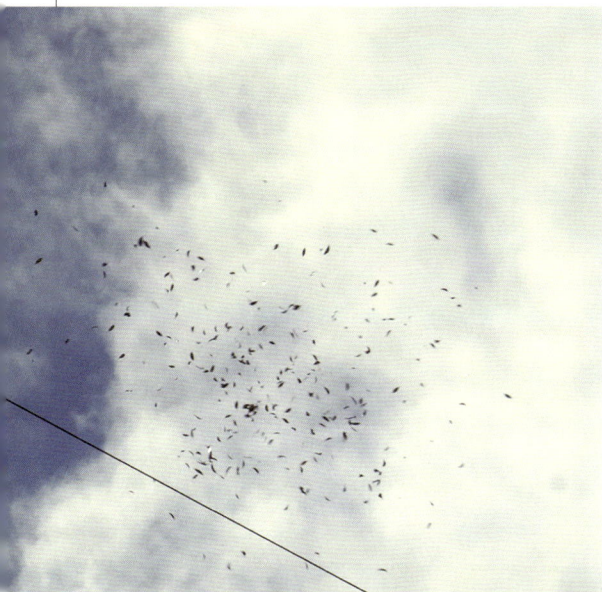

于得到实至名归的认可。

吴山上的药王庙，程东向师傅跪拜、奉茶，他从师傅手上接过了那口代代相传的紫铜锅，也许下了"认认真真做事，清清白白做人"的承诺。药王庙又一次见证了新老药人的更替、膏方技艺的传承。

又是一年秋天，邓忠贵父子一起登山，昔日父亲采药的山头，而今已是遍地金黄。武夷山从此少了一位采药人，多了一片灵芝田。

几十年前源吉林的晒茶场，如今变成了一片普通的广场。从青春年少到满头银发，时光会改变一个人的样貌，却动摇不了他的精神，以及那些精神带来的鼓舞与感动。

年华老去，不仅是曾坤，也是每一位老药工不得不面对的命运，但正如有本草的地方，就有倔强的生命。执着的坚守、真诚的付出，这是药工们以生命谱写的史诗，铸就了一个民族不朽的年华。

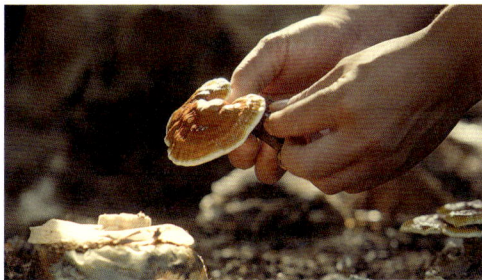

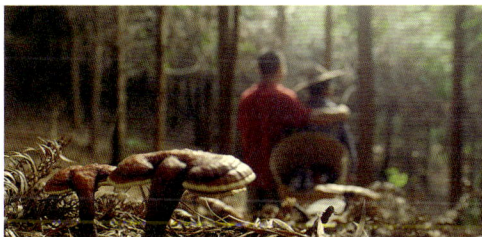

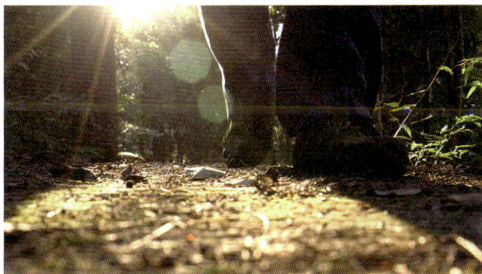

石斛

　　"被石兰兮带杜衡，折芳馨兮遗所思"，早在屈原《九歌·山鬼》中，石斛就以石兰之名被提及。

　　石斛味甘，性微寒，归胃、肾经，主要有效成分为石斛碱、石斛胺、石斛次碱等生物碱。石斛品种繁多，其药用成分含量不一，历史上以霍山石斛和金钗石斛为佳。如今又以铁皮石斛为热门，亦为佳品。

　　李时珍在《本草纲目》中将石斛称为"千年润"，谓其"丛生石上，其根纠结甚繁……频浇以水，经年不死"，古人还因此赠予其"百丈须"的雅号。

　　《神农本草经》称石斛"主伤中，除痹，下气，补五脏虚劳羸瘦，强阴，久服厚肠胃"，即言其有滋阴、生津、益胃之功，另尚有补益之效。清代陈士铎在《本草新编》中称"石斛却惊定志，益精强阴，尤能健脚膝之力，善起痹病，降阴虚之火，大有殊功"。现代应用中，石斛还被用于治疗萎缩性胃炎、白内障、青光眼等疾病。

　　《本草纲目拾遗》对其入食评价也甚高："霍石斛，出江南霍山……彼土人以代茶茗，云极解暑，醒脾，止渴，利水，益人气力"，言石斛可"清胃除虚热，生津已劳损，以之代茶，开胃健脾，功同参芪"。

　　这种以石斛代茶饮的方法至今盛行。据《中国中医药学报》报道，伤寒学派名医刘渡舟先生认为耳环石斛代茶饮，清咽利喉效果优于大众熟知的胖大海。我国著名的京剧表演艺术家梅兰芳、马连良先生等皆用此法生津润喉，收效甚好。

　　石斛"形瘦无汁，味淡难出"，需充分煎煮之后才能发挥效力。因此对于常感口干舌燥、咽喉不利者，可取耳环石斛（枫斗）十克，水煎约半小时后取药汁于保温杯，代茶饮用。

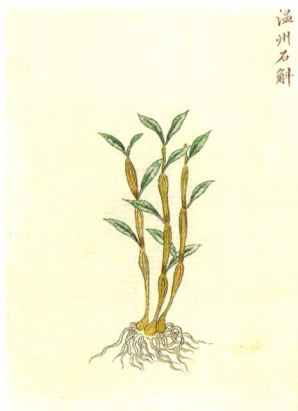

温州石斛

灵芝

灵芝在我国开发利用较早，经常出现在古代诗歌、传说故事和历史记载中。尤其是秦汉之后，灵芝是家喻户晓的具有神秘色彩的"仙草"。如汉代班固《西都赋》云："于是灵草冬荣，神木丛生。"李善注曰："神木、灵草，谓不死药也。"张衡《西京赋》亦云："浸石菌于重涯，濯灵芝以朱柯。"

晋代葛洪《抱朴子·仙药》中十分推崇灵芝，不仅说上山采芝需"入名山……带灵宝符，牵白犬，抱白鸡……山神喜，必得见芝"，还说有一种"七明九光芝"，入口之后，人会"翕然身热"，自觉"五味甘美"，连食一斤，不但可"得千岁"，还能"夜视"。

然而，这些说法其实是对灵芝的过度神化。灵芝味甘，性平，归心、肺、肝、肾经。现代研究发现，灵芝多糖和有机锗是灵芝重要的有效成分。

灵芝有补气安神、养肺定喘之效，主治虚劳、乏力、纳少、咳嗽、气喘、失眠等病症。明代兰茂在《滇南本草》中称灵芝"治胸中有积，补中，强智慧，服之轻身"。现代临床上也用灵芝治疗神经衰弱、慢性支气管炎、慢性肝炎、冠心病和高血脂等。

《本草纲目》中也曾提到"时珍尝疑，芝乃腐朽余气所生，正如人生瘤赘，而古今皆以为瑞草，又云服食可仙，诚为迂谬"，且"又方士以木积湿处，用药敷之，即生五色芝"。以一种相对客观的态度评价灵芝，并言明存在人工培植灵芝的情况，说明灵芝并非那样神秘莫测。

不过，灵芝仍不失为中老年人养生保健之优选。王焕华等人编著的《中国药话》中记载，何氏世医传人何时希先生曾连续四年服用灵芝粉，每次取五到六克，浸泡一宿后，第二天加水两碗左右，水煎后空腹时代茶饮。何老自述此后睡眠明显改善，食欲增强，至年近八旬仍唇红齿坚，鹤发童颜，以饱满的精力著成《何氏历代医学丛书》、京昆史话等作品，且回忆往事历历在目。

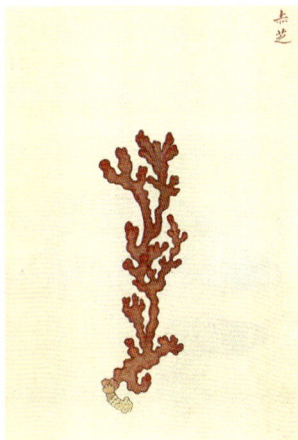

珍珠

　　珍珠原名"真珠"，入药历史悠久，最早收录于南朝宋时雷敩所撰的《雷公炮炙论》。有淡水珠和海水珠之分，传统以广西合浦等地所产"南珠"享誉海内外。

　　珍珠味甘、咸，性寒，归心、肝经，主要成分为钙盐、多种氨基酸、微量元素及壳角蛋白等，常制成最细粉入药。

　　世人皆知其具有养颜祛斑、润泽肌肤之效，事实上，珍珠还可安神定惊、明目消翳、解毒生肌。宋代唐慎微《证类本草》中就指出，珍珠研末与蜜和服，可治疗心悸失眠。

　　《本草汇言》认为珍珠可"定志，安魂，解结毒，化恶疮，收内溃破烂"。《本草经疏》记载："珍珠气寒无毒，入手少阴、足厥阴经。心虚有热则神气浮越，肝虚有热则目生肤翳障膜。（珍珠）除二经之热，故能镇心，去目中障翳也。"（注：手少阴经即为心经，足厥阴经即为肝经。）

　　珍珠可敛疮生肌，临床常应用于治疗口舌生疮、咽喉溃烂。2015年版《中华人民共和国药典》（一部）所载"珠黄散"，即用人工牛黄和珍珠粉的细末，吹入患处，可治疗热毒内蕴所致的咽痛、咽部红肿、糜烂、口腔溃疡久不收敛。此外，珍珠对于褥疮、外伤性皮肤缺损也有一定疗效。

　　用珍珠美容养颜盛行于唐代，此后流行于历代妃嫔之间。《证类本草》载，珍珠粉"敷面，令人润泽好颜色"。相传慈禧太后酷爱用珍珠粉保养，每隔十天服用一银匙优质珍珠粉，从不间断。现代研究证实，珍珠粉能抑制脂褐素生成，故而有美白淡斑的作用。

　　此外，需要注意的是，珍珠为性寒之品，素体虚寒之人还需谨慎内服珍珠粉。

茯苓

早在两千多年前，西汉《淮南子》一书中便有"千年之松，下有茯苓，上有兔丝"之说。唐代李商隐有诗《送阿龟归华》："草堂归意背烟萝，黄绶垂腰不奈何。因汝华阳求药物，碧松根下茯苓多。"可见茯苓的药用价值在当时就已被充分认识。唐代吴融也作《病中宜茯苓寄李谏议》诗云："千年茯菟带龙鳞，太华峰头得最珍。金鼎晓煎云漾粉，玉瓯寒贮露含津。"以"龙鳞"、"云漾粉"诗意地描绘了茯苓的形态特点。

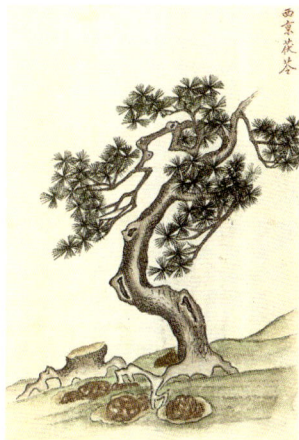

茯苓一直是膏方常用药之一，味甘、淡，性平，归心、脾、肾经，主要有效成分为茯苓聚糖等多聚糖类物质，具有利水渗湿、健脾止泻、宁心安神之效。在东汉张仲景《伤寒论》中，茯苓常被用于治疗水液运行输布失常而导致的心悸、眩晕以及水肿等。现代研究表明，茯苓具有抗肿瘤、增强免疫功能、利尿、保肝等药理作用。

在膏方组方时，佐以茯苓等运脾化湿理气之品，可醒脾开胃，防止膏方中的滋养填补之剂滋腻碍胃，加强运脾行气之功，达到"补而不滞"的目的。

古人很早就将茯苓作为保健滋补药膳之常用品。宋代苏辙曾作《服茯苓赋》，言食用茯苓之后"颜如处子，绿发方目，神止气定，浮游自得"，盛赞其效。后人还研制出茯苓饼，白可凌雪，薄如绵纸，成为宫廷名点并流入民间，其清香可口，可祛病延年。

如今，除茯苓饼之外，茯苓粥、茯苓霜、茯苓酥、茯苓糕等，皆是药食同源之养生佳品。

膏方与中医养生思想

　　说起中医所谓"冬令进补，来年打虎"的养生观念，其实来源于传统中医养生思想。有学者将之归纳为"三观"——"天人相应"的自然观、"辨体施养"的个性观、"阴平阳秘"的平衡观。

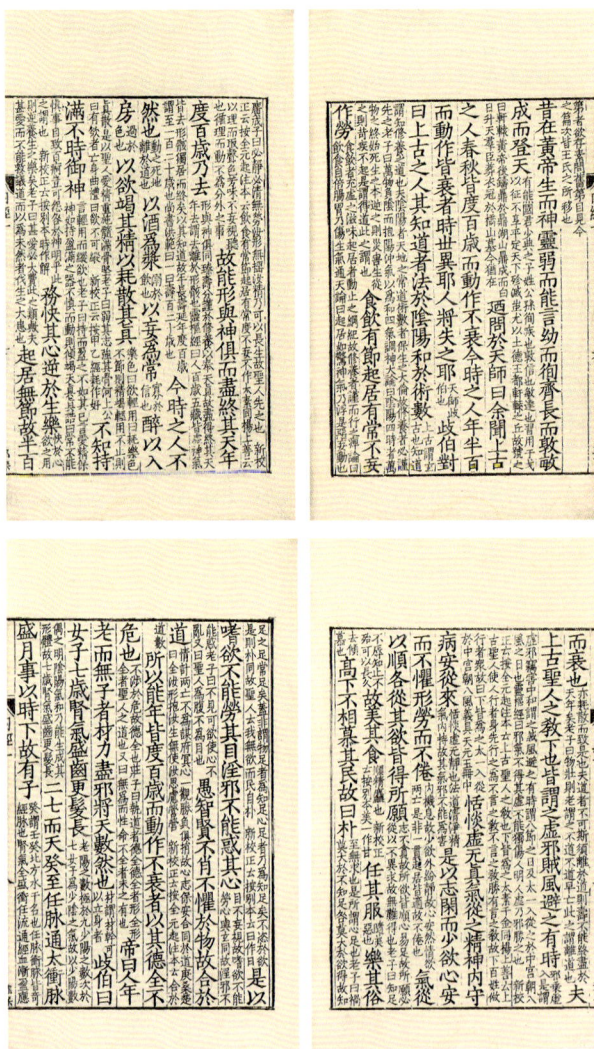

　　《黄帝内经·素问》记述了传统的中医养生思想，试举一例如左图所示，其通过"上古之人度百岁而动作不衰"与"今时之人年半百而动作皆衰"的对比，阐明了上古之人"法于阴阳，和于术数，食饮有节，起居有常，不妄作劳"以及"虚邪贼风，避之有时，恬淡虚无，精神内守"的养生之道，提示人们应该顺应自然规律、掌握养生方法、合理作息并重视情志调养。体现了"天人合一"的自然观以及"形与神俱"、"阴平阳秘"的平衡观。

例如"春夏养阳、秋冬养阴"的四季养生理论，"未病先防、已病防变、瘥（即疾病痊愈）后防复"的"上工治未病"理论，"五谷为养、五果为助、五畜为益、五菜为充，气味和而服之"的饮食均衡理论，"恬淡虚无，真气从之，精神内守"的形神共养理论，动静互涵的运动养生理论以及现代创立的"体质分类"理论等，全是从上述"三观"延伸而来。

　　以膏方为例，中医养生之自然观、个性观、平衡观在其中皆有所体现。

　　冬季是服用膏方的最佳时间，这与"天人相应"的自然观密切相关。《素问·四气调神大论篇》阐述了春生、夏长、秋收、冬藏的四时规律与物候特点，言"冬三月，此谓闭藏"，"此冬气之应，养藏之道也"，提出"春夏养阳，秋冬养阴"之法，其意在倡导顺应自然界春夏阳气升发、秋冬阳气收藏的特性，顺应四时养生。这也是"冬令进补"观念的由来。

　　此外，膏方也体现了"因人而异"、"辨体施养"的个性观。膏方虽皆为补益之剂，但用药不同，其效力亦不同，适应的人群、证候也有所差别。膏方的制定，应遵辨证论治之法度，因人施治，主次兼顾，有所侧重，实现"固本清源"的目的。

　　如果做到"天人相应"、"因人而异"，辩证得法，再兼以饮食有节、起居有常、形神共养，"阴平阳秘"的平衡状态自然实现。

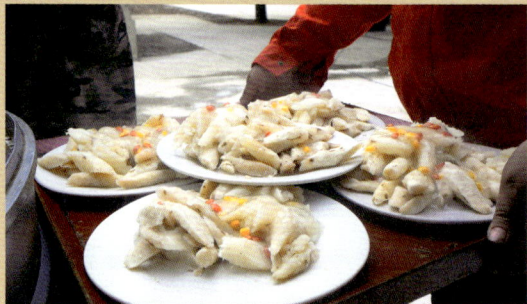

山
药

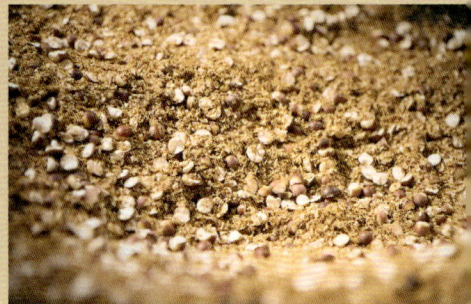

芡
实

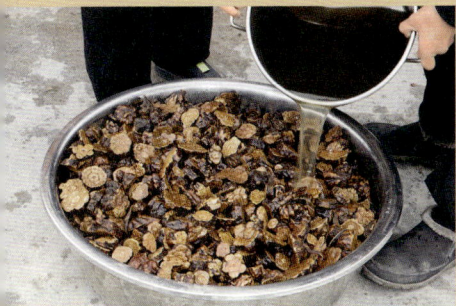

何首乌

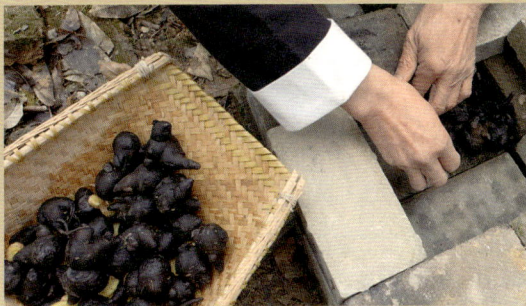

附子

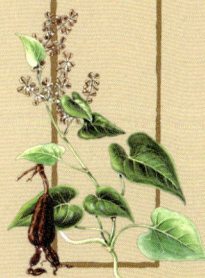

不管世界向前的脚步如何匆忙急促，这片土地上，依然花开四季，春夏秋冬。这是生命的秘境，所有的剑拔弩张，都终将一一化解。阴阳交替中，本草闪烁不定的双面，却轻易不被识破。正向还是反向，入药或是入食，毒药抑或良药？

本草有灵，期待着人类的铿锵回答。

本草，并不总是以温暖的一面示人。

1月，南昌城寒冷肃杀。老药工刘香保小心翼翼地把附子倒入清水中。乌黑的附子含有剧毒，即使是从业五十多年的刘香保，也不敢有任何疏忽。

附子，是植物乌头的子根，其富含的乌头碱有剧毒。古人将生附子捣汁，做成箭毒，能迅速杀死猎物和敌人。但经炮制后，附子却可演变为中药里的"回阳救逆第一品"，具有补火助阳、散寒止痛的功效。

附子一般在产地以盐水浸泡祛毒，但在民间，还曾流传着一种炮制古法，使附子祛毒后，在药性上达到新的境界。时光荏苒，知晓古法的人已经越来越少了。

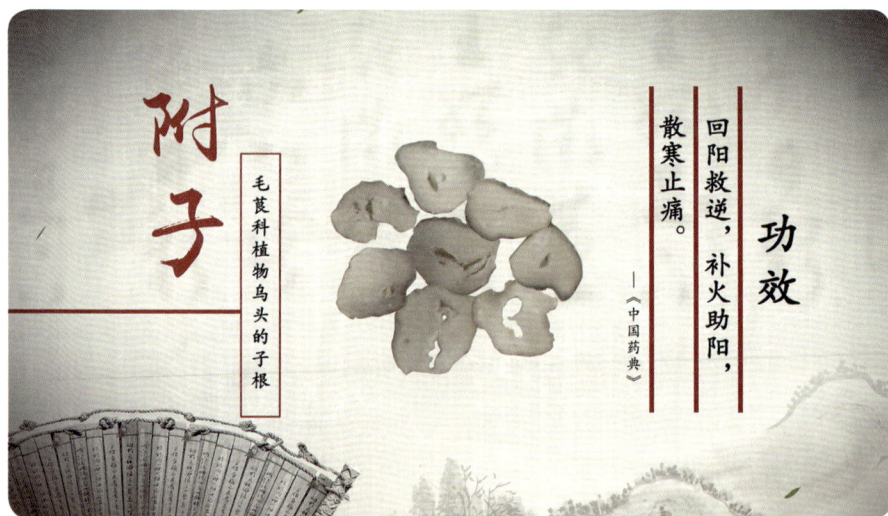

附子

毛茛科植物乌头的子根

功效

回阳救逆，补火助阳，散寒止痛。

——《中国药典》

七十一岁的刘香保，就是深谙此中秘诀的高人。四年前，刘香保告别家人和故乡，独自一人来到位于南昌的江西中医药大学任教。

刘香保是中药炮制流派"建昌帮"第十三代传人，"建昌帮"炮制手法以"毒性低、疗效高"而闻名。这位年逾古稀的老人说，把他所学到的技法传下去是他如今最大的动力。

他的初衷并没有被辜负。江西中医药大学的教授张金莲，两年前拜刘香保为师，跟着师傅学习这古法炮制附子的技艺。

五十多年来，刘香保炮制附子，用的都是繁复费时的水火共制的方法。尽管刘香保对此已熟稔于心，但每一次操作仍如履薄冰。

经历了四天十二回清洗浸泡，附子终于被取出。冬日夕阳渐渐消失在地平线，大学实验林越发凄清寒冷。这却打扰不到刘香保师徒，因为附子

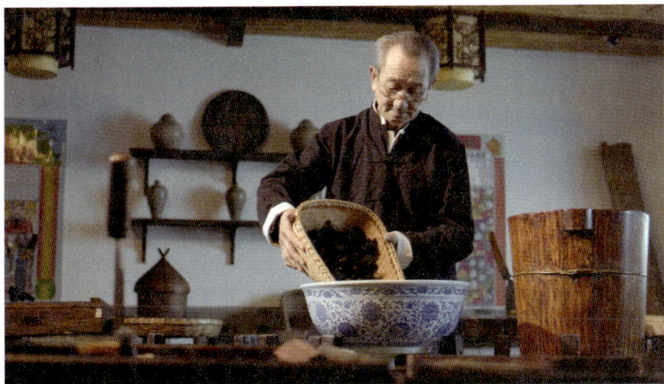

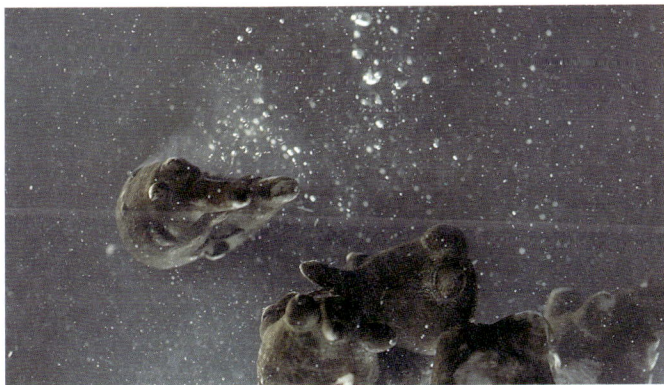

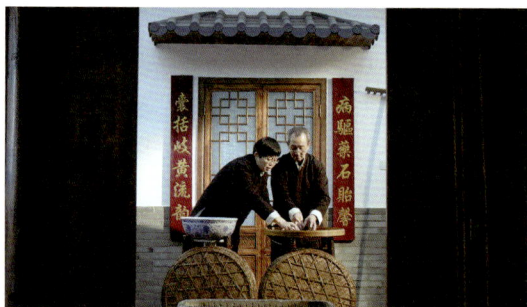
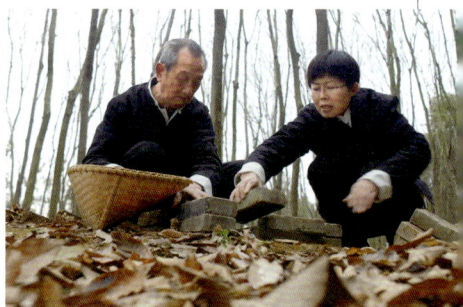

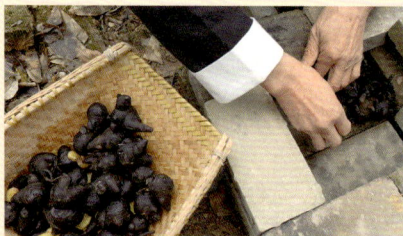
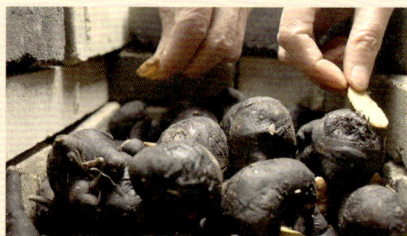
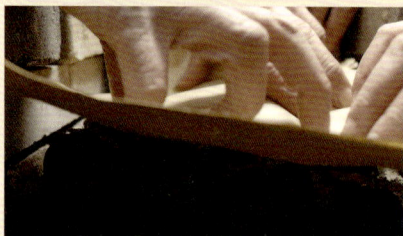
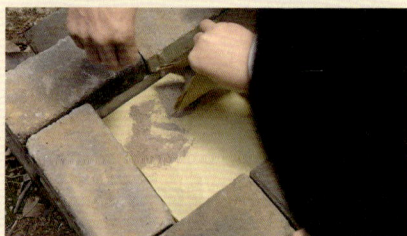
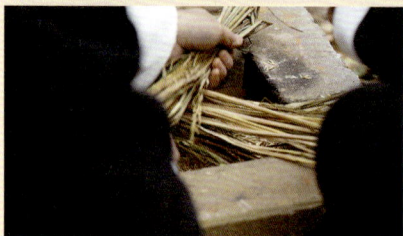
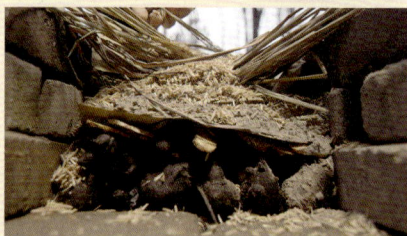
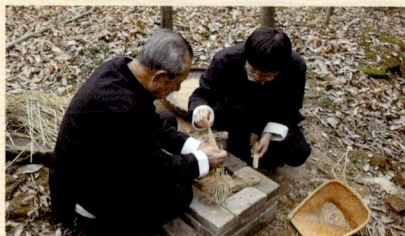

炮制即将进入关键阶段。

煨，必须在露天的土地上进行。搭一个四四方方的围灶，自下而上，放上生附子、生姜片、牛皮纸、糠灰、干稻草、谷糠。以稻草引燃谷糠，文火的热度不高不低、不急不缓，层层传递下去，附子就这样在煨温的愉悦中慢慢蜕变。这道工序，至少需要花费一天一夜的时间。

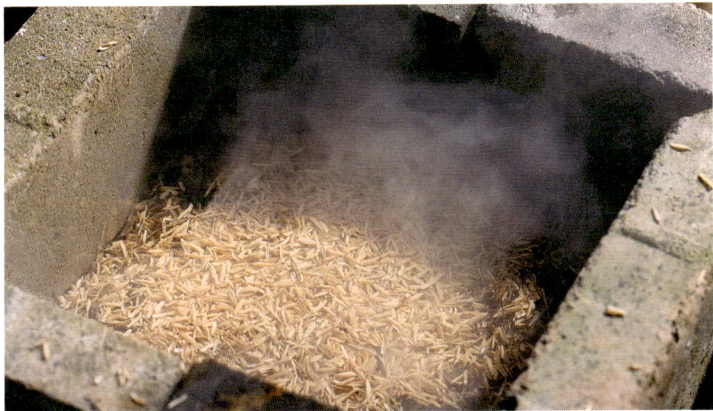

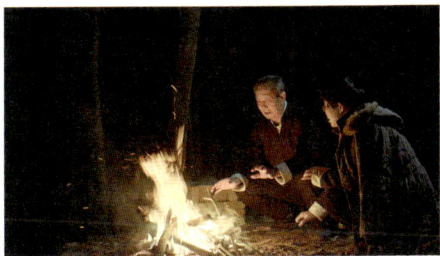

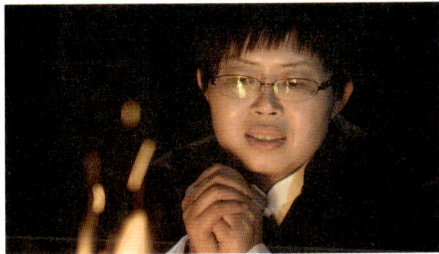

夜色渐浓，气温降到了零下三度。师徒二人伴着围灶里温热的火光，守着正在经历缓慢蜕变的附子，在夜色中感受着冰火两重天。

"这个通宵不简单哪。"刘香保给徒弟带来了棉袄，而自己仍旧只穿着一身单衣。

师傅的关怀，让张金莲倍感温暖，与此同时，也感到一份沉甸甸的责任。如她所说："老药工比大熊猫还珍贵，如果我们再不向老药工学习，把老祖宗留给我们的东西传承下去，可能最后就是会消亡了。"

七十多岁的老人，哪怕身子骨再硬朗也比不过年轻人。过度操劳染

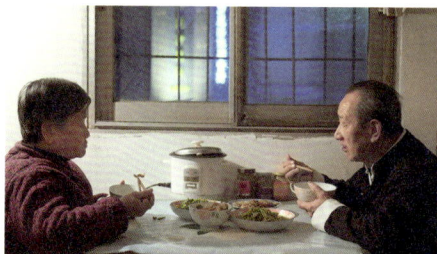

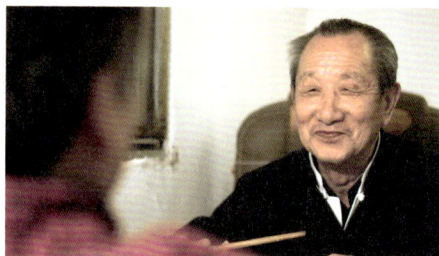

上的伤寒，伴随胃疾复发，刘香保有些力不从心了。熬过最难的一夜之后，张金莲让师傅还是先行回家休息，余下的就交给她。

狭窄破败的小巷里，刘香保在楼下和一直等待着他的老伴远远地打着招呼。走过墙面斑驳、灯光昏暗的楼道，刘香保推开老旧的木门，桌子上已经摆好了饭菜。

两袖清风的老药工原本独自生活在南昌四十平米的出租屋里，后来老伴放心不下，也从老家赶过来照顾他。为了让毕生所学传承下去，两位老人离乡背井，相依为命。一箪食，一瓢饮，在陋巷，却不改其乐。

天若有情，会如何回应人世沧桑？

暮色四合，糠尽灰冷。到了打开围灶检验附子的时候了。检验方法其实并不复杂，只需把附子从灰烬中取出来，以一个附子的小端敲击另一个附子的大端，根据敲击发出的声音判断毒性残留的情况。高温持续加热的情况下，附子内部会出现空洞。敲击时如能传出声响，说明大部分毒性已褪去。

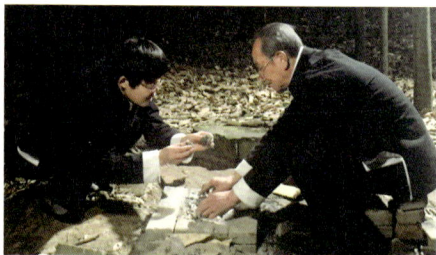

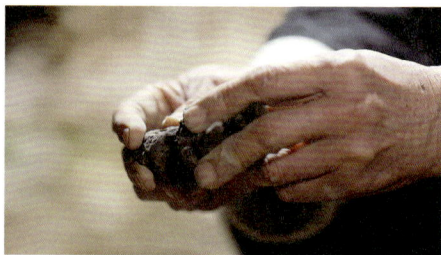

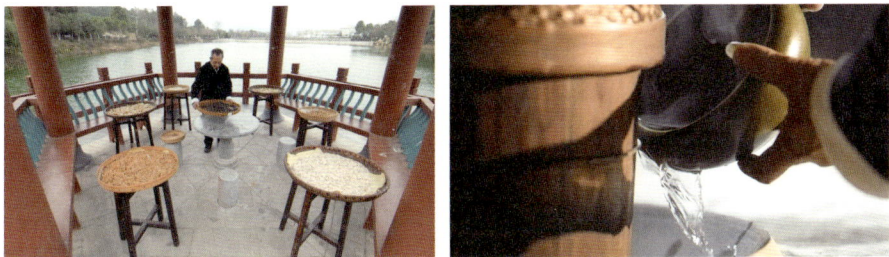

然而，这还不够。从火堆中取出的附子，需要经过一天的晾晒后，入木甑内，隔水坐锅，连续蒸十四小时，让残余的毒性缓缓蒸腾而出。

　　"最好的医生后面就要有一个最好的炮制师。医生开出来的药，开得再好没有炮制最好的药材出来，再好的处方也等于零。"在老药工的手里，附子从毒药变成良药，从其貌不扬的"乌头的子根"变成薄如蝉翼的制附片，完成了一次神奇的蜕变。

　　这仿佛一场精妙的魔术，观众因为舞台上从无到有、从有到无的骤变而惊呼，但其中的奥妙，怕是只有魔术师才能解其真味。

　　毒药或良药，是本草的双面，若非天地设精华，若非人类凭执着，就没有这向死求生的焕然重生。

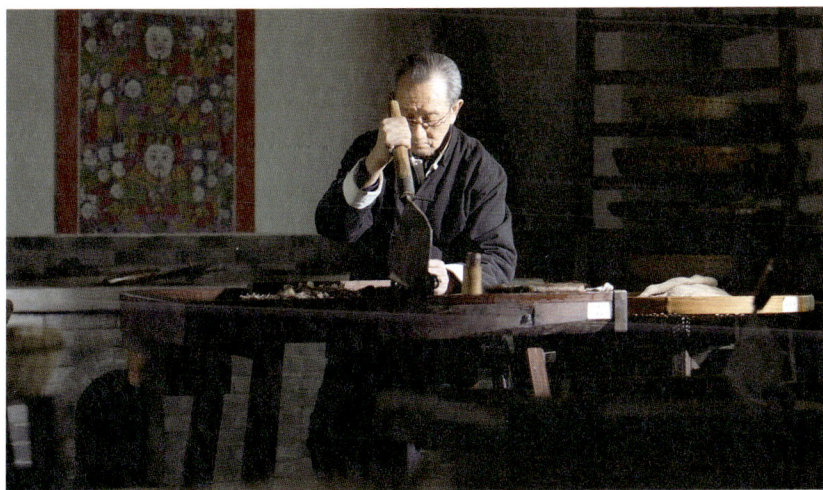

何首乌

湖南张家界，地处武陵山脉，三千奇峰、八百溪流举世闻名。温暖湿润的原始丛林，是孕育野生药材的温床。

山脚下油菜花盛开，这正是最美好的季节。

土家族草医黄胜千开始了一天的忙碌。背上背篓，戴上草帽，他循着记忆，在山间摸索前行，只为找到一枚上好的野生何首乌。身前是陡峭岩石，身后是万丈深渊，四个小时的山野翻越，终于在一千一百米海拔的地带，他发现了苦苦寻觅的身影。

野生何首乌多长在山沟、石隙里，它们形状各异，粗细长短不一。为不破坏其外形，黄胜千放下锄头，把双手伸入石隙，亲身感知何首乌的身形和长势，终于将它完整地挖出。

何首乌，苦甘涩，微温。生首乌有着清热解毒，润肠通便的功效。切

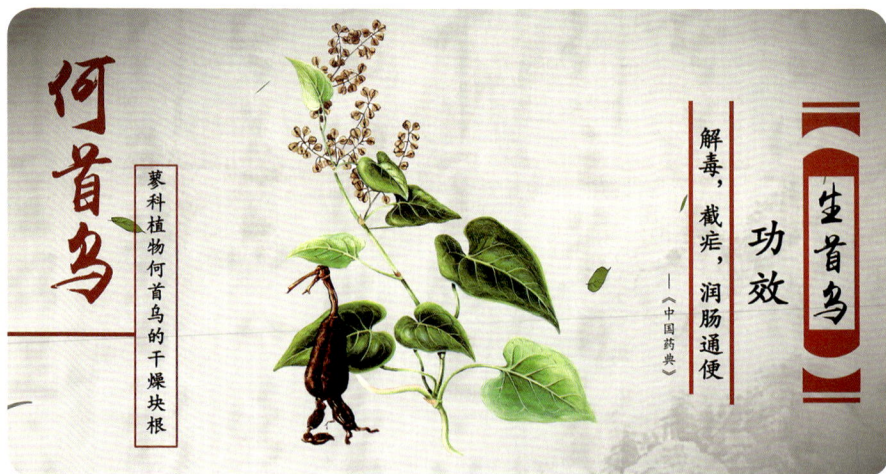

何首乌

蓼科植物何首乌的干燥块根

生首乌功效

解毒，截疟，润肠通便

——《中国药典》

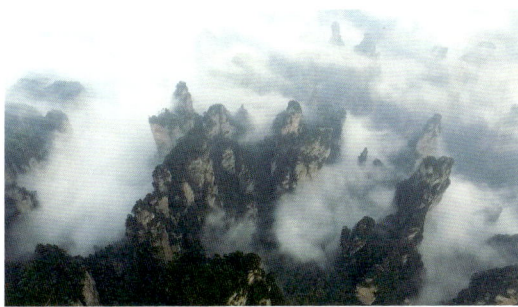

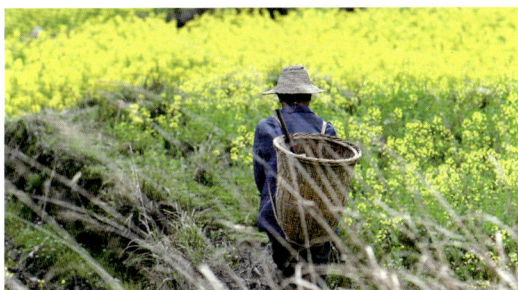

开何首乌的断面，淡黄棕色，粉性足，呈现漂亮的云锦花纹。这云锦纹犹如树木的年轮，记载了何首乌的年龄。

以生首乌入陈年高粱，调制出的药酒，既可内服也可外敷，对湿润山区引起的皮肤瘙痒有很好的疗效。

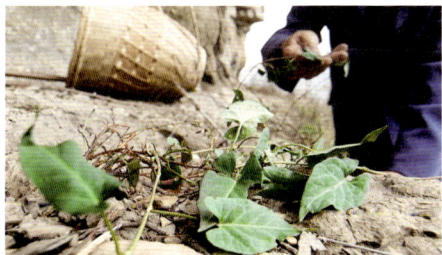

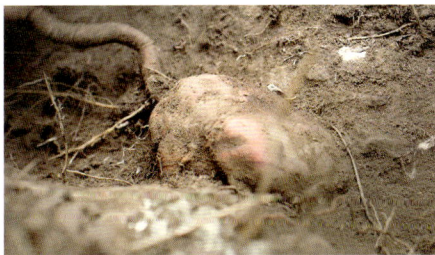

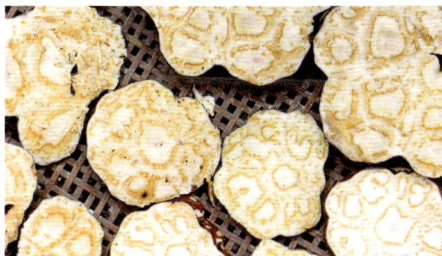

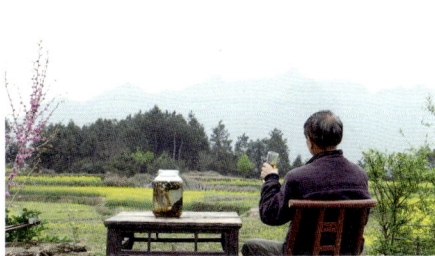

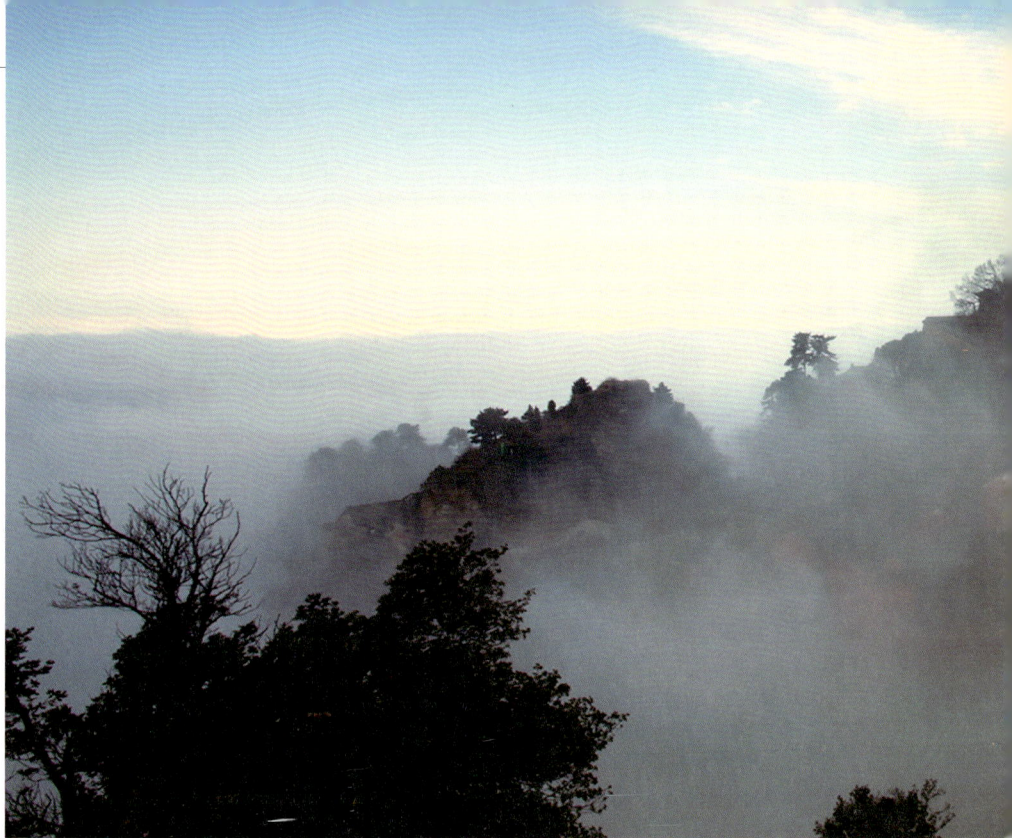

然而，双面首乌又怎会如此一言道尽。

六百公里外，武当山千年道馆敲响了清晨的钟声。天人合一，医道相通。自古以来，中医学就和道教哲学有着密不可分的渊源。

王泰科，全真教华山派二十四代传人，七十三岁的他已是须发皓然，却依旧精神矍铄。

晚秋采收的野生首乌，还留有残霜和泥土的气味。这对王泰科来说再熟悉不过，他从开始接触古法炮制何首乌，至今已经约有六十年了。

生熟何首乌有着不同的药性和疗效。首乌生品有着清热解毒的功能，经炮制后的熟品却有着补益精血、乌须发的作用。中医药界称这样的现象为"生熟异治"。

王泰科眼前的这批生首乌已在黄酒中浸泡了三个小时，黄酒是药引，能引导何首乌的药效发生变化。但促使何首乌转变的关键，是辅料黑豆、黑芝麻的加入。一层首乌，一层黑豆，一层黑芝麻，重重铺满后上笼蒸制。

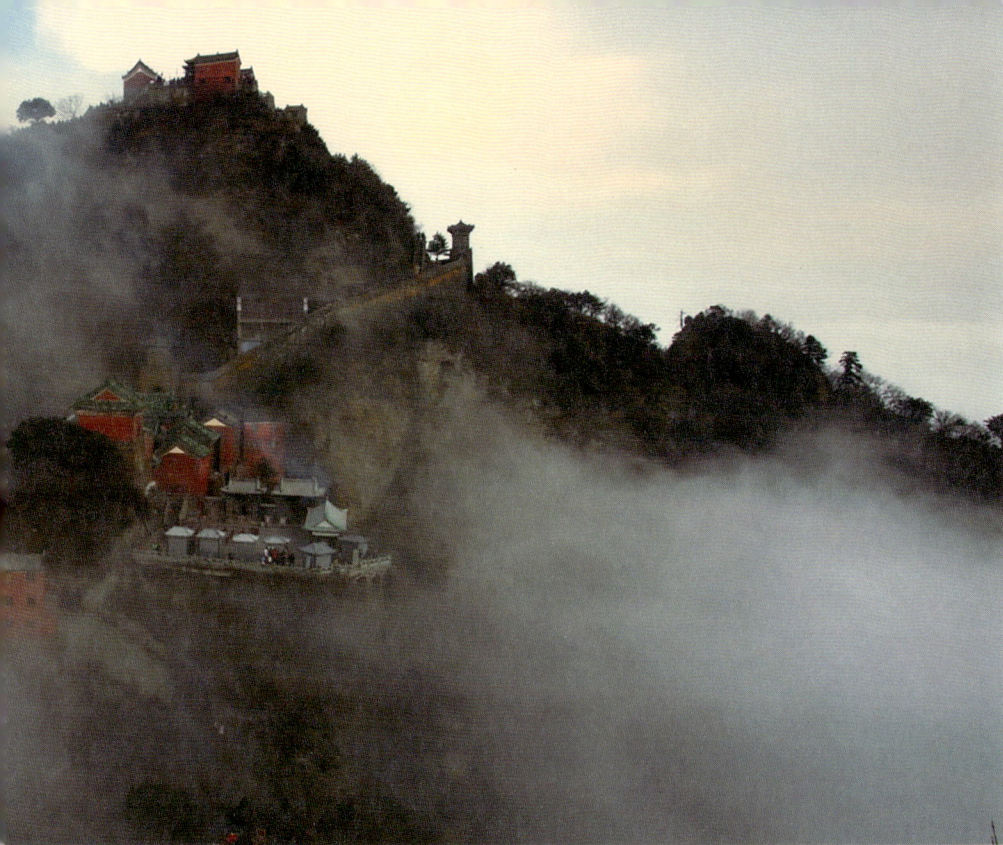

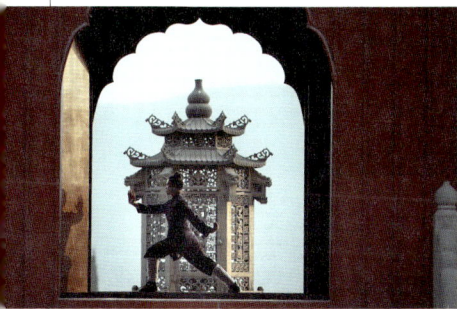

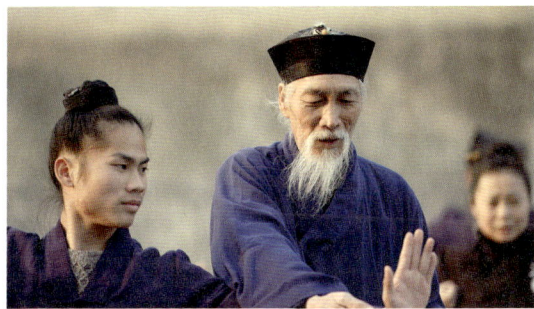

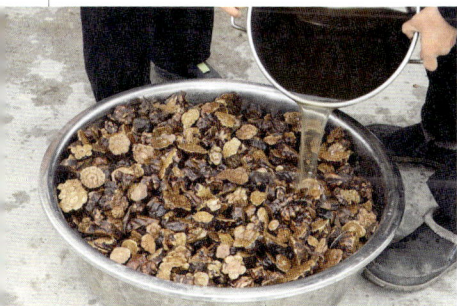

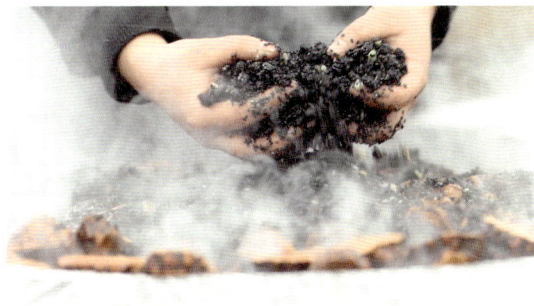

中医有着五色养五脏的说法，黑色入肾经，而黑豆、黑芝麻更是被誉为"肾之谷"。加入二者，能增强何首乌补肾的功能。

王泰科出身自中医世家，十三岁开始跟着父亲上山采药。父亲的口传心授，身为医者的谆谆教诲，陪伴着他穿越半个多世纪的光阴。这位沉吟寡语的老人，也曾行走大地，遍识百草。让他最感欣慰的是，儿子王彦彬和众多弟子，正在追随他的脚步。

今天，是一场大考。蒸，看似简单，实则暗藏玄机。水有冷热之别，火有文武之分，水火平衡，是后天之道。没有几十年的功夫，怎能参透这般奥妙？判断何首乌出笼的时间，王泰科只需用手试探药材温度。

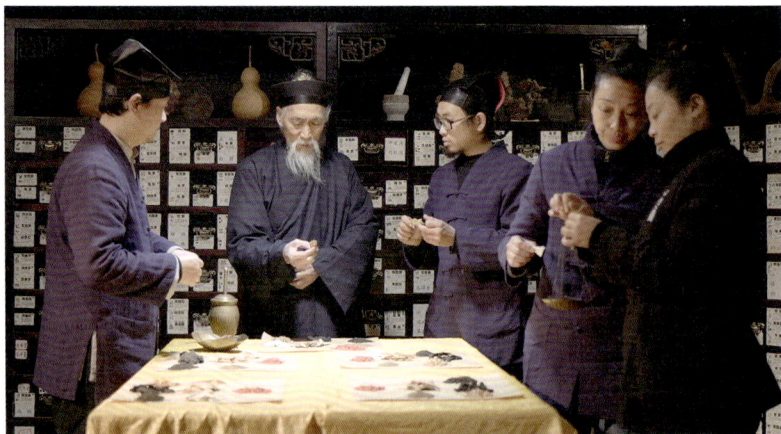

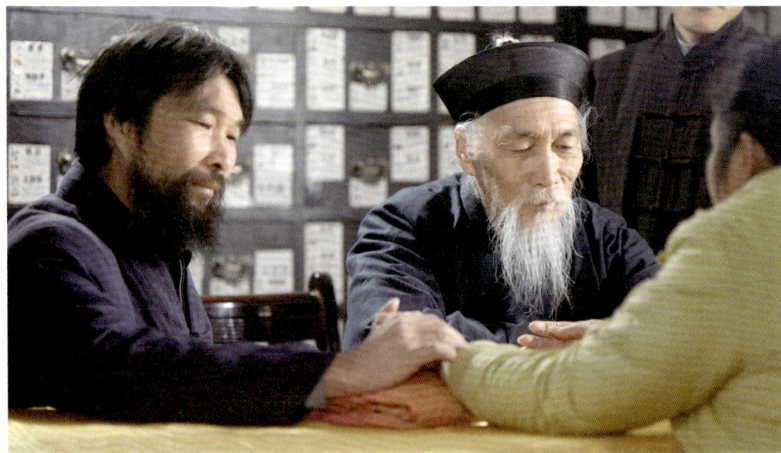

何首乌炮制，一般采用连续蒸十八小时的方法。但王泰科却选择了如今鲜有人用，费时费力的古法——将蒸好的何首乌露天晾晒，晒完后继续蒸。如此这般，竟需反复九次。九蒸九晒，少说也得三十个日夜。

这是漫长的等待，而等待本身也是一种修行。

暮鼓声声中，何首乌又一轮的转化即将开始。晒干后的首乌，融入黄酒和何首乌汁，待充分吸收后置于自然中。当首乌表里都呈现出墨黑色，口感清甜、气味清香之时，便是何首乌蜕变旅程的结束之时。

从十三岁到七十三岁，一甲子的轮回，王泰科相信，修行是一生的功课，永无止境。平和中渗透的匠心，是以柔克刚的力量。

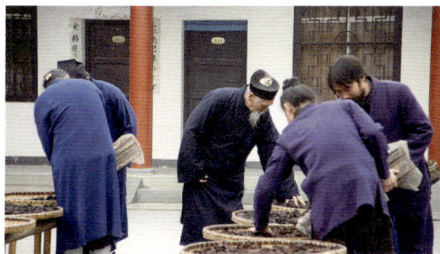

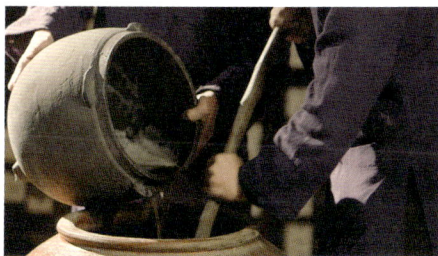

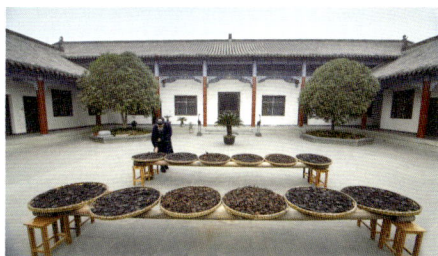

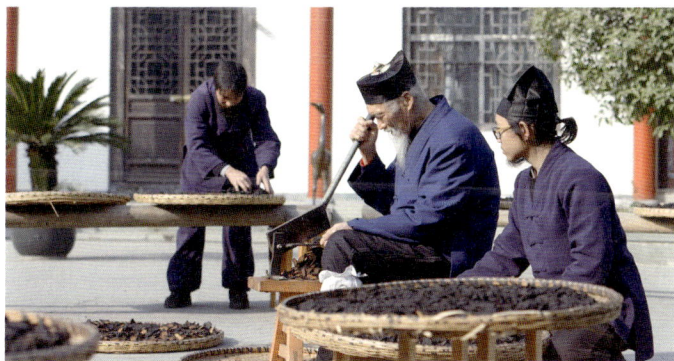

芡实

盛夏的暑气刚刚散去。凌晨一点，远离城市的乡间小路上不见灯火，一片静谧。

四十三岁的张海明一脚踏进及膝深的水田，带着一只竹篮和一把竹刀，开始一年中最辛苦的劳作。让张海明舍弃睡眠、摸黑采摘的，是一味本草——被民间誉为"水中人参"的芡实。

芡实，因形酷似"鸡头"，又俗称"鸡头米"。它被《神农本草经》列为上品，具有"补中益气，耳聪目明，不饥延年"的功效。作为药材，芡实经常与麦麸一起炒制，经过麸炒后的芡实，涩性增强，芳香健脾。

除了入药之外，对于江南人来说，芡实还是清香软糯的时令美味。

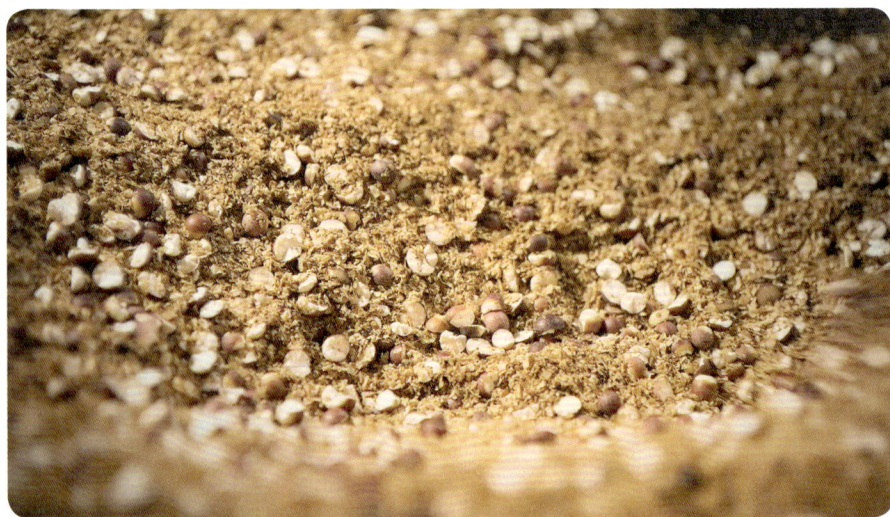

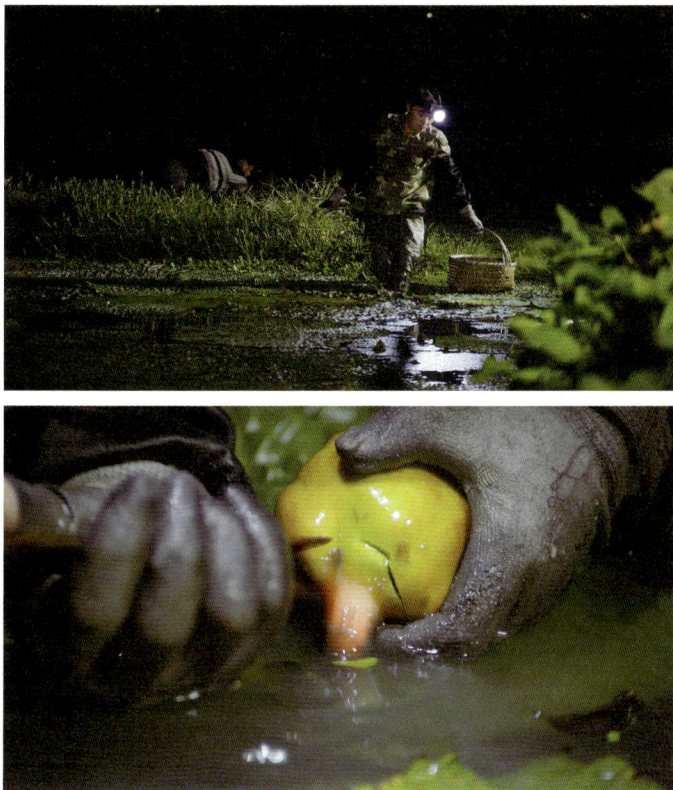

"药食同源"，成就了中华本草的双面传奇。《黄帝内经太素》中这样描写本草的"药食同源"："空腹食之为食物，患者食之为药物。"芡实、莲子、枸杞、山药等，都是食疗养生的佳品。"以食为药，以食代药"是中医学常用的治疗方法。

　　由于叶子背部带刺，采摘芡实时需戴上手套。夜幕下的张海明凭借头灯微弱的光，用竹刀在果实根部划上两刀，迅速割下放入竹篮中——这一干，就将近五个小时。天亮了，他收获了满满一筐的盛夏果实。今年的芡实饱满有神，令人欣慰。

　　芡实对时间和温度极为敏感，所以采摘一般在低温的深夜里进行。夏季酷热，水分蒸发，果实很快就变色发臭，因此新鲜果实须当天采收、当天食用。

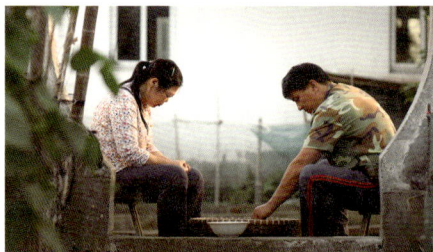

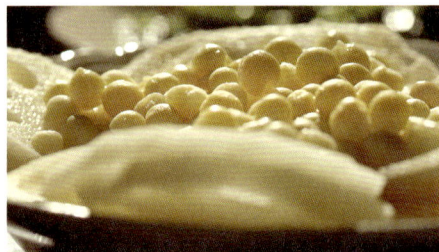

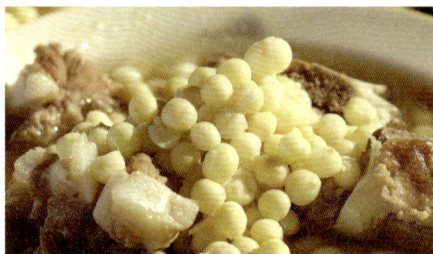

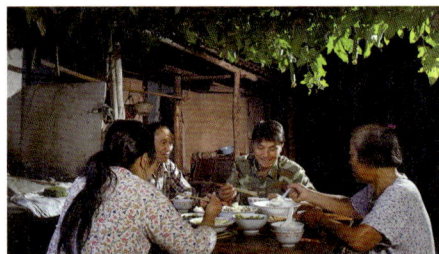

　　一颗新鲜芡实，从田里到碗里，绝不会超过二十四个小时。新鲜的芡实质地软嫩，只能依靠手剥。除去外皮后，取出一颗颗棕黄色种皮包裹着的果实，剥开顶端泛紫的种皮，便能见到一颗颗美若珍珠的芡实。

　　苏州车坊是典型的江南水乡，地势低、湖田多，自古就是芡实的最佳产地。新鲜采收的芡实，在市场上总能卖出好价钱。

　　但这次，张海明把收获的芡实留给了家人。初秋，正是养生进补的好时机。

　　芡实入食的方法非常多样。糖水鸡头米，最大限度保留了食材本味，是苏州人酷爱的时令甜点。芡实搭配莲藕，是开胃去火的消暑佳肴。滋阴润燥的排骨中加入芡实，便成就了健脾益气的一道靓汤。

　　芡实，是张海明一家赖以生存的根本。他说："我们也没有一技之长，就是希望小孩不要这么辛苦了，希望小孩有安稳的工作，稳稳当当的。"

　　五六个小时后，张海明又将摸黑起床，踩进水田里开始新一天的劳作，农人生涯，周而复始。

山药

10月23日，秋末初霜降落在河南焦作这片疏松肥沃、富含岩溶的黄土地。

在中国人的观念里，霜降时节，养生保健尤为重要。

今天，赵作霖起了个大早。为了这场丰收，他招呼了村里四十多个壮劳力，甚至调动了一台挖掘机。这样兴师动众，深入土地挖掘的，是人们熟知的山药。

作为食材，山药是滋补佳品；作为药材，铁棍山药性甘平，具有补脾益肾、止泻敛汗等功效。可入食，可入药，正如芡实一样，山药也是本草

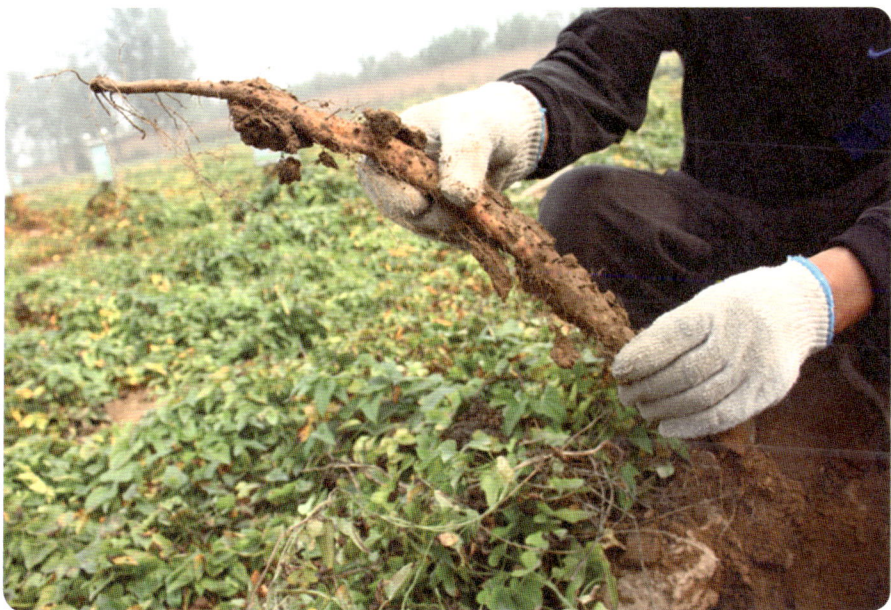

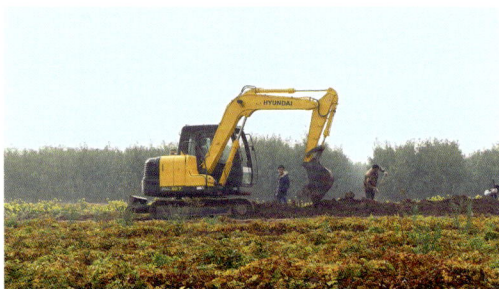

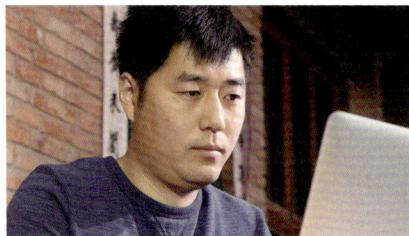

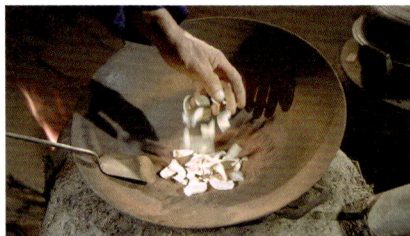

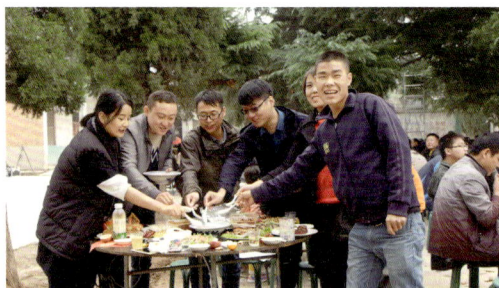

"药食同源"的典范。铁棍山药晒干后与灶心土一起翻炒,可增强其补脾止泻的功能,而与麦麸一起翻炒,则是增强其补脾健胃的功效。

焦作,是铁棍山药的道地产区,只有这里出产的铁棍山药才有入药资格。

祖辈父辈皆种植山药,赵作霖是家族中唯一的大学生。谁也没想到,毕业后,他放弃外企的工作机会,回到故土。他想用学到的营销和互联网的知识,带着乡亲们重振"怀山药"的威风。

"乡亲们,朋友们,山药宴开始啦。"村口的大喇叭里传出的声音响彻整个村庄。这场山药宴是赵作霖策划的得意之作。他通过网络邀请了来自全国各地的宾客,趁着这个机会,他要把山药健康又可口的形象传播出去。

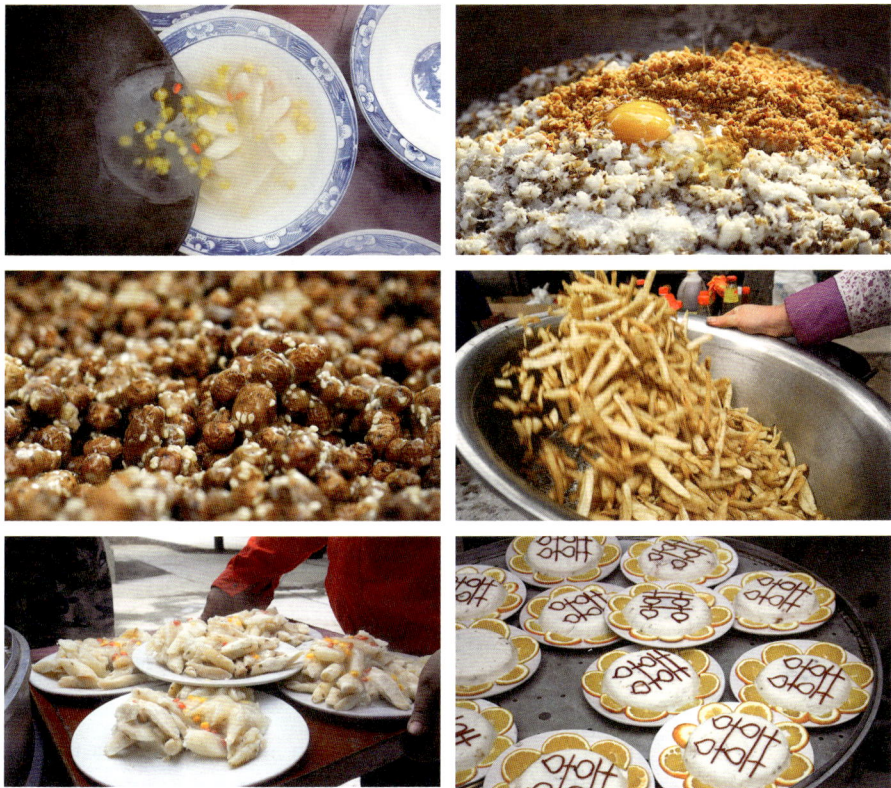

　　村子里挂上了"欢迎大家来到山药哥的山药地"的大横幅，最开阔的地方摆上了二十几张大圆桌，来往的客人络绎不绝，整个村子热闹不已。一道道精致的山药膳食，摆满了餐桌：山药枸杞汤，汤色清澈、口感甜美；山药皮加入蛋清、面粉，炸制而成的山药丸，焦脆酥香；山药蛋拌上白芝麻，绵密喷香；主菜是口感丰富的孜然山药条、甜美滑爽的蜜汁山药；餐后甜点是双喜山药饼，山药泥包裹着红豆沙，入口香甜丝滑。

　　人们为这样饱含心意又滋补养身的山药宴叫好。

　　繁华过后，赵作霖总会念起父辈为山药躬耕劳作的身影，这让他心潮澎湃。他深知肩上的责任，他相信，本草在这一代人手上，定会焕然新生，发扬光大。

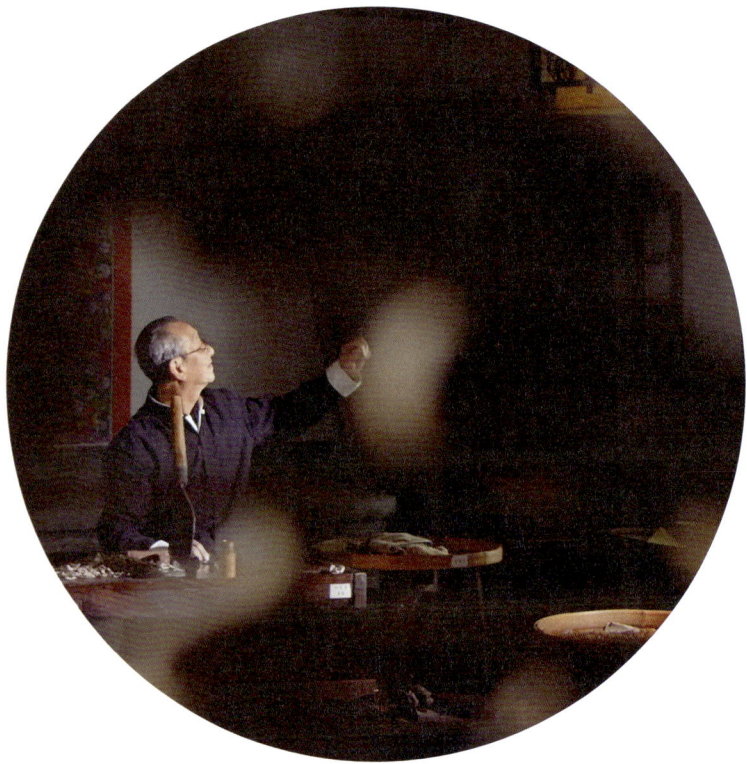

　　农忙结束，不再日夜颠倒的张海明有了新的担忧：一幢幢高楼正在向农田逼近，张海明担心赖以生存的水田有一天会消失，祖辈相传的"苏芡"也将成为历史。

　　忙完附子炮制，刘香保的身体又有些不适。子女们天天来电，催促老父亲回家颐养天年。刘香保知道孩子们的心意，却还是坚守着传道授业的责任。在他看来，张金莲和所有的学生，也都是他的孩子。

　　"何首乌/肝肾入/养气血/补精髓……"，王泰科花了八年时间编写了

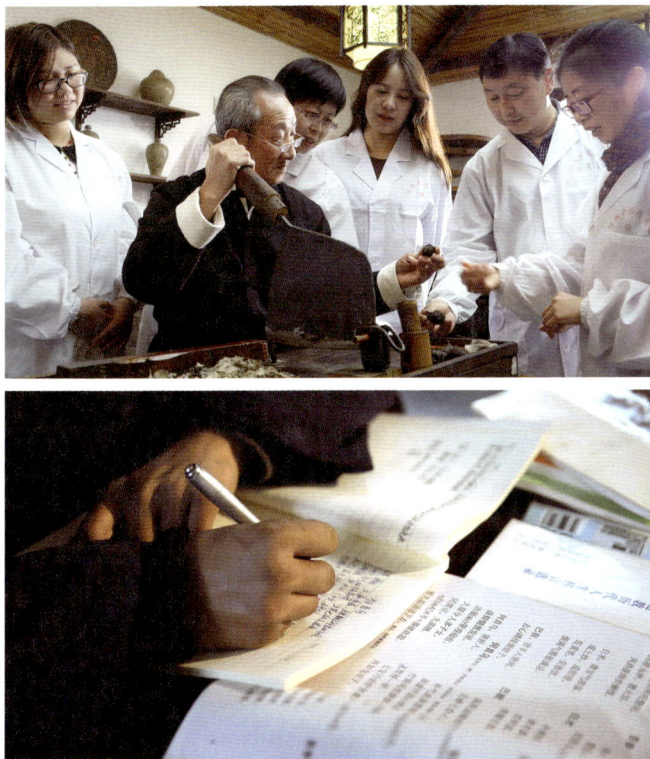

《中医诊脉与用药歌诀》。中医古籍晦涩难懂，王泰科把它编写成口诀，朗朗上口，在年轻医者间广为流传。

来自于自然，得之于人心。本草以"药食同源"、"生熟异治"、"毒与解毒"的功效，开启了千变万化的生命空间。而在与本草相伴的光阴里，人们也在观察它、享用它、转化它，不断获得更高的生存智慧。

本草有情，药人无言。喧嚣的世界里，不动声色的修行。这些中国人能够抵达本草的秘境，或许正缘于此。

附子

附子入药最早见于《神农本草经》，属"大毒"之列，用之不当会迅速致命。

据《汉书》记载，霍光为了让身为帝妃的女儿得宠，串通女医，在皇后分娩之时用附子将其药死。《本草崇原》中说某些医者因畏惧附子之毒性，"终身行医，而终身视附子为蛇蝎，每告人曰：附子不可服，服之必发狂而九窍流血；服之必发火而痈毒顿生；服之必内烂五脏"。

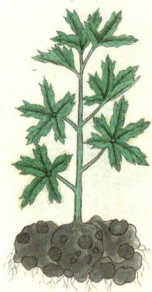

现代研究认为，附子的毒性主要来自乌头碱，口服二到四毫克乌头碱即可使人致死。不过实验证明，附子经炮制后，主要毒性成分双酯型乌头碱大部分被水解破坏，转化为毒性较低的单酯型乌头碱，从而大大降低了毒性。

"医圣"张仲景的《伤寒论》一百一十三方中，用附子者达二十方，可谓善用附子第一人。附子若用之得当，便是"乱世之良将，回阳救逆之第一品，补命门真火第一要药"，可回阳救逆、补火助阳、散寒止痛。

现代名医祝味菊先生便善用附子，独树一帜。据传，上世纪三四十年代，上海儿科名医徐小圃之子患夏日消渴证，突发高热，口渴喜饮，但饮不解渴，伴有多尿。徐氏与诸医者皆以寒凉之剂治之，皆无果。有亲友建议徐先生请祝先生会诊。徐先生认为其子所患之病性质属热，祝先生必用温热药，此犹"抱薪救火"，拒绝了亲友的提议。又过一日，其子诸症愈加严重，危在旦夕。徐先生无奈，只得请祝先生前来诊视。果然，祝先生诊治后以附子投之。然而神奇的是，次晨，徐氏子诸症皆有所缓解，后安然入睡。第二日再服药，霍然而愈。

正如近世名医恽铁樵所言，"附子最有用，亦最难用"。附子有毒，且性烈力雄，用之应当仔细思量。若使用不当，必然害人害己；若使用得当，则有"挽垂危于万一"之效。

"建昌帮"

传统中药界流传着所谓"药不过樟树不灵,药不过建昌不行"的俗语,其中的"樟树"、"建昌"指发源于江西的两个古药帮。"建昌帮"其名源于发祥地江西南城县建昌镇,擅长中药的传统加工炮制,其药材加工炮制自成体系,技法流传于赣、闽四十多个县,影响远涉广东、台湾、香港及东南亚。

"建昌帮"炮制饮片毒性低、疗效高,其工具辅料独特,工艺取法烹饪,讲究形色气味,自成一派。

"建昌帮"切药刀与众不同,其创制的"雷公刨"相传发明已久,沿用至今,刨出的药片均匀美观。还有其他用铜、铁、木、陶等各种材料制成的特种工具,如槟榔榉、香附铲、泽泻笼、附子筛、麦芽篓、圆木甑等,均古朴简便,各得其所,运用有别。

在辅料方面,"建昌帮"选料独特、制备考究、一物多用。其中尤以谷糠炒最有特色,如用谷糠煨制、煅制药材,用蜜糠炒炙药材等。同时还将谷糠用于药材的净选、润制、吸湿、密封养护等,形成药品炮制流派所谓"南糠北麸"的区别。"建昌帮"第十三代传人刘香保先生煨制附子用的便是谷糠。

在炮制方面,"建昌帮"信奉"谨伺水火不失其度,炮炙精细逞其巧妙"。取法于烹饪工艺,讲究药材的形色气味,在水制、火制、水火共制之法的运用上皆有独到经验。"建昌帮"精于各种祛毒工艺,使饮片毒低效高,创出了以煨附片为代表的中药饮片系列产品,长年销往闽、浙、赣各地。

芡实

南宋杨万里曾有诗《食鸡头子》云:"手擘鸡头金五色,盘倾骊颔琲千余。夜光明月供朝嚼,水府龙宫恐夕虚。好与蓝田餐玉法,编归辟谷赤松书。"这其中被比作骊龙颔下宝珠的,便是别名"水中丹"的芡实。

芡实味甘、涩，性平，归脾、肾经，有益肾固精、补脾止泻、除湿止带之功。《神农本草经》称芡实可"补中，除暴疾，益精气，强志，令耳目聪明。久服，轻身不饥，耐老神仙"。陶弘景也充分认可芡实的补益之功，言"仙方取此合莲实饵之，甚益人"。

如今，芡实多作为滋补之物应用于日常饮食。芡实与绿豆、薏苡仁、百合干等品同用，加少许冰糖调味后炖汤，味道佳美，且可补中益气、解热清暑。做鱼时加些芡实，可提鲜，并增加其营养价值。

以芡实为主料制成的芡实粥也是源远流长的滋补药膳。《本草纲目》称芡实粥具有"益精气，强志意，利耳目"之功效，唐代孟诜《食疗本草》、元代王好古《汤液本草》、清代王孟英《随息居饮食谱》均对芡实粥有详实记载。著名老中医岳美中先生也常用"芡实粥治遗精与泄泻"。

当代王焕华先生在《新编长寿药粥谱》中介绍了芡实粉粥的具体做法：将芡实煮熟，去壳，研末，晒干备用。每次取芡实粉三十到六十克，粳米一到二两，如常法同煮成稀粥即可。如能配合山药粉或莲子粉各五十克同煮，其养生滋补之效更佳。

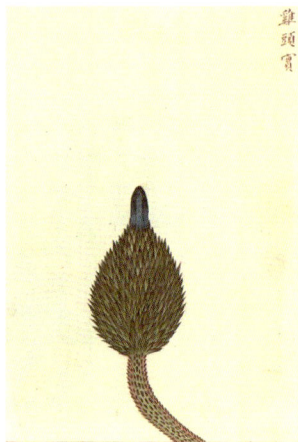

山药

山药，又名薯蓣，同芡实一样均属于药食同源类中药。

我国食用山药的历史悠久，最早见于《卫国志》的记载：公元前734年，卫桓公以古怀庆府（今河南焦作地区）出产的山药向周王室进贡。

唐代杜甫《发秦州》诗云："充肠多薯蓣，崖蜜亦易求。"宋代苏轼在《过子忽出新意，以山芋作玉糁羹，色香味皆奇绝，天上酥陀则不可知，人间决无此味也》中称赞其佳美："香似龙涎仍酽白，味如牛乳更全清。莫将北海金齑鲙，轻比东坡玉糁羹。"南宋陆游《书怀》中有"久因多病疏云液，近为长斋煮玉延"之句，其中的"玉延"便指山药。

民间也广泛流传有关山药的各式食补药膳，如桂花炒山药、清蒸山药、山药红枣粥、山药肉圆、山药炖鸡、山药扁豆糕等，南北传统名点"八珍糕"中也少不了山药。

入药的山药味甘，性平，入脾、肺、肾经，有健脾养胃、补肾涩精、补益肺气、缓急解毒等功用。《神农本草经》将山药列在上品，以为可常食，"主伤中，补虚羸，除寒热邪气，补中益气力，长肌肉。久服耳目聪明，轻身，不饥，延年"。近现代以来，临床常用山药配伍黄芪、沙参、麦冬、石膏、知母等治疗糖尿病，均能取得一定效果。

清代名医张锡纯善用山药，其单独应用大剂量山药治疗危急重症，也应用山药适当配伍治疗内科杂病。同时，张锡纯认为"惟山药脾肾双补，在上能滋，在下能固，利小便而能止大便，且又为寻常服食之物，以之作粥，小儿必喜食之"，故十分推崇对小儿用山药食疗法，仅《医学衷中参西录》所载山药煮粥的食疗方，就有珠玉二宝粥、薯蓣半夏粥、薯蓣鸡子黄粥等。

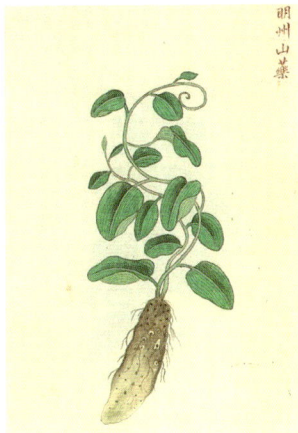

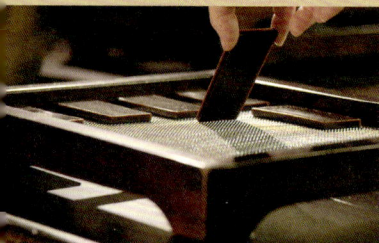
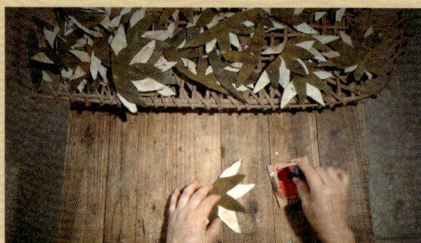
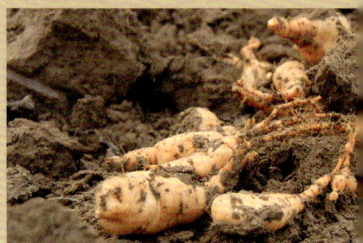

阿　　　　　　化　　　　　　地
胶　　　　　　橘　　　　　　黄
　　　　　　　红

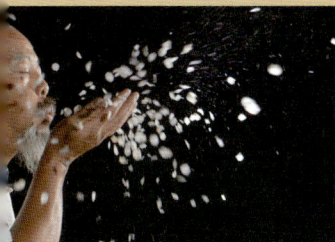

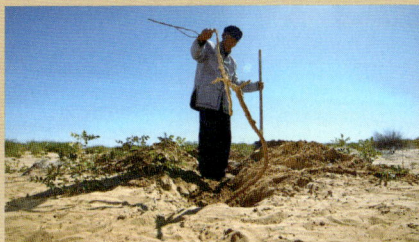

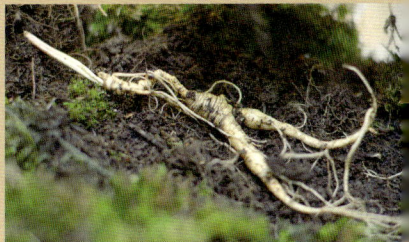

白芍

甘草

人参

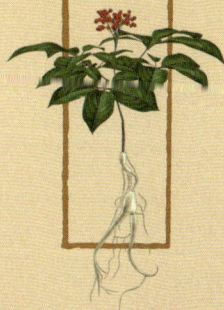

第四章

境界

诸药所生，皆有境界。本草的灵性，得源孕育之境。

无论是神秘的雪域高原，苍凉的戈壁沙漠，茂密的原始丛林，还是温润的水乡湿地，每一味本草都有适应其生长的最佳境域，中药谓之「道地」。

道地药材，地道炮制，这是一场关乎「最好」的较量，是一次生命与生命的对谈，更是至臻至善的人生境界。

人参

　　长白山，位于北纬四十二度，拥有着海拔数百米的针阔混交林。这里阴冷、潮湿，土层深厚，营养丰富，是全世界少数能孕育野生人参的温床之一。

　　初秋，是崔长安一年里最期待的时节，自家种的人参头顶红色浆果，这意味着长白山里的野生人参也已结出了红籽。适合寻参的季节，又到了。

　　人参，因根如人形得名，历来有"百草之王"的美誉。在中华本草之中，唯独人参具有大补元气的功效。更神奇的是，它还有着复脉固脱之功，即在人"气血俱虚，脉微欲绝"之时，以大量人参浓煎顿服，能够帮助恢复脉象。

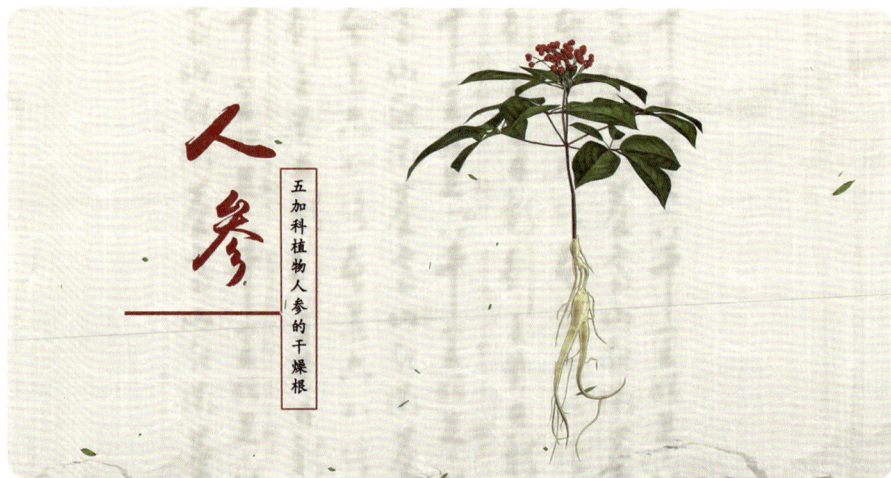

人参

五加科植物人参的干燥根

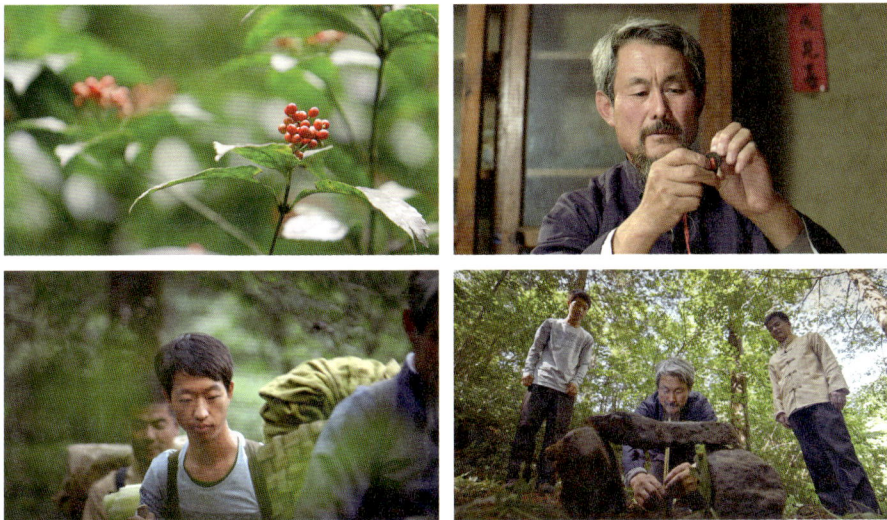

目前市场上的人参，多以人工种植的园参为主，是食疗养生的佳品。但论起药力，寿命可达上百年的林下山参，仍更胜一筹。

六十岁的崔长安，是一个经验丰富的寻参人。然而，从十六岁起就年年进山的他，上一次找到山参，已经是四年前了。不过老崔是个倔脾气，他不服。今年，他又开始整理行装，带上必备的工具和饮水，又一次走进茫茫深山。寻参艰险，三五人结伴才能成行。今年，老崔的外甥小宋也执意进山，他想学一学老一辈寻参的技艺。

又　次踏进深山，老崔却不着急寻参。他让随行的同伴找来三块大石，两两相垒，使其与地面形成一个"口"字。三人在石头正前方插上两炷香，双手合十，虔诚跪拜。

自古以来，人们认为"根如人形者，有神"，需要心存敬畏。崔长安说："我家是四代闯关东，放山习俗的传承是我老爷爷告诉我爷爷，我爷爷告诉我父亲。到我跟我父亲放山的时候，他就跟我说放山要遵守的规矩。"

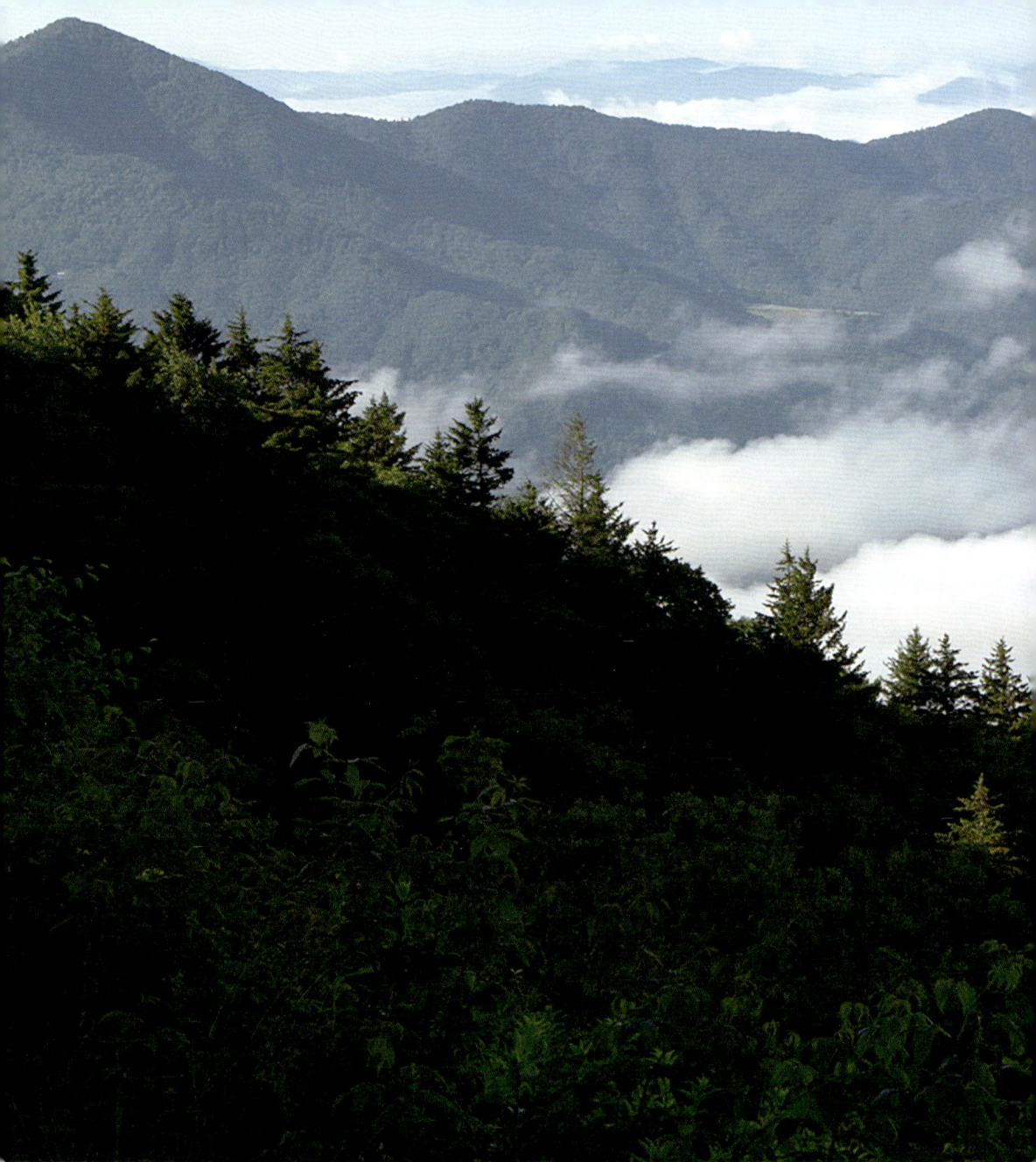

接下来便是深林之内的漫漫寻参路。人参喜阴凉，忌强光，常生长在层层植被的掩护下，唯有其头顶的红籽，才可能暴露踪迹。一边寻参，崔长安一边用大拇指掐断身旁某株植物的枝干，作为把头的他要留下记号，防止迷路和反复寻找同一片山林。

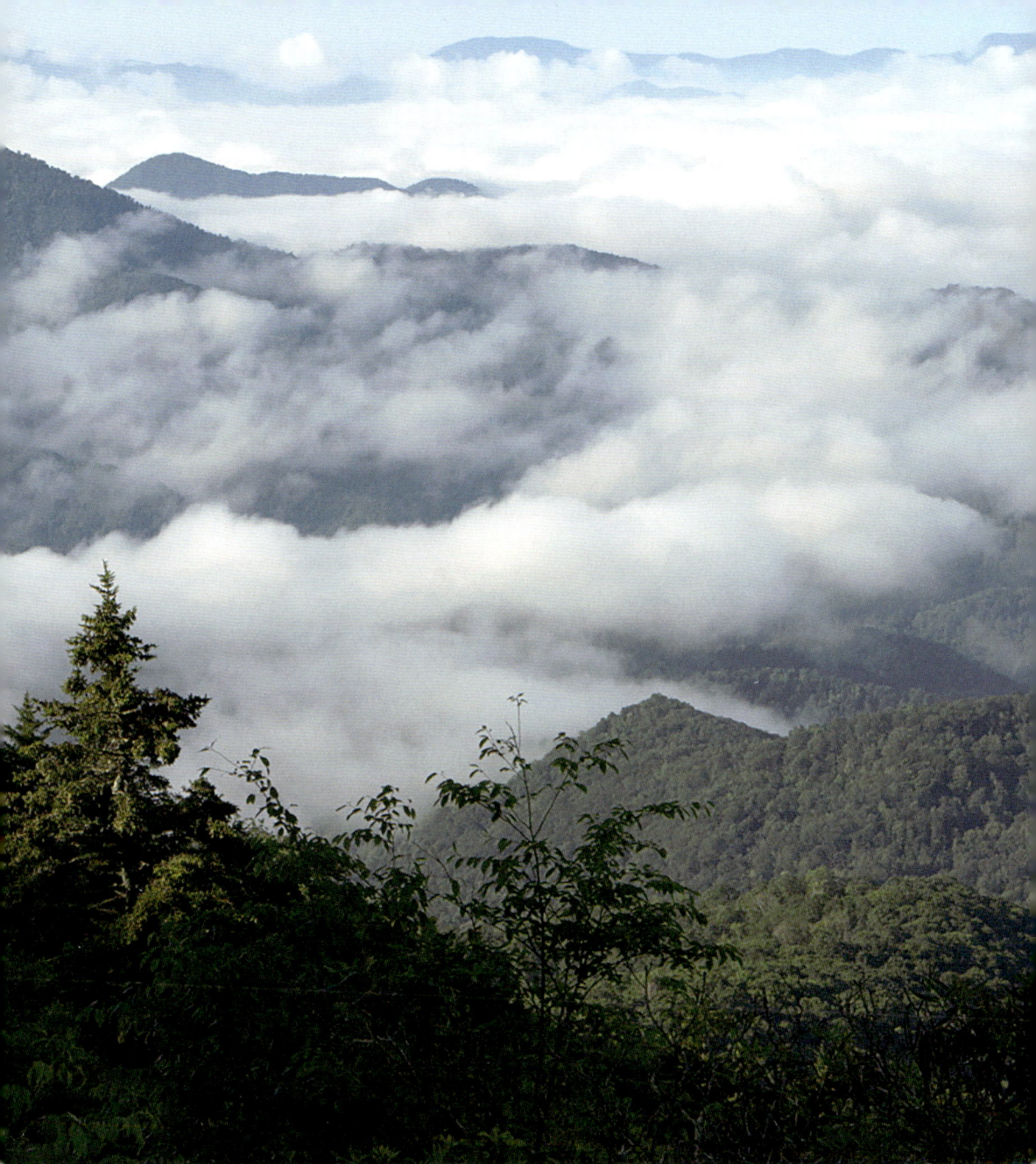

这一路寂静无比，仿佛这些深山来客从未出现。禁言，是寻参的规矩。传说参有灵性，听得懂人言，受到惊吓就会跑。找参的过程中，如果人走散了，也不可相互呼喊，只能凭借木棍敲击树干的自然之响来确认相互的位置。

半小时，一小时，两小时，五小时……一天，两天，一星期……仍然一无所获。这太寻常，但却也太难熬了。"究竟，还能找到吗？"这是所有人掩藏在心底的疑问。

不远处忽然传来了规律清脆的敲击树干的声音，老崔的外甥小宋带着几分期待跑过去。

原来是发现了兆头。前人曾在此地挖到过人参，而兆头就是他们为后人留下的友情提示。崔长安指着前人刻在树干上的图案，向神情有些迷惑的小宋解释道："五个人，五匹叶。这个兆头得十几年了。"五匹叶指的是长出了五个复叶的人参，这意味着前人曾经在此发现过至少八十年参龄的大参。

这是一个重要的信号，说明附近是适合人参生长的地方。崔长安决定就在这附近寻找林下山参，三人分头行动。前人留下的兆头为他们增添了几分信心，他们的脚步更加坚定。

一片静谧的深林里，小宋喊出："棒槌！"棒槌就是指人参。"什么棒槌？"崔长安回喊。"四匹叶！"小宋的声音更激动了。

连续几天的寻觅，终于有所收获。老崔赶紧跑到小宋身边看了看，说："还剩两籽，开道了你看，过年就是五匹叶了。"像这样有四枚掌状复叶的林下参，一般有四五十年参龄，在林下参越来越珍贵的今天，已然算是上好的宝贝了。

人参的须根在腐殖土层里错综盘绕，经常

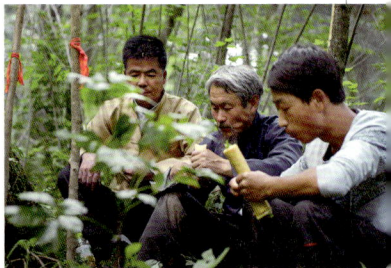

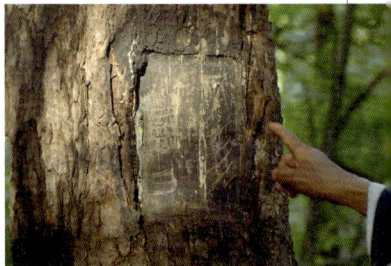

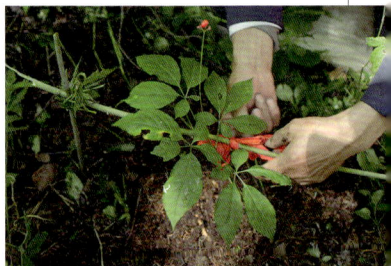

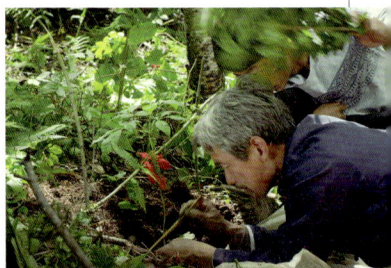

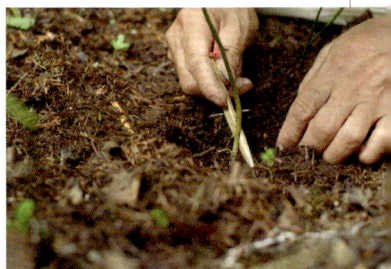

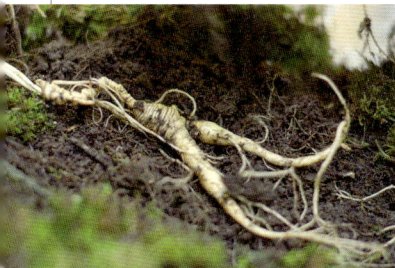

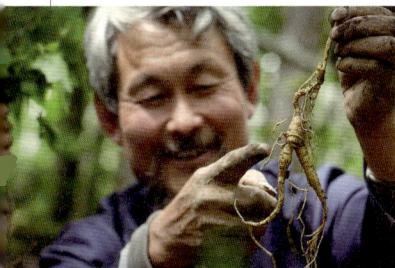

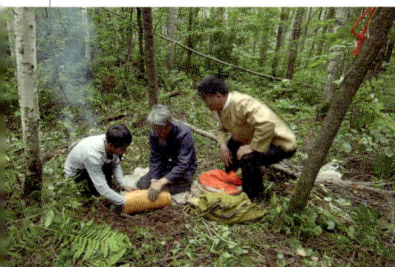

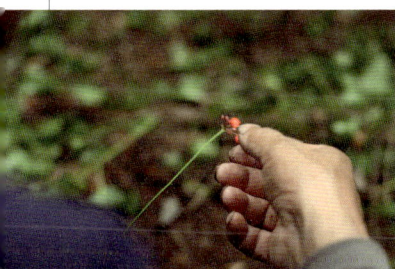

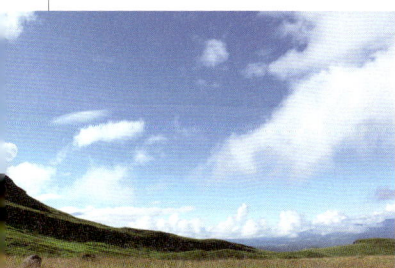

与树根交织在一起。所以要挖出一棵完整的山参，且不破坏须根一丝一毫，是件很不容易的事。只有老把头，才有这能耐。

抬参的签子是鹿骨做的，即使碰触人参的须根，也不会导致腐烂和折损。

把头抬参，没有大半天时间是根本完不成的，必须到达忘我的境界。老崔双膝跪地，用双手在泥土中摸索，慢慢把泥土和须根分离。而同伴们的任务是为老崔驱赶蚊虫，排除干扰。

数小时的跪地劳作，终于收获了一棵灵巧的山参——支根呈八字形，体态优美，是补气延年的佳品。老崔说，从这参的芦头来看，它至少有四十多年了。

用苔藓把人参轻柔地包裹住，收进行囊。今年他们终于不再像往年一样空手而归。

小宋沉不住气，迫不及待要去附近继续寻参。崔长安却还有一件重要的事情没有完成。

"靠山吃山，要养山，山参籽过去我父亲放山时候是绝对不会往下拿的，也不准人往下拿。"每一颗山参籽，都要经过寻参人的手，重新回归到孕育它们的土壤之中。

"只要是遵守了放山规矩，人参永远不会消失的，只会越来越多。怕的是什么呢，森林没有了，它就没有了。森林只要在，它就永远都在。"

怀抱虔诚，顺应自然，播种生命。如果说敬畏是一种境界，那回馈，则是另一种。

甘草

　　长白山以西一千五百公里，库布齐沙漠犹如一条黄龙横亘鄂尔多斯高原。这里光照强烈，干旱少雨，昼夜温差极大。但环境的艰辛，却使生命焕发出更强大的力量。

　　清晨，门肯斯弟将羊群赶出羊圈。在这片荒漠草原上，他是为数不多的牧民之一。今年六十六岁的门肯斯弟，退休前是一名赤脚医生。每年9月，他都会拿上采集证，去邂逅一味仅产于此的著名本草——梁外甘草。

　　在广袤的库布齐沙漠上，甘草星星点点，却是最具生命力的存在。与外来收草的人不同，门肯斯弟能从甘草的地上部分判断根茎的大小。采大留小，是蒙古族人收草的第一戒律。

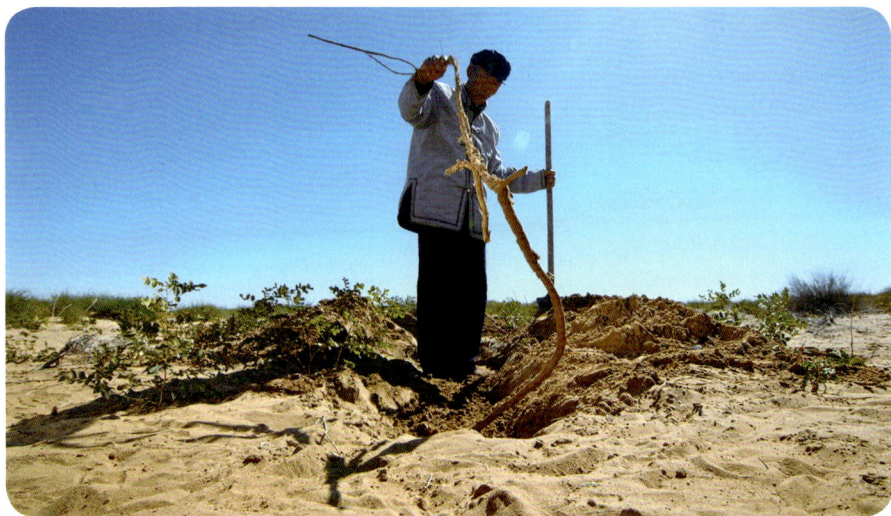

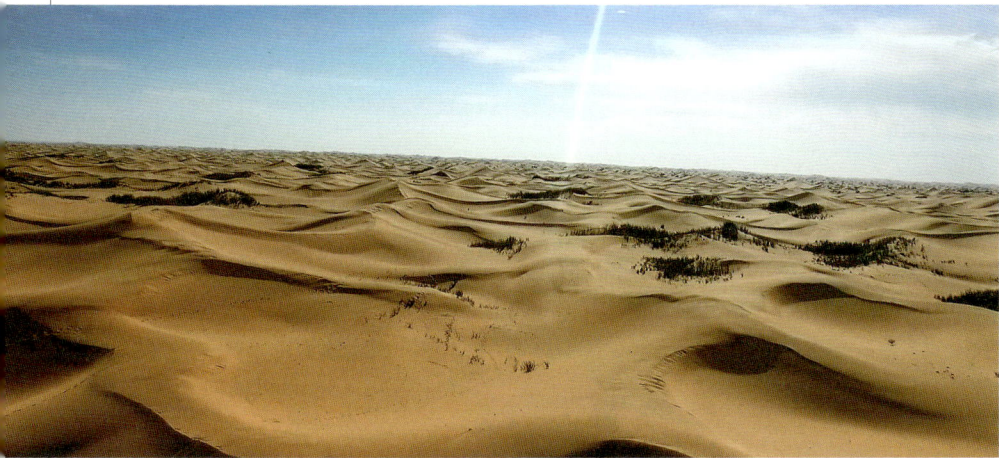

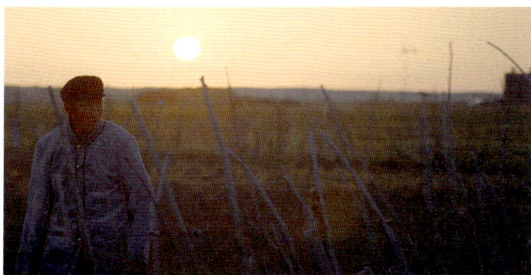

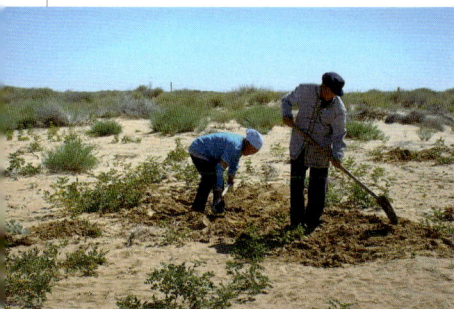

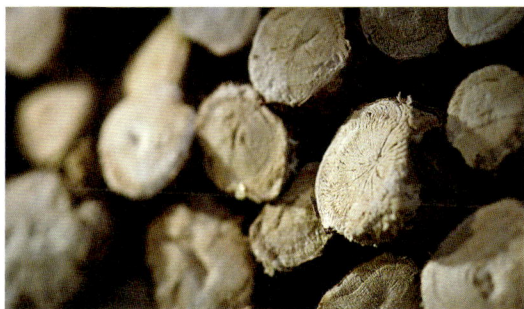

　　虽然地上枝叶矮小，但甘草却有着极为粗壮的地下根茎，采收时要掘出半人高的沟壑。根茎最长可达三至四米，如此才能在极端的环境中汲取养分。

　　甘草，以根入药，因味甜而得名，有着补脾益气、清热解毒、祛痰止咳的功效。

中医所谓"十方九草",指的便是甘草。东汉张仲景的《伤寒论》中,共一百一十二种药方,用甘草者就达七十方。另有统计指出,近二分之一的止咳类中成药含有甘草,使用频率为诸药之首。这是因为甘草不仅能祛痰止咳,还能在药方中发挥调和诸药的作用,素有"朝中国老,药中甘草"的美誉。

大量的药用需求使得中国的甘草资源曾一度告急,所幸在人工种草和围栏护育的双重努力下,顽强的甘草很快恢复了生机。但对于门肯斯弟来说,取之有度,是蒙古族人早就约定俗成的规矩。

如今,在荒漠草原上收草的蒙古族人已经越来越少了。生存环境的艰难,使得大部分人举家迁走。但门肯斯弟却不曾离开,他愿意守着羊群,守着甘草。

他说:"在这个地方要身体好就要吃甘草,那没感情还行吗?"他的茶杯里,甘草的香气氤氲而出,好像永远也不会散完。

用一生的光阴,与一味本草相伴,既平凡,又神圣。守望,亦是一种境界。

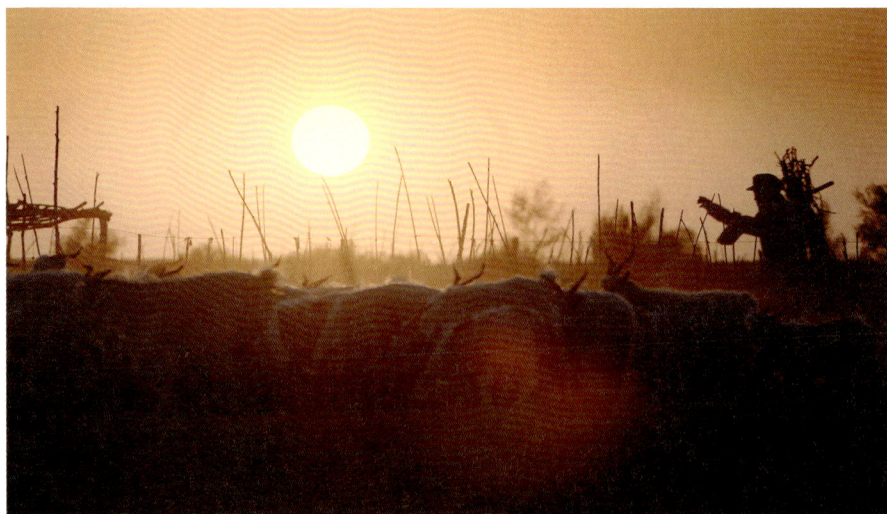

白芍

江西省樟树市，一位吉尼斯世界纪录保持者生活在这里。丁社如，锄刀前挥洒自如的白须老人，可以把一寸白芍切制成三百六十片，每片不到0.1毫米。

白芍，有着养血调经、敛阴止汗、柔肝止痛、平抑肝阳的功效，它是中医补血方剂中经常使用的一味本草。白芍在中国多地可产，但最道地的产区，莫过于浙江。此境域内出产的白芍粗长匀直，质地坚实。

白芍入药时需切成薄片，才能在煎煮的过程中令有效成分充分析出，便于人体吸收。因此，就白芍而言，切工的境界至关重要。

尽管白芍切工世界第一，但六十二岁的丁社如依然有许多烦恼，比如后继无人。

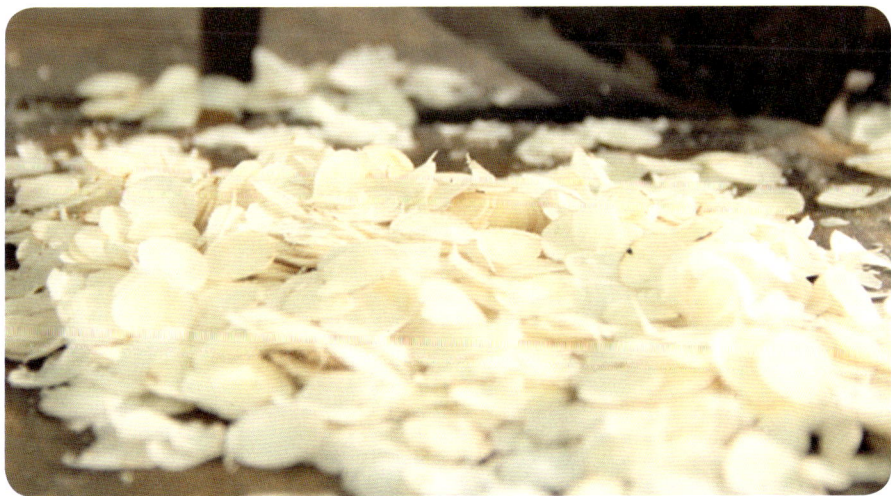

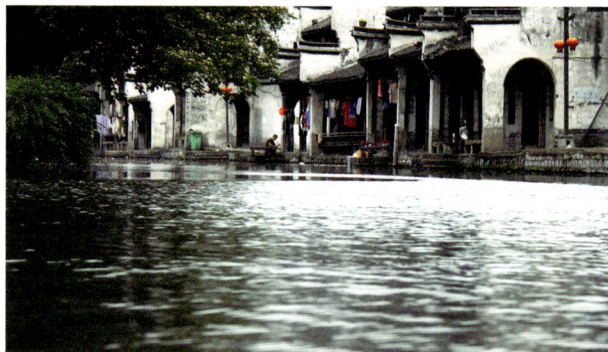

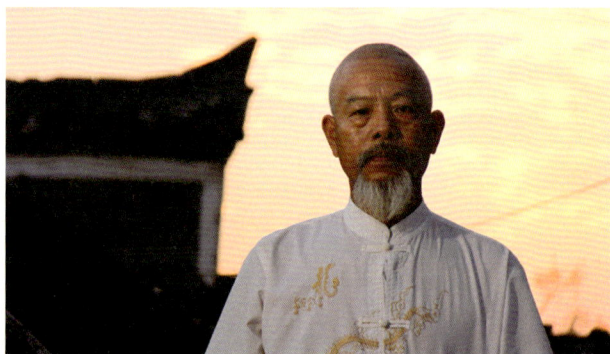

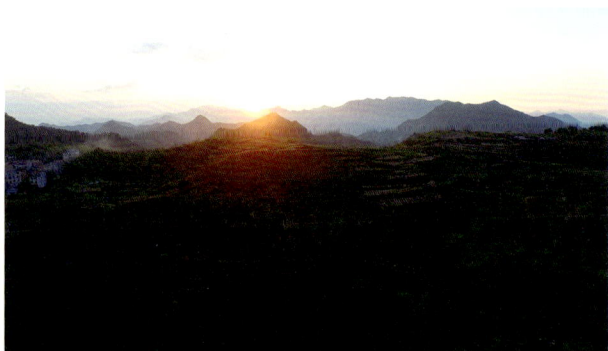

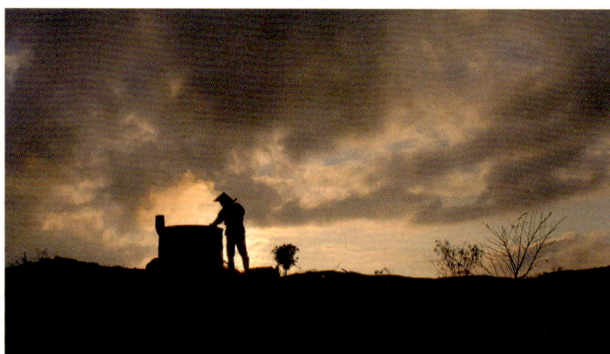

三十岁的颜干明是老丁唯一的徒弟,这位江西中医药大学的毕业生,深知师傅独门绝技的价值。但拜师五年,一寸白芍在他的刀下至多只能切出二百九十余片,与师傅要求的三百片,总是差之毫厘。

今天又是徒弟上门的日子。每回师徒相见,老丁不问其他,先看润药的情况。老丁拿着徒弟递过来的白芍,捏过之后轻轻一掰,粗看一眼便说:"你这个去烧火,重新润过!"

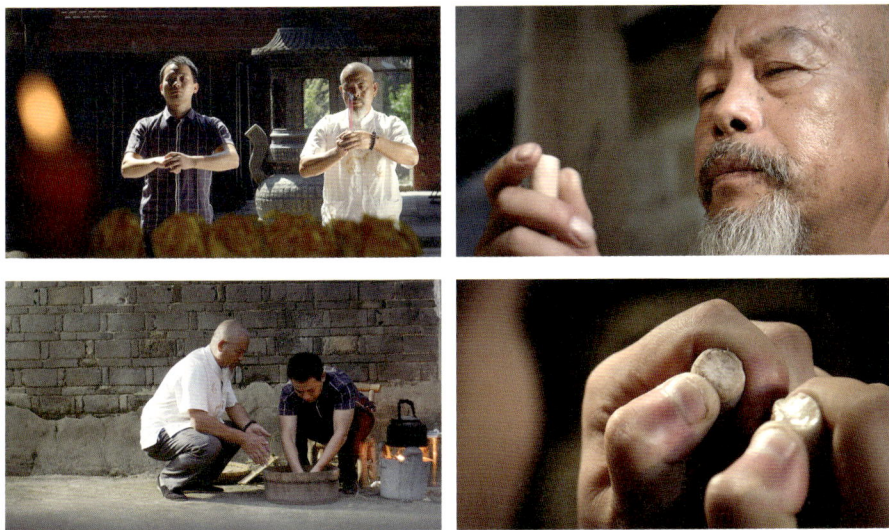

润药,是指通过水处理让药材软化,方便切制。润药是否到位决定了切药的成败——若浸润不透,药材太硬,就会切不成片,自然伤刀又费力。

"你这个伤水了。"丁社如两手各捏着一根白芍,右手的这根恰到好处,左手的却过了头,有些疲软。丁社如说这是因为即使是同一批药材,也有大小粗细之分,必须区别对待。

三分切工,七分润工。中药炮制的至高境界,就是每一个环节都必须丝丝入扣。丁社如对徒弟要求不可谓不高,从切片时椅子的摆放到肩膀和腰的用力程度,他都要求徒弟尽善尽美。他说:"我教出来的徒弟,一定要比我高,我脸上就有光。"

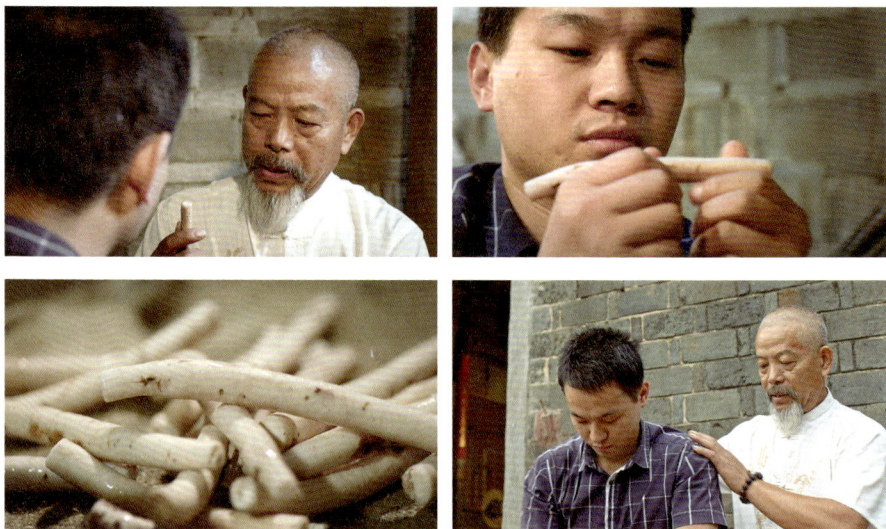

送走了徒弟，丁社如开始磨刀。这是前两天新打的刀，必须磨到顺手才行。而陪伴他创下了纪录的那把刀，已经送给了徒弟。

切制白芍，伯仲就在0.1毫米之间。如此细微的差距，已与药效不太相关，但却关乎传承了千年的手艺。一寸切出三百片，对颜干明来说，是上了一重境界；对丁社如来说，是后继有人的希望。

为不负先辈，不负自己，中药人走入毫巅之间，求索着至臻至美的境界。

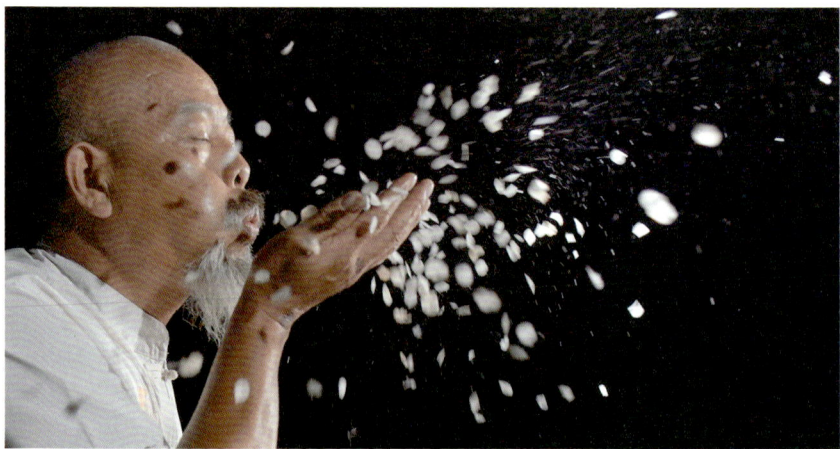

冬天的河南,雪如期而至。

对六十二岁的张小秀而言,这意味着女儿回家的日子近了。她拨开竹筛上的层层积雪,准备给女儿一份特殊的礼物。冬令进补是最传统的民间习俗,退休后就一门心思钻研中药的张小秀,自然不会放过这个为女儿调理身体的时机。今年冬天,她决定亲手炮制地黄。

中药地黄,以河南焦作出产最为道地。这里是黄河与沁河冲击而成的平原,疏松肥沃的黄土地,是培育上好地黄的温床。新鲜地黄在产地焙干后被称为生地黄,再经过蒸制,才能变为熟地黄。

地黄,是中药里"生熟异治"的典型。生地黄其性寒,清热凉血。但熟

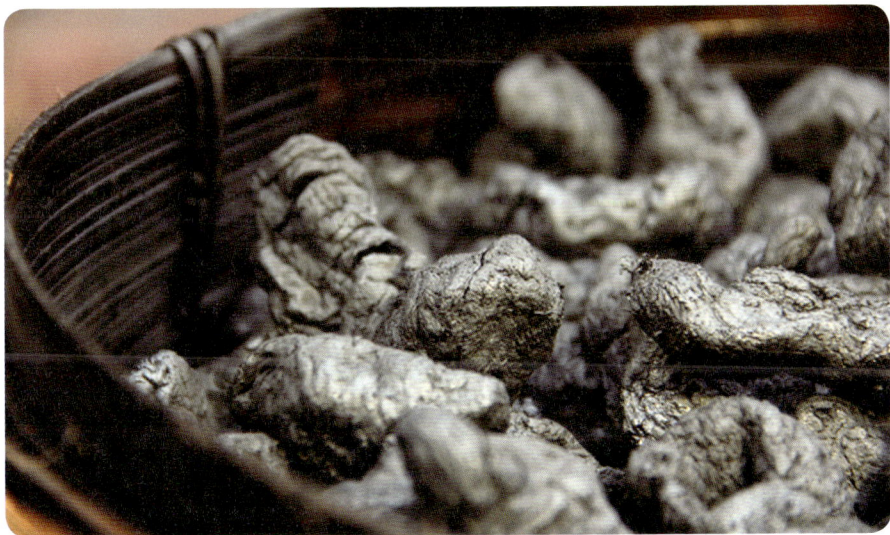

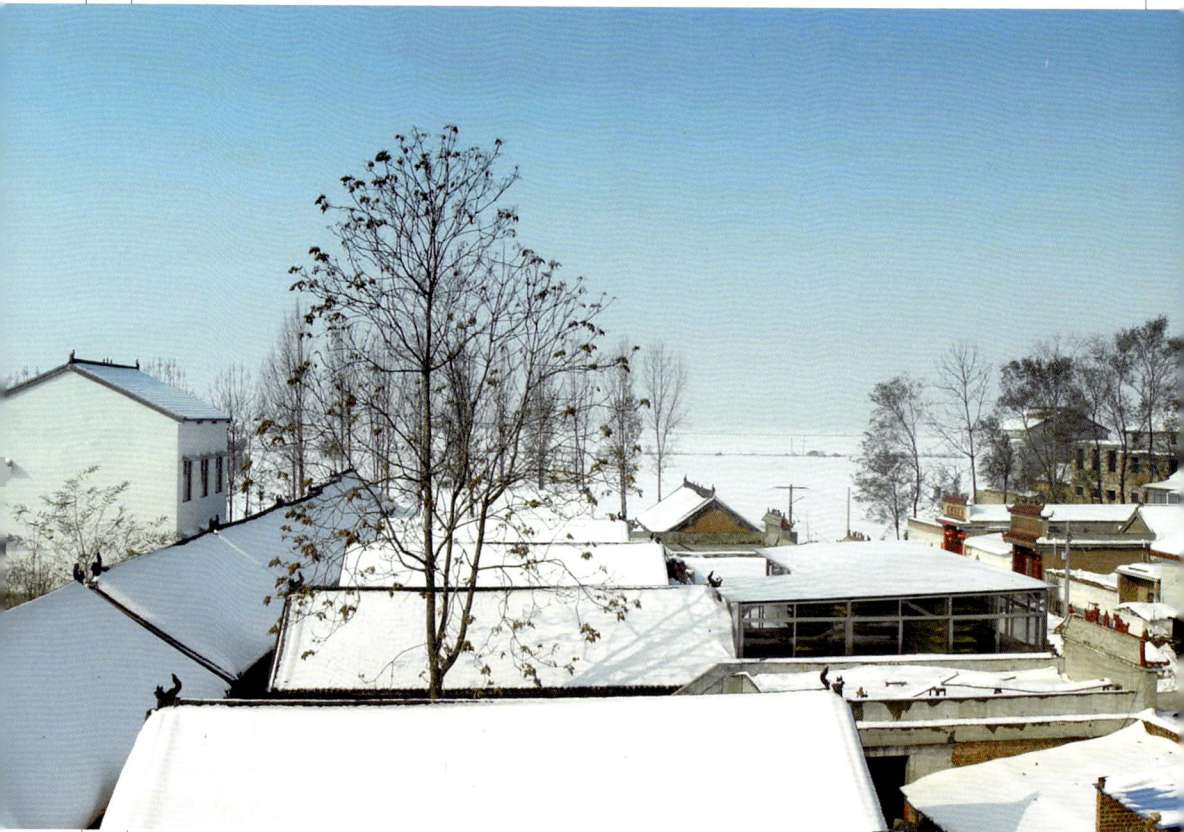

地黄，其性由"寒"转"微温"，功效由"清"转"补"，能滋阴补血，益精填髓。传说中品质最高的熟地黄"黑如漆，明如镜，甘如饴"，但蒸制的过程却极为讲究，非一般人能驾驭。究竟如何才能完成地黄的转化？

洗好的生地黄要拌上黄酒，待浸透后，平铺在木质的笼屉内。木板和蒸屉都是张小秀亲手制作的。地黄最忌铁器，否则成品会含有铁腥味。蒸制是地黄转化的关键，前四十八小时万万不能停火，人须寸步不离。

深夜的气温已是零下五度。张小秀守在蒸屉前，神色有些疲乏，却仍旧沉默地坚持着。

"妈，你去歇会儿吧，我来看会儿。"女儿小冯心疼母亲，提前来交接换班。

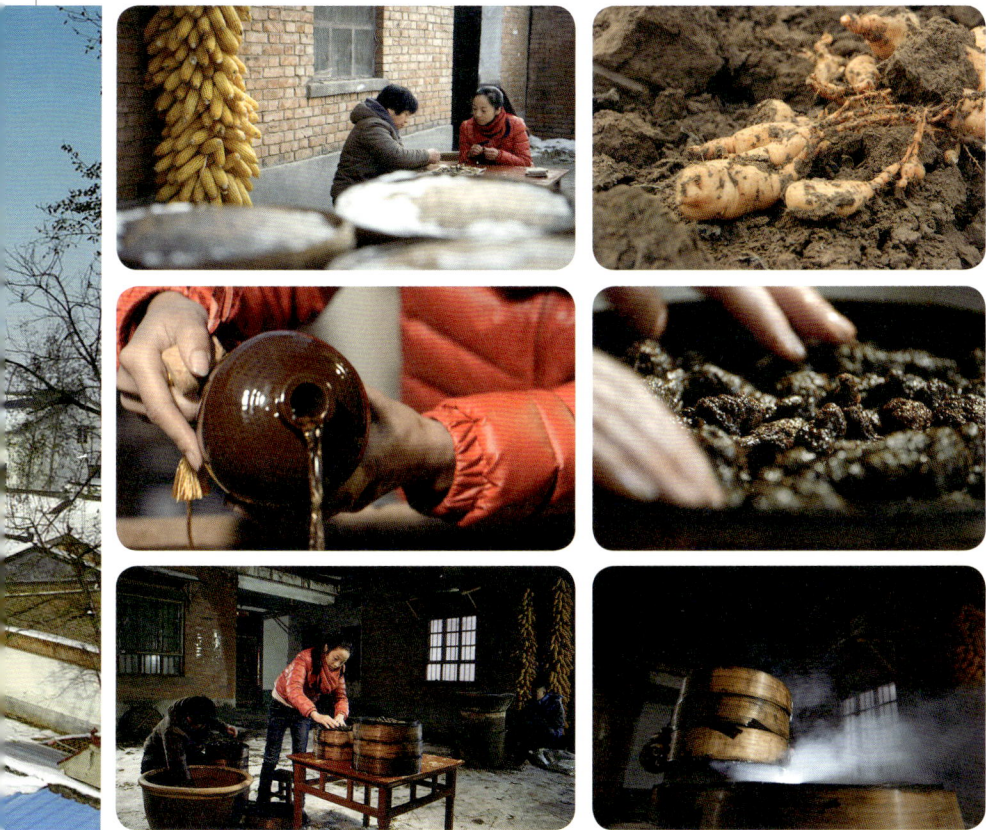

"注意添点火。"张小秀仍不放心。

"你去睡吧。"女儿催促母亲早点去休息。她明白，从地黄上笼蒸的那一刻起，接下去的一个月，母亲恐怕都没办法睡上一个整觉了。

天色微明，晨雾未散。张小秀为女儿带来一杯热水。紧接着，她从蒸屉最底层取出盛满了墨色药汁的大碗，小心翼翼地倒进了早已准备好的小药罐。这是蒸制过程中一个秘而不宣的步骤，蒸制出来的药汁是地黄的精华，要一滴不漏地全部留存起来。

收集完药汁，张小秀随手取出一块地黄，掰开，棕褐色的黄心仍然可见。"这第一次蒸的就是不中。"张小秀神色未变，这大概是她预料之中的结果。

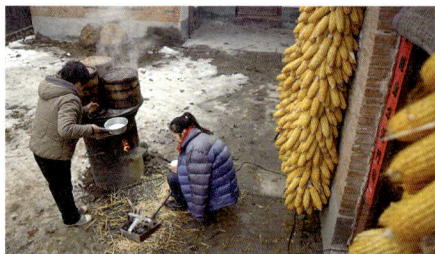
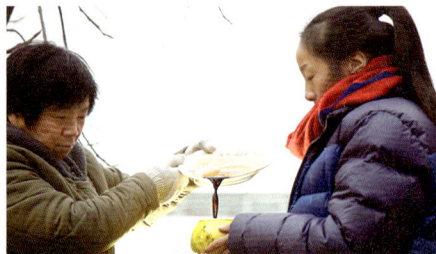
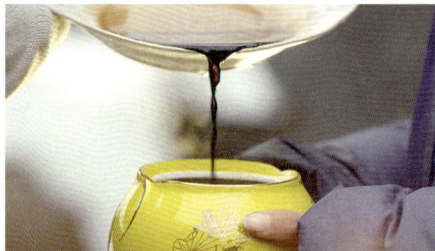
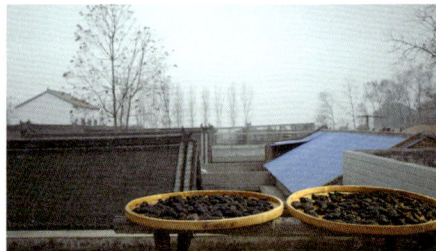
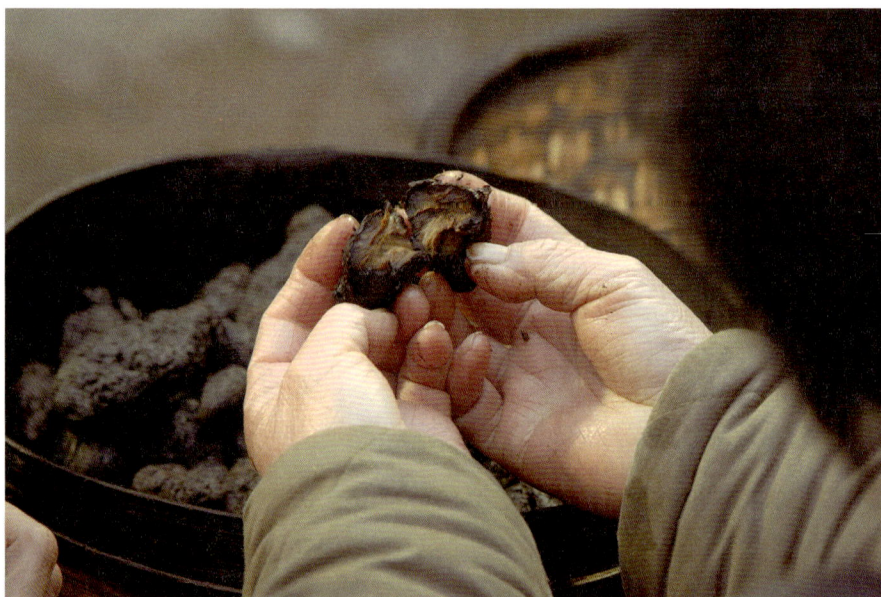

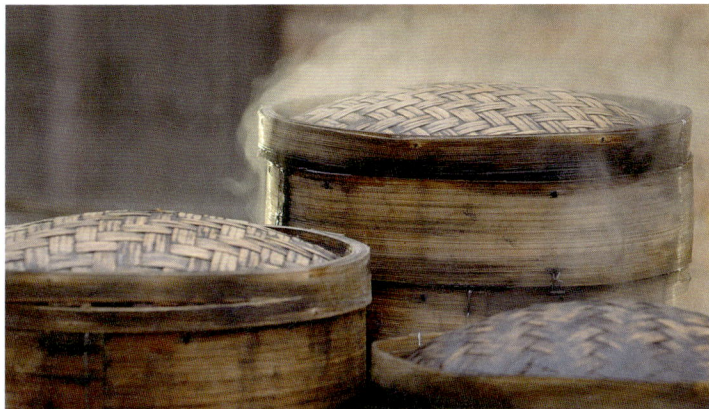

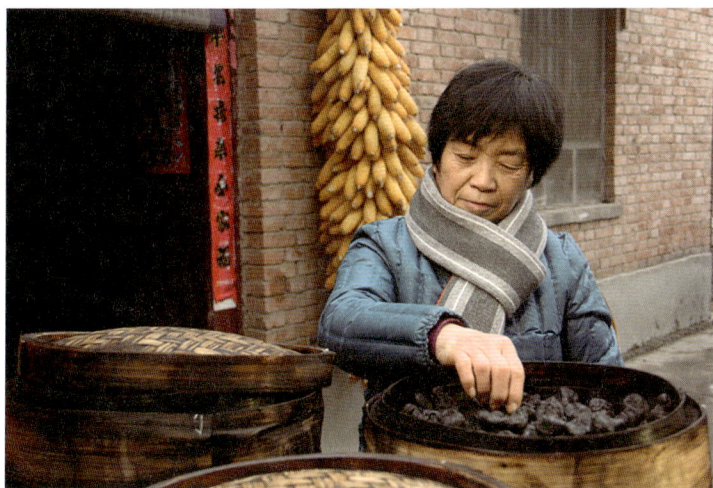

若想让地黄内外都乌黑油亮，就必须先拿到室外晾干，只有充分干燥的地黄才能更好地吸进药汁。之后再上笼蒸制，药汁就能渗透到药材里。如此反复，须达九次，古称"九蒸九晒"。

现代的地黄炮制，已改用密封罐蒸制，二十四小时即能成品。需耗时二十余天的九蒸九晒，已经很少应用。只有在这个北方寒冬的小院里，一位母亲依旧不厌其烦。

在最寻常的百姓家里，中药已融入了生活。人们用亲手炮制传递温情，表达牵挂。爱，让本草的境界更加温润细腻。

　　过去三十年，中国的城市化进程一路凯歌。巨大的人口流动和高速的经济增长，给予人们机遇与梦想，也催生了新的隐忧。世界银行在《中国慢性病报告》中指出，工业化带来的环境问题以及居高不下的吸烟率，使得慢性呼吸道疾病成为继心脏病、糖尿病之后第三大威胁国人健康的慢性病。

　　但在广东化州的一家小咖啡馆里，一种特殊的饮品能缓解人们的痛楚。饮品的名字，叫作化橘红。

　　化橘红，是化州柚的干燥外层果皮。这种柚是化州特产，个头小，果肉苦涩不能食用，但其果皮的止咳化痰功效却非常显著，故以产地"化"

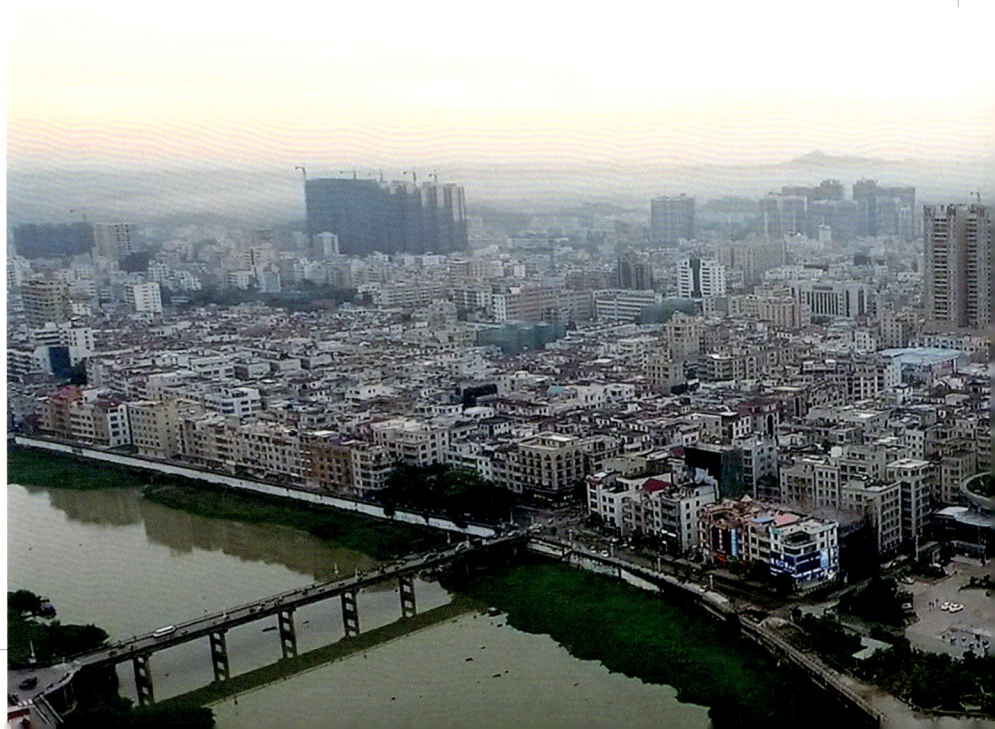

字命名区分。《本草纲目拾遗》称其"治痰症如神"。

五十八岁的李锋，是李氏橘红家族的第二十四代传人，耕耘与炮制橘红的手艺，从明朝成化年间便开始代代相传。李锋说："化橘红全身都有毛的，毛越密越好。"

这里的每一颗橘红，鲜绿色的果皮上都带有细密绒毛，是化橘红的标志。化橘红一旦引种他处，绒毛就会逐渐消失，药效也会大打折扣。因此，全世界只有中国化州才能种植化橘红。

然而，半个世纪前，这味本草几近灭绝。

宝岭，李锋曾经的家。她说，以前宝岭上全部都是橘红树，但现在，以前的橘红树一棵都没有了。十年"文革"，从前宝岭上漫山遍野的橘红树被推倒得一棵不剩，李家人与传承了五百多年的祖业渐行渐远。直到90年代末，化州鼓励百姓承包荒山开垦种树，李锋知道，濒临灭绝的橘红有救了。她说："我爷爷过去把我们家的家训写在宣纸上，让我把化橘红世世代代传下去。"

祖先种在祖坟山头的四十株橘红树是重整旗鼓的最后希望，李锋从

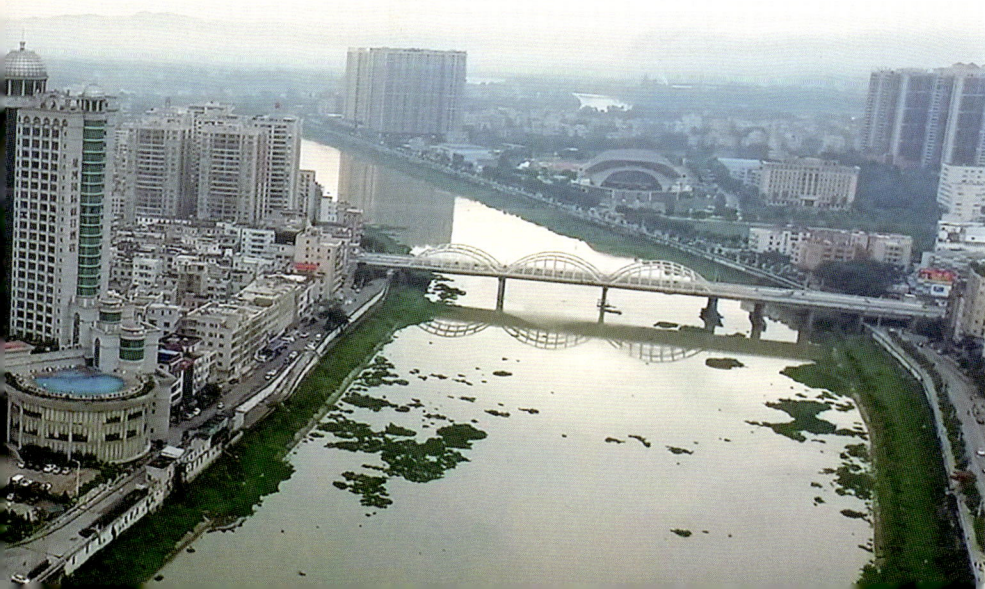

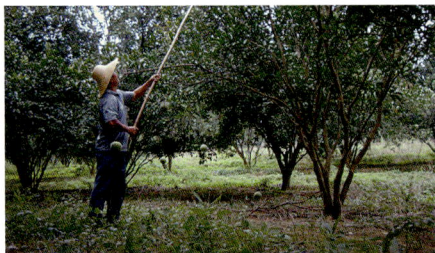

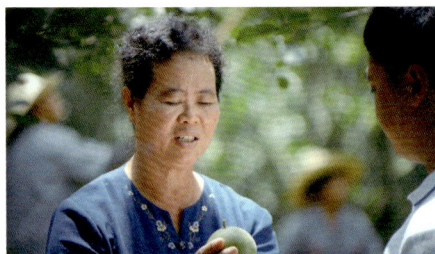

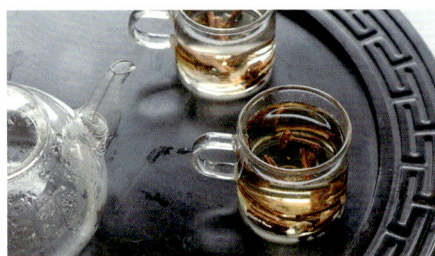

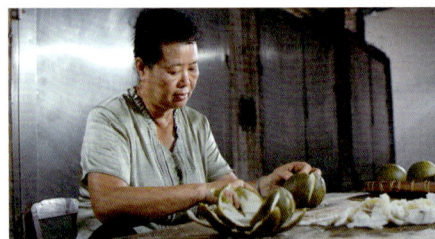

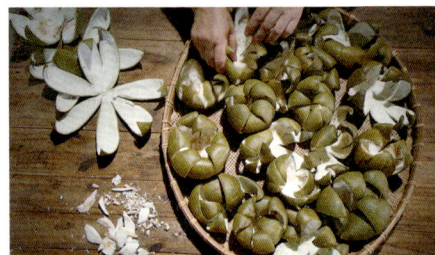

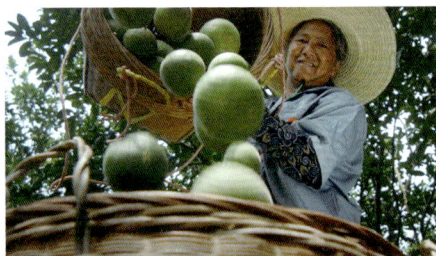

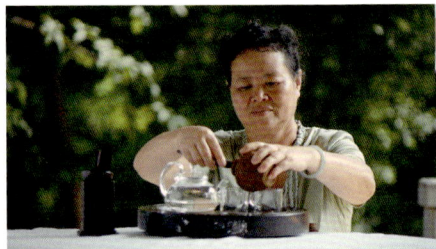

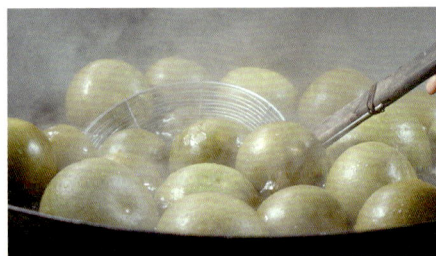

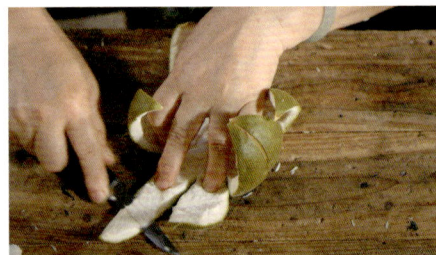

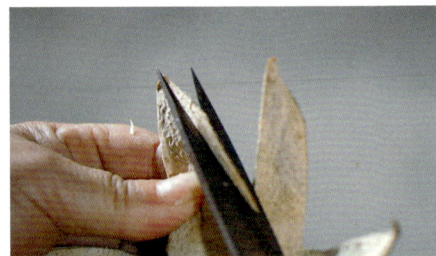

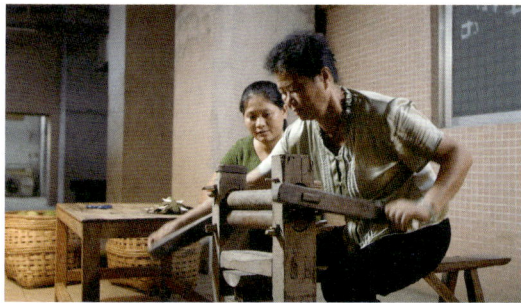

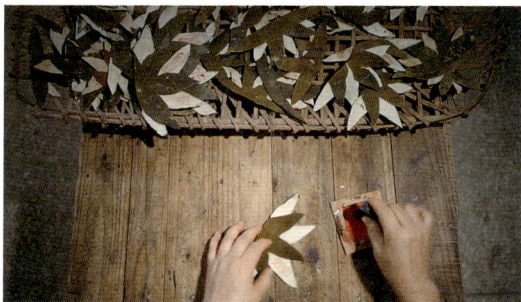

它们身上取芽嫁接，才保全了如今的一杯橘红茶。

　　橘红，每年6-7月摘果，需趁鲜炮制才能发挥疗效。沸水翻煮是第一步，随后将果皮均匀地划成七瓣，去瓤后再削去中果皮。最传统的七爪橘红，初具雏形。

　　如今的橘红，大多直接切丝或切片。七爪费时费力，渐渐成了"古董"。李锋说，七爪橘红，做一次，少一次了。像对待工艺品一样，精心修剪，每一片都必须压平。李锋摇动着手柄，化橘红的果皮从两根圆木的夹缝中缓缓昂出身影。清代高祖留下的木具，已经传了五代人了，而今依旧吱呀作响。

　　压平之后，需要用文火充分干燥。"以前跟爷爷炮制的时候，他总是会说，用心把住金色火，细心烤出精品药。如果做不好，会打我手心的。"李锋回忆道。

　　干燥后的化橘红，被李锋亲手盖上印有"化州橘红"的印章，将要运往全国乃至世界各地。得之于自然的本草，已然抵达一段生命的终点，即将开始另一段崭新的生命。

117

阿胶

冬至凌晨，山东东阿县。鼓声雷动，一场庄重的仪式在寒夜中进行。

秦玉峰，阿胶制作技艺国家级非物质文化遗产的代表性传承人，正站在古阿井前。他在此见证的，是冬至子时东阿水的汲取，亦是一年一度九朝贡胶的开炼。静夜，庄严肃穆的钟声之后，祭祀礼生喊道："子时到，汲水。"

冬至，是数九寒冬的伊始。为抵御漫长的严寒，冬季滋补已经成为了深入骨髓的民族记忆。岁逢冬至取水，炼纯黑乌驴皮，以血肉有情之品滋养生息，是自古传承的生存智慧。

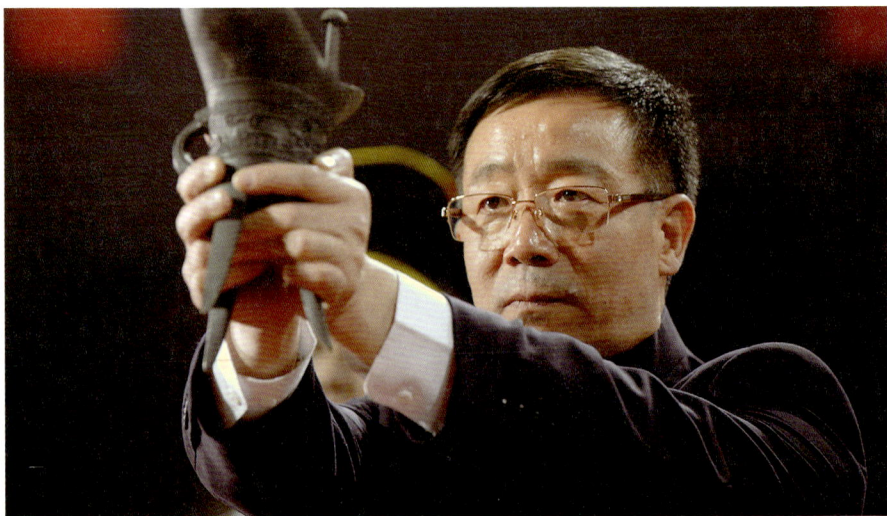

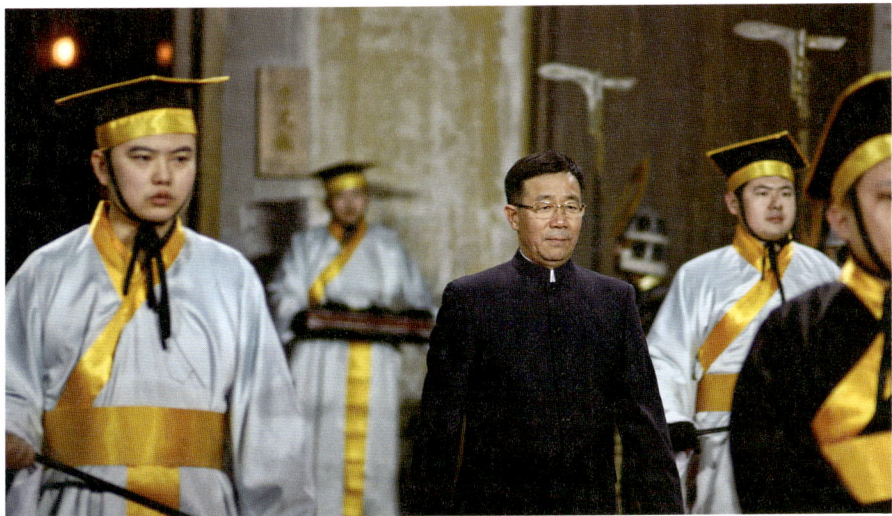

阿胶，为驴皮煎煮、浓缩制成的固体胶，与人参、鹿茸并称"滋补三宝"，是补血滋阴、润燥止血的圣药。南朝陶弘景在《本草经集注》中指出"阿胶，出东阿，故名阿胶"。但成就东阿成为阿胶的道地产地的，却是那一抔与众不同的阿井水。

阿井水被缓缓注入到已经化了皮的胶汁中。胶汁表面泛起了一层泡沫，这便是东阿水的奇妙之处。秦玉峰说："这个水呢，含有大量的矿物质，它的相对密度就是比重1.0038。"

水中的矿物质与沸腾胶液里的杂质不断凝结成块，浮上表面。此时再用手工打沫，就能把杂质分离出来。打沫时，瓢的平面要跟胶在一个平面上，才能最大程度地保留胶汁。

秦玉峰，十六岁进入东阿阿胶厂。从学徒到掌门人，四十二年的光阴里，他放不下的，还是手艺活。

历经九天九夜的熬制，阿胶的胶汁已经浓缩为琥珀色的胶液。此时，判断出胶的时机，少不了十几年的眼力和功夫。胶铲被熬胶人用力抬起，胶液黏附在胶铲上，犹如旗帜。这个步骤被称为"挂旗"，是出胶前最华丽的瞬间。

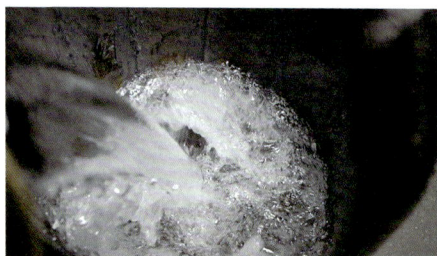

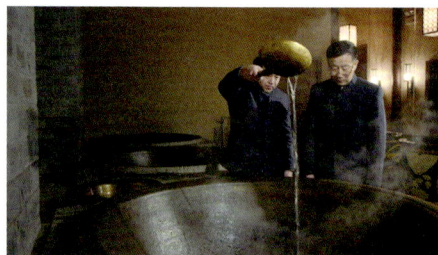

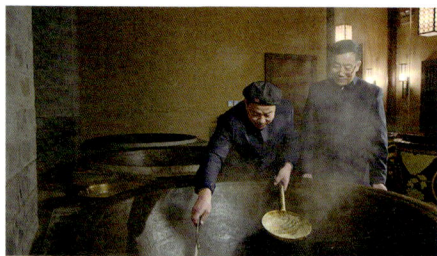

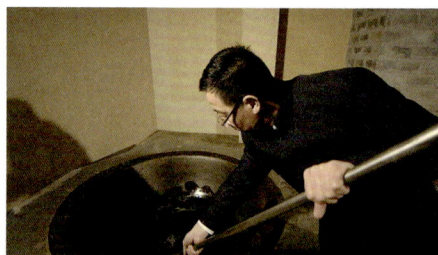

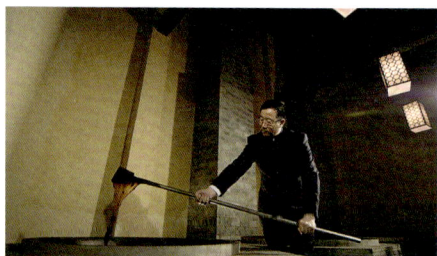

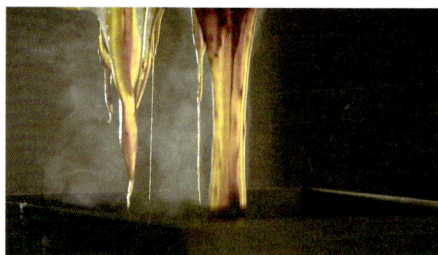

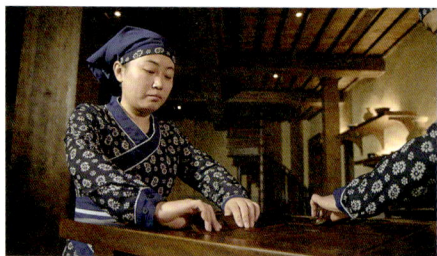

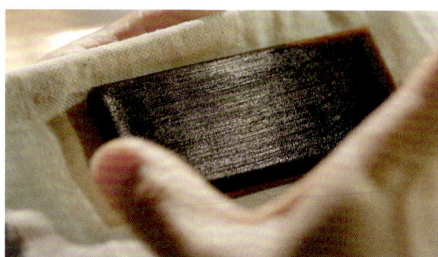

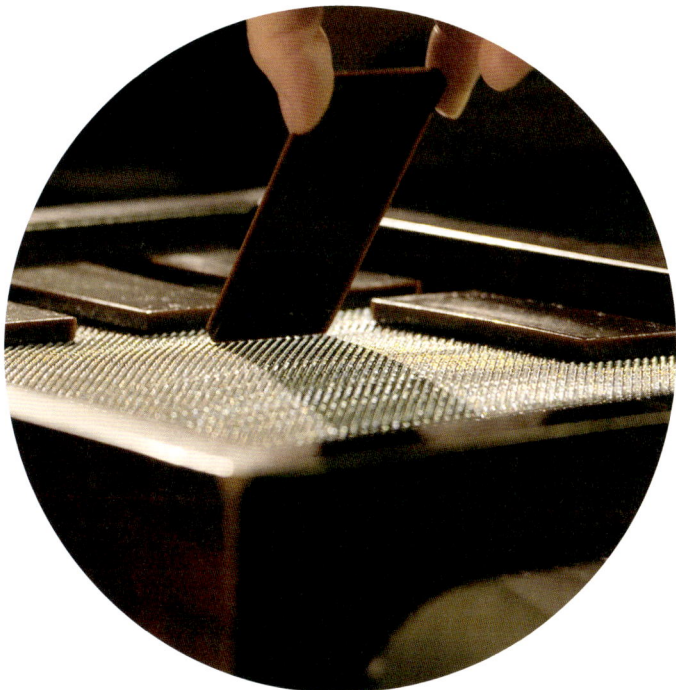

　　"这个挂旗，就是用眼力来判断胶的成色和浓度。"秦玉峰细细看着眼前从胶铲上缓缓下落的胶液，内心早有考量。

　　接下来便是出胶。出胶，是结束亦是开始。阿胶的修行至此才将将过半。

　　经手工切制后的胶块，需置于阴凉处，每隔三到四天翻动一次，使两面水分均匀发散。如此晾胶，需两个月之久，水分与时间相互消磨，丝毫都急不得。蘸温水擦胶，能使胶块光黑如漆，而不经意间留下的粗布纹理，成就了正品阿胶妙趣横生的品相。历经九十九道工序，残余着掌心的温度，新一批的贡胶终于出炉。

　　从生命中来，到生命中去，每一味本草，都经历着这样的旅程。而人们，也在与本草的对话中，感悟着自然的伟大，衡量着人生的意义。

寻参归来的崔长安，却变得沉默，收获相比起播种来说，显得微不足道。

门肯斯弟用尽毕生精力做同一件事，他是甘草地里的守望者。

刀起刀落间，颜干明切制白芍的功夫，又与师傅看齐了一些。

三十多个日夜，九蒸九晒熟地黄终于画上了句号，这是一位母亲的心血。

李锋的橘红园硕果累累，她说，看到每一棵橘红，就像看到了自己的孩子一样。

秦玉峰一心秉持着老祖宗留下的古法，因为每一块好阿胶都值得等待。

诸药所生，皆有境界。草木有灵，人间有情，相逢则境界生。

这些勤劳而朴实的中国人，日复一日地播种希望、守候生命、精湛手艺；这些执着而专注的中国人，在一点一滴中传递温情、继承祖法、守望药魂。是他们，用平凡铸就不凡，天人合一，至臻至善。这就是本草中国的境界。

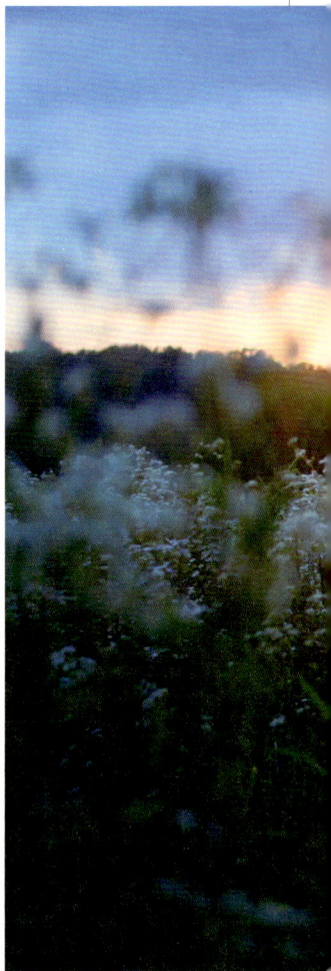

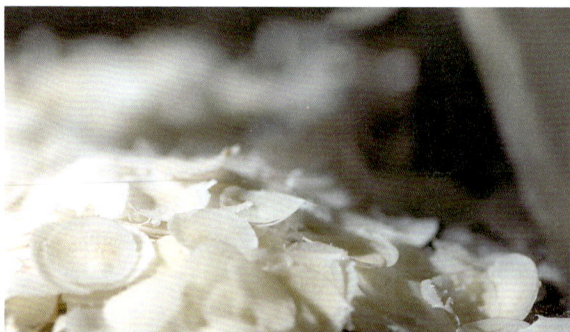

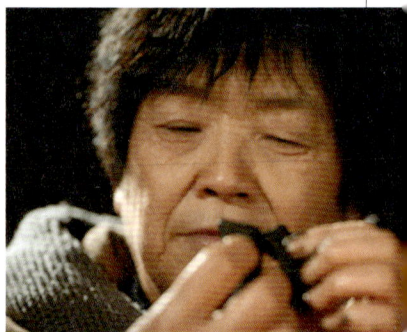

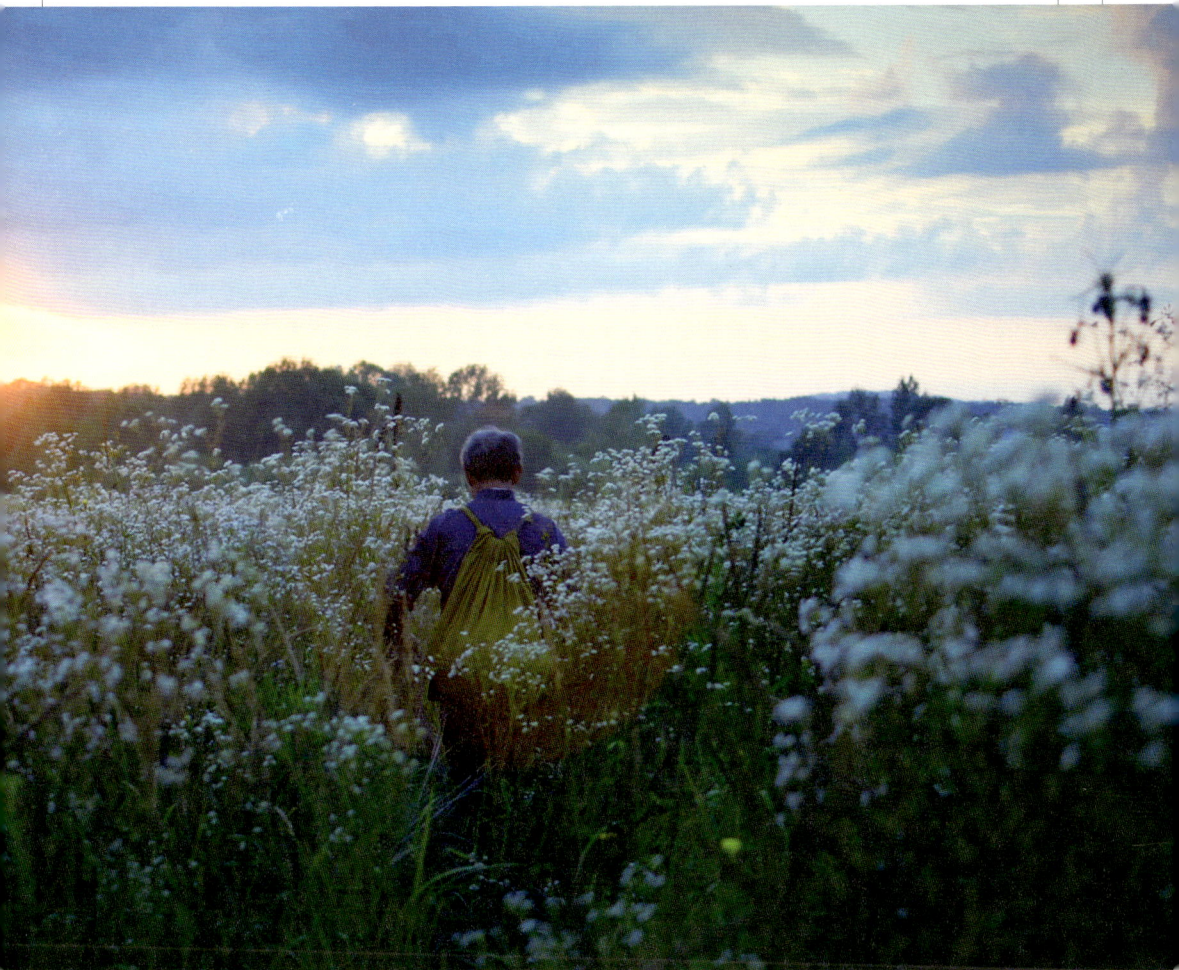
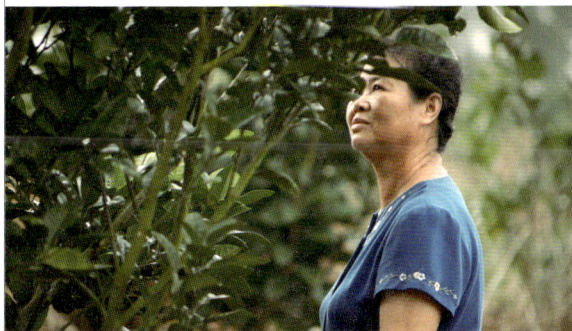
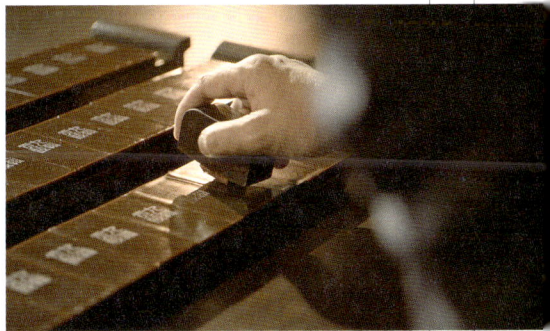

道地药材

　　道地药材是指在某一特定地域内分布较为集中，栽培技术、采收加工有一定技巧，且比在其他地区所产同种药材品质优、疗效佳，为世人所公认而久负盛誉的药材。

　　根据我国自然地理条件的特点，道地药材可划分为关药、北药、蒙药、秦药、怀药、淮药、浙药、南药、广药、云药、贵药、川药等。

　　关药，指山海关以北，东北三省和内蒙古自治区东北部地区所产的道地药材。代表有产自东北三省的人参。

　　北药，指长城两侧及其以南的河北、山东、山西及陕西北部所产的道地药材。代表有产自山东东阿的阿胶，产自河南的全蝎。

　　蒙药，指内蒙古自治区中西部地区所产的道地药材。代表有产自内蒙古杭锦旗等地的甘草。

　　秦药，指古秦国及其周围地区所产道地药材，主要为秦岭以北、西安以西至丝绸之路中段毗邻地区，以及黄河上游部分地区。代表有宁夏中宁、中卫的枸杞，甘肃岷县的当归。

　　怀药，指古怀庆府，今河南博爱、武陟、温县、孟县和沁阳等地所产的常用药材，由此扩展成整个河南境内盛产的道地药材。代表有河南焦作地区的山药、牛膝、地黄、菊花，常合称"四大怀药"。

　　淮药，指淮河流域及长江中下游地区包括湖北、安徽和江苏三省所产的道地药材。代表有安徽的亳白芍、霍山石斛、凤阳丹皮、宣州木瓜等。

人参

　　人参，是一味家喻户晓乃至享誉海内外的珍贵药材。清代徐振《朝鲜竹枝词》诗云："烹来雀舌绿沉沉，铜碗磁瓯任意斟。别有玉杯供上客，淡香染齿是人参。"将人参与雀舌两相对比，凸显人参之珍贵。

人参味甘、微苦，性温，入脾、肺、心、肾经，有大补元气、复脉固脱、补脾益肺、生津养血、安神益智之功。《神农本草经》谓人参"主补五脏，安精神，定魂魄，止惊悸，除邪气，明目，开心，益智。久服轻身延年"。唐代王焘所著《外台秘要》中，人参被运用在多达五百七十六条方剂中，故而有人将人参称为"万病之灵药"。

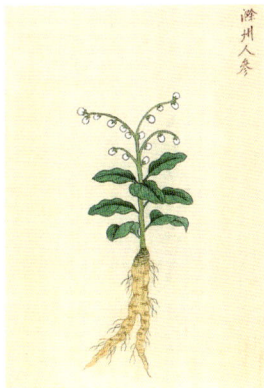

从休克到过敏性鼻炎，人参的现代医学应用十分广泛。《岳美中医学文集》中提到以移山参八钱，治疗重症尿毒症患者"肾病及胃"之呕吐不止，收效甚佳。还有学者利用人参配伍三七，取其益心气、化瘀血之功，治疗胸痹心痛（如冠心病、心绞痛），常可收到满意效果。

如今，人参栽培技术发展迅速，市面上常可见到许多人参栽培品。其中，尤以四到六年生的园参最为常见。完全在山林自然环境生长的野山参已难觅得，由人工播种或移栽至山林后自然生长的林下参，其生长环境与野山参相同，虽品质略逊于野山参，也弥足珍贵。

不过，人参虽被誉为养生长寿之补品，也不可滥用。清代凌奂在《本草害利》中列举了人参的用药禁忌和滥用后果，阴虚火动证见吐血衄血、骨蒸劳热者不可服用，"若误投之，非药可解"。若服用不当，有可能出现"人参滥用综合征"，即出现欣快感、失眠、多梦、心烦、易怒、皮疹、三红征（唇红、舌红、球结膜发红）等一系列症状。

白芍

从《诗经·郑风》中的"维士与女，伊其将谑，赠之以勺药"，到南宋姜夔《扬州慢》"念桥边红药，年年知为谁生"，芍药在我国的栽种与观赏有悠久的历史。

入药之芍药，用其根，可分为赤芍、白芍两种。原本在《神农本草经》中不作区分，通称"芍药"，赤、白芍之分始于梁代《本草经集注》。

白芍以产自浙江的杭白芍与产自安徽的亳白芍为道地。清代文学家刘开有诗云：

"小黄城外芍药花，十里五里生朝霞，花前花后皆人家，家家种花如桑麻。若将此花作倾城，更比牡丹多丰情；若得此花作良药，儿女春容免萧索。"其诗中所谓"小黄城"即指安徽亳州。

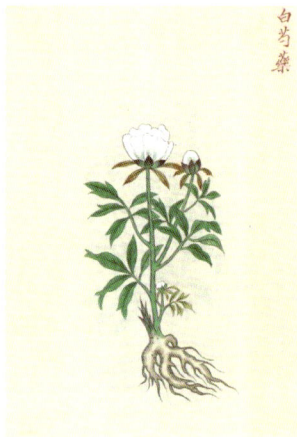

白芍味苦、酸，性微寒，入肝、脾经，有养血调经、敛阴止汗、柔肝止痛、平抑肝阳的功效，用于治疗血虚萎黄、月经不调、自汗、盗汗、胁痛、腹痛、四肢挛痛、头痛眩晕等。临床常用方剂"小建中汤"，便应用了大量芍药，常用于治疗胃及十二指肠溃疡、胃肠功能紊乱见脾虚寒证者。

此外，白芍还有利小便之效。张锡纯深谙此道，称"芍药为阴虚有热，小便不利者之要药"，并在《医学衷中参西录》中记述了几则医案，例如：有一妇人，周身水肿，腹胀，小便不利，曾有医者以利水消肿之名方"五皮饮"治之，不效。张锡纯以生杭芍为主，再施以玄参、滑石、地肤子、甘草，"煎服一剂即见效验，连服数剂痊愈"。

· 地黄 ·

"岁晏无口食，田中采地黄。……携来朱门家，卖与白面郎。与君啖肥马，可使照地光。愿易马残粟，救此苦饥肠。"白居易所作的《采地黄者》，叙述了农民采取地黄向富家换取马料以饱饥肠的情节。其中所述地黄可"啖肥马"之说却无独有偶。李时珍引晋代葛洪《抱朴子》云："韩子治用地黄苗喂五十岁老马，生三驹，又一百三十岁乃死也。"此说虽不可尽信，由此却能看出求仙问道者对地黄补益作用的肯定。

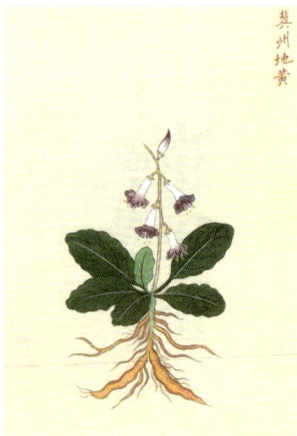

地黄有生地、熟地之别。生地性寒，可清热凉血，养阴生津；熟地性微温，可补血滋阴，益精填髓。清代黄凯钧《友渔斋医话》谓"地黄滋肝肾之要药。生用凉补，熟用温补"，亦是此意。古人诗句中多有服食地黄养生保健的记述，如白居易《春寒》诗云："今朝春气寒，自问何所欲。酥暖薤白酒，乳和地黄粥。岂惟厌馋口，亦可调病腹。"

地黄也被用于制作药酒。元代刘因《黄精地黄合酿甚佳名以地仙酒》即云："仙家名品对嵯峨，谁信幽人用物多。酒面白云招我在，杯中华发奈君何。"《饮膳正要》也记载"以地黄绞汁酿酒，治虚弱，壮筋骨，通血脉，治腹内痛"。

当代王者悦主编的《中华养生大辞典》中记有地黄酒的制作方法：取生地六十克洗净，切片，晾干，放入装有白酒（约五百克）的酒瓶中，封盖，浸泡七天后可饮用。此药膳方有舒筋活血之功，适用于肝血不足、筋脉失养而致的肢体麻木、疼痛等症。

·

化橘红

·

化橘红可理气散寒、燥湿化痰，以其燥湿化痰之功最为著名。据传，李宗仁曾于行军路上途径化州，时值6月，暑湿缠绵，兼之路上又淋了几日雨，部队中多人突发咳嗽或肠胃不适，李宗仁也反胃作呕，喘咳不止。有士兵听闻化州特产化橘红有止咳之效，于是摘得一些橘红果煮茶饮用，竟然逐渐痊愈。此法后来在军中传开，士兵们恢复元气，接连战胜。

橘红味苦、辛，性温，入脾、肺经。明末贾九如在《药品化义》中指出橘红"辛能横行散结，苦能直行下降，为利气要药。盖治痰须理气，气利痰自愈，故用入肺脾，主一切痰病，功居诸痰药之上"。《本草纲目拾遗》则记载"真化州橘红，煎之作甜香，取其汁一点入痰盂内，痰皆变为水，此为上品"。

当代袁钟等人主编的《中医辞海》记述了橘红糕的做法：取橘红五十克，将其洗净后烘干，研成细末，与白糖二百克和匀备用。再取粘米粉五百克，用水和匀，蒸熟，待其冷却后卷入橘红糖粉，切为夹心方块米糕，可随时食用。橘红糕适用于慢性支气管炎属痰湿者，症见咳嗽痰多色白易咯、胸脘痞闷、食欲不振。

橘红茶也是常见的中药茶饮之一。当代谢永新等人所著的《百病饮食自疗》中记，以橘红十克、白茯苓十五克、生姜五片共煎取汁，去渣，代茶饮。可宽胸理气消积，适用于咳嗽多痰，痰色白稠，声重浊，胸闷脘痞或食少纳呆等症。

此外，橘红与雪梨、红糖同用或单选橘红一味用沸水泡服代茶饮，也有一定的止咳化痰之功。

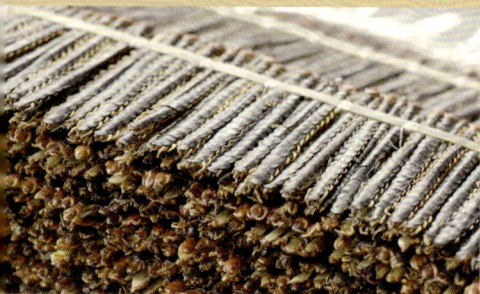

蜈
蚣

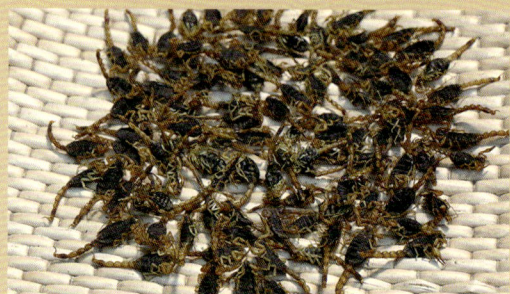

全
蝎

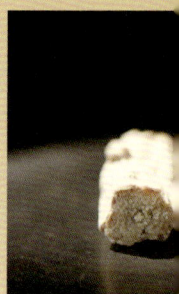

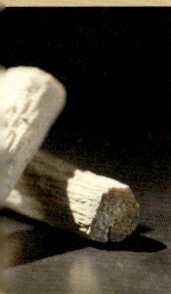

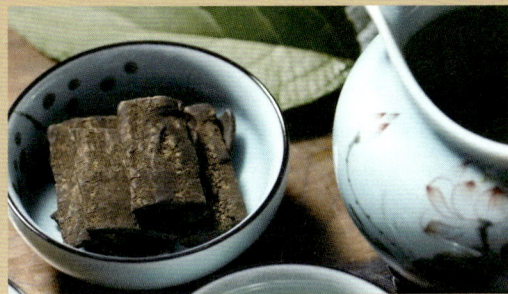

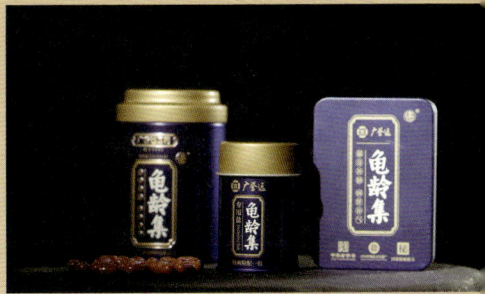

杜仲

龟龄集

第五章

相遇

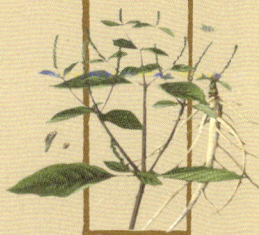

不管在大药店还是小药铺，药斗
总是占据着最显著的位置。上百种中药
饮片，依照上轻、中实、下沉的斗谱摆
放有序。此时，本草们还相安一隅，平
稳着彼此的呼吸。直到药人打开这个小
世界，按着方剂配伍的秘诀，将它们安
放在一起。

人有六欲，药有七情。本草相
遇，或君臣佐使，或相生相克。而真正
的故事，也许就从这一刻开始。

龟龄集

山西太谷县。六十岁的柳惠武，是老字号中成药龟龄集的传承人。做了一辈子中药，他对本草的药性早已熟稔于心。让不同的本草相遇和配伍，便有了千变万化的可能，这自然最考验药师的功力。而龟龄集，又是其中的集大成者。

柳惠武说："龟，长寿的意思，龄就是年龄，集就是集合大地的精华。"

相传，明朝嘉靖皇帝自幼体弱多病，两位道士进献了一味由多种药材炮制而成的仙丹，取长寿之意，命名为"龟龄集"。服用之后，嘉靖皇帝果然体格强健起来，龟龄集遂成御用圣药。

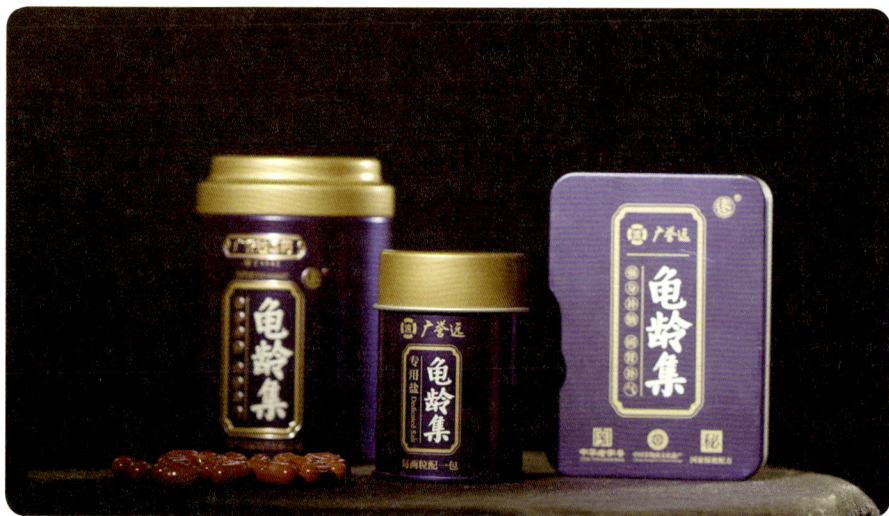

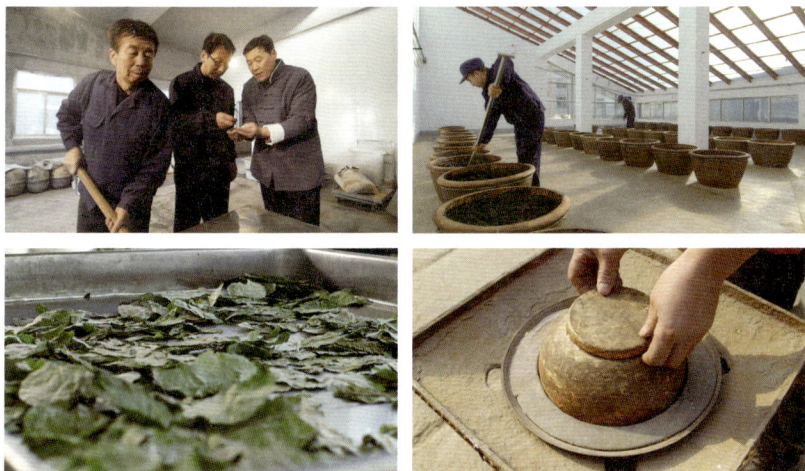

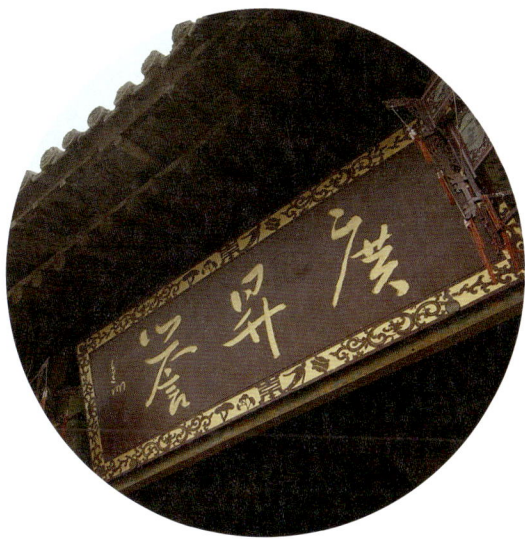

　　神秘的药方，最终被偷偷带出皇宫，来到太谷，落地生根。然而直到现在，龟龄集的完整组方和炮制方法依然属于至高机密，只有传承者本人知晓，而其他所有药工，只能学习掌握制作技艺的单个环节。

　　但仅仅打开部分解密的药方，就足以让人惊叹。"地上跑的鹿茸，海里游的海马，天上飞的蜻蜓。天冬、地黄、人参，涵盖了天、地、人三才。"柳惠武如是说。

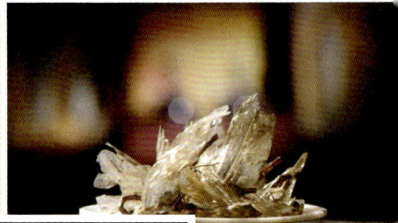
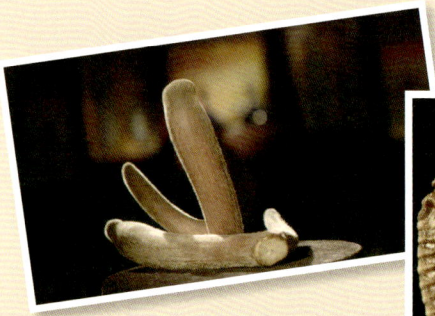
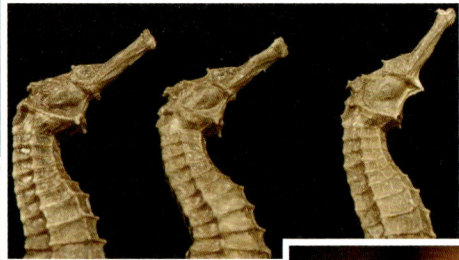
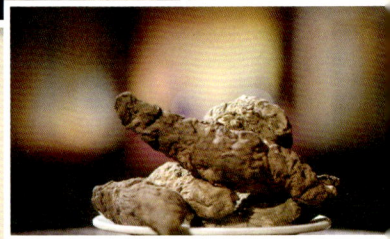
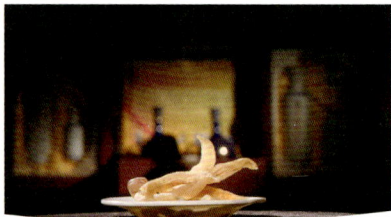
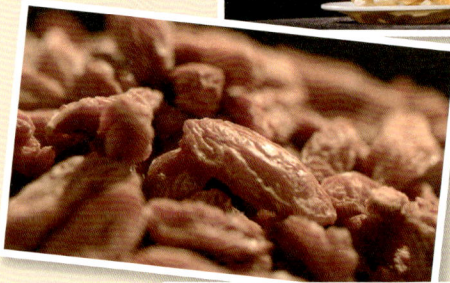
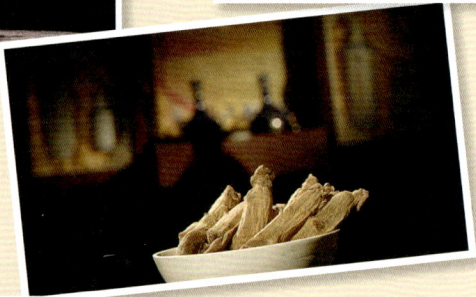
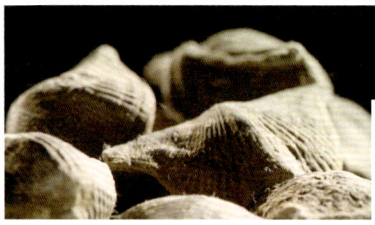
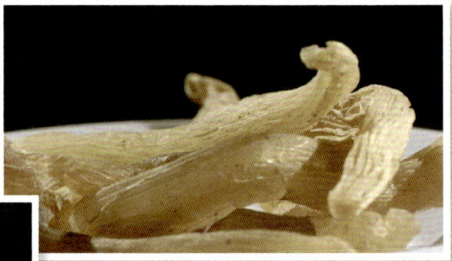
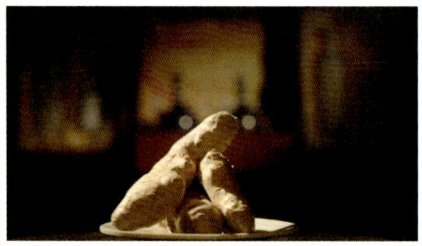

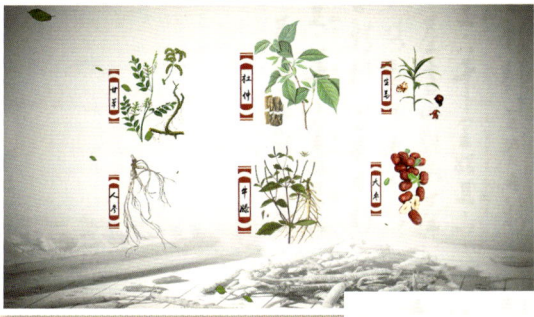

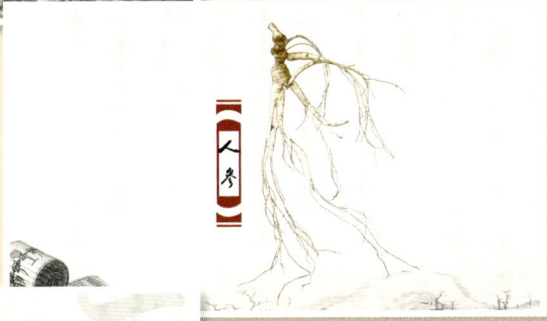

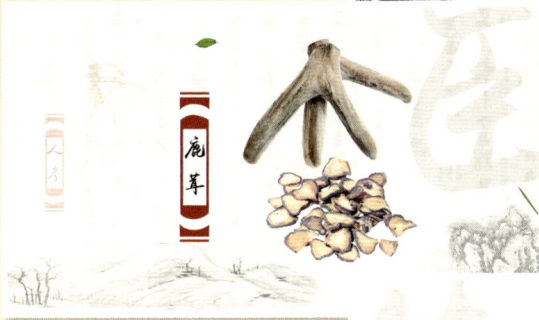

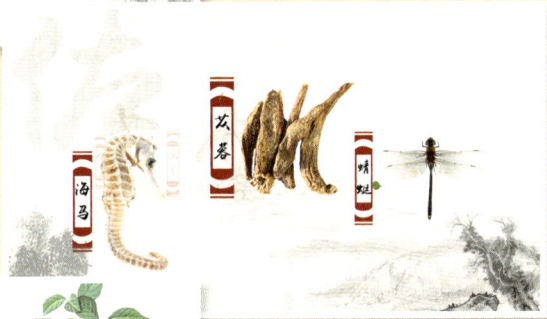

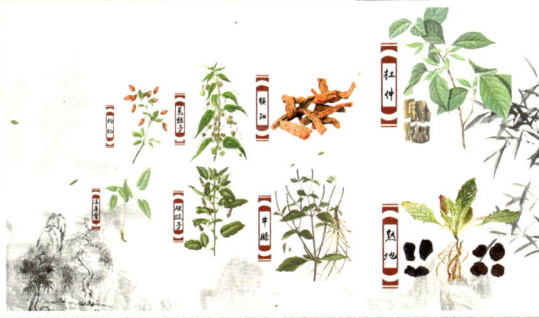

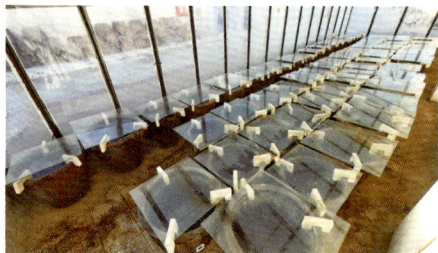
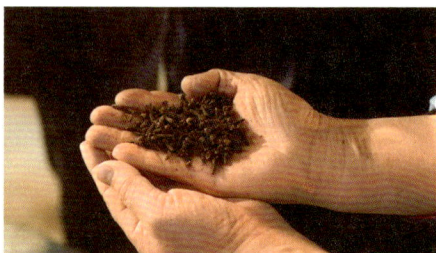
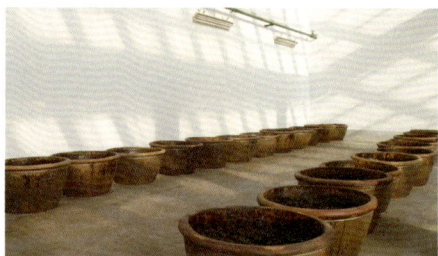
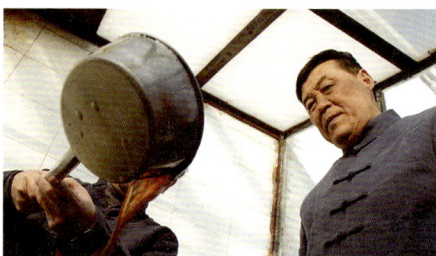

　　龟龄集被称为养生国宝，这是千百种中成药配方中，用料最多、工序最复杂者之一。枸杞、熟地、石燕、天冬、大青盐，可谓五色俱全；炮制所需辅料有陈醋、黄酒、蜂蜜、姜汁等多种，堪称五味杂陈。其炮制过程更是别具一格。例如鹿茸，一般皆辅以黄酒炮制，而在龟龄集中则使用晾晒三年的陈醋；公丁香要用花椒水浸泡，并炒至蒂头出现白点为止；熟地黄必须历经九蒸九晒。

　　一共二十八味本草，经过九十九道大工序，方能修成正果。

　　中医的博大和奥妙，实乃非常道。经历了前人千百年的观察、使用和比较，凝固灵性和智慧的龟龄集应运而生。本草配伍如同高手对弈，棋盘星星点点，棋子互为因果，唇齿相依，相杀相生，终成千古名局。

　　中医组方，有"君臣佐使"之说。此说最早见于《内经》。《素问·至真要大论》中说："主药之谓君，佐君之谓臣，应臣之谓使。"以龟龄集组方为例，它以人参为君药，人参乃补中之王、久服令人耐老；配以鹿茸等为臣药，有滋阴补血、强筋健骨之效；佐以海马、苁蓉、蜻蜓等以助补肾兴阳之功；再配以枸杞、淫羊藿、菟丝子、破故纸、牛膝、杜仲、熟地等药

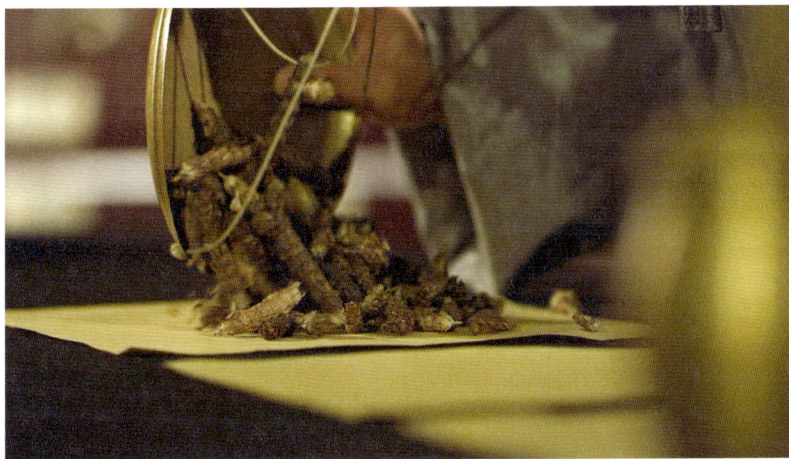

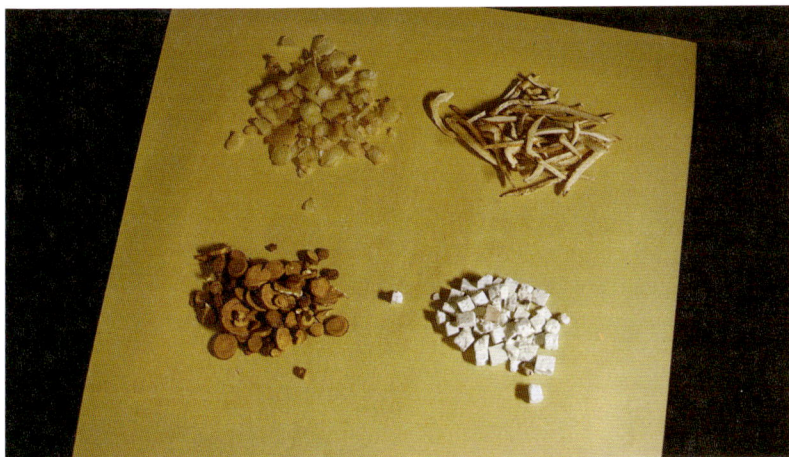

材，各有其功效。综合全方，以补气固肾、强身健脑为主，配伍其他养阴、生津、润燥之药，相佐相使，气血双补，从而形成一个完整的慢性滋补验方。

"君臣佐使"，古朴而生动的称谓，构成了中医药配伍的原则和格局，千百年来，在一代代药工和药师的不断实践中，终成珍贵的宝藏。

本草的相遇并不总是万千人海，也常有彼此相望。杜仲与牛膝，就是一对传奇。它们的故事，还得话分两头。

杜仲

6月初夏，湖南张家界，暖湿的季风唤醒了山林。五十三岁的赵建国起了个大早，他要去采摘一味古老而名贵的药材。奇峰林立、溪谷纵横的张家界，是古老生物的庇护所。百万年历史的野生杜仲树，像植物活化石，隐秘在这片世外桃源里。

早在两千多年前，杜仲就被《神农本草经》列为上品。杜仲通常以干燥树皮入药，味甘，性温，有补肝肾、强筋骨、固经安胎的功效，是名贵的滋补药材。杜仲在中药配方中经常与别的药材配伍，以增强其功效。

一切先从采下杜仲树皮开始。高温湿润的季节，杜仲树形成层细胞

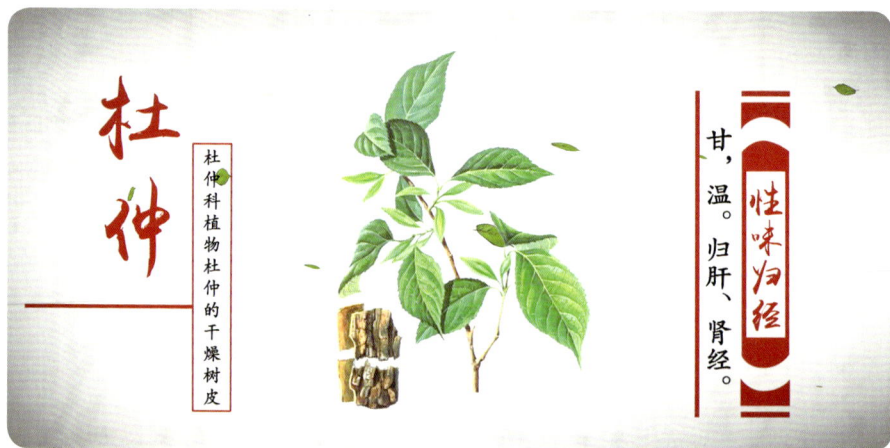

杜仲

杜仲科植物杜仲的干燥树皮

性味归经

甘，温。归肝、肾经。

分裂旺盛，树皮最容易剥离。赵建国说："从前我们采这个杜仲树皮，都是把这个树斩断，斩断了以后就一截一截地采。采了以后，把这个树就作柴烧了。"

杜仲树的生长极为缓慢，生长十五年才能取皮入药。这种"伐木取皮"的方法，直接导致野生杜仲树林成片消失。

而赵建国采取的是现代发明的"半环剥"法。以手指或柔软的草茎丈量杜仲树干的直径，选取合适的目标，以砍刀破口，以竹片剥树皮，每次

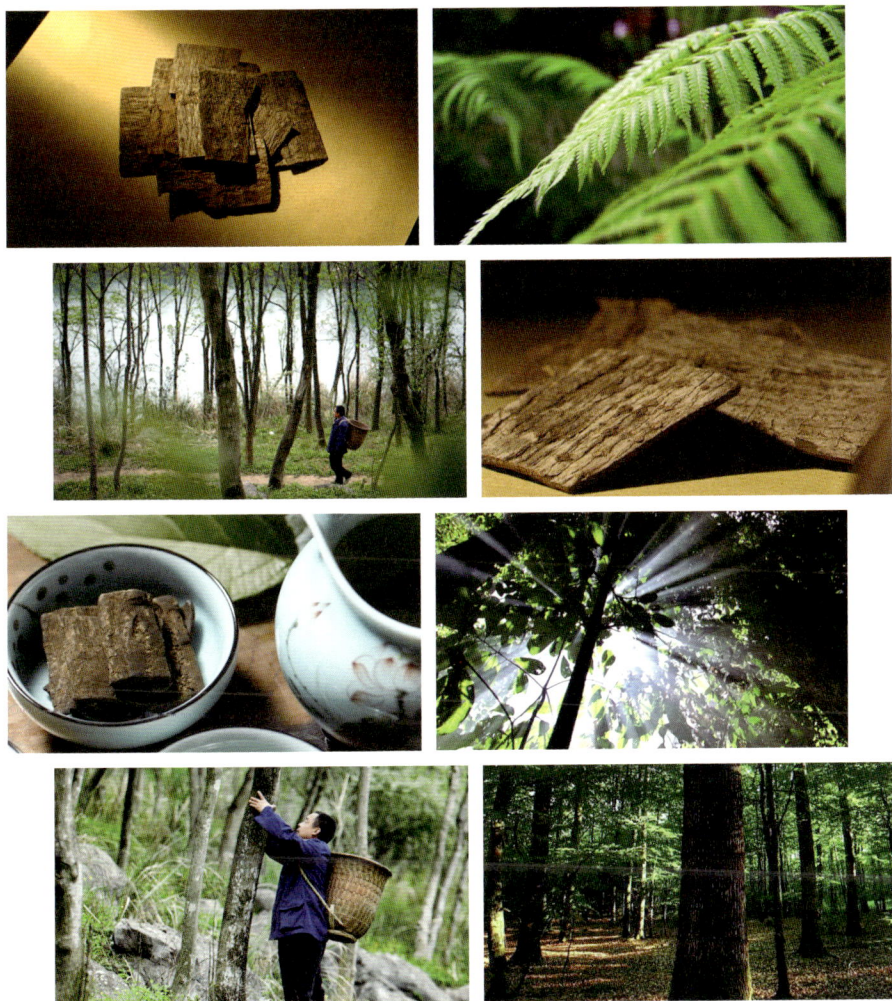

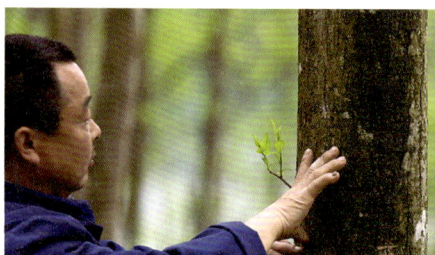

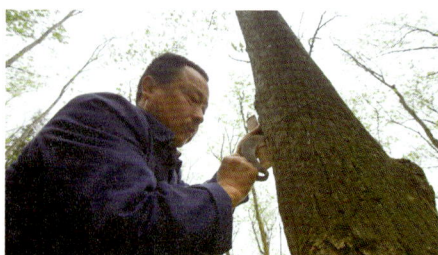

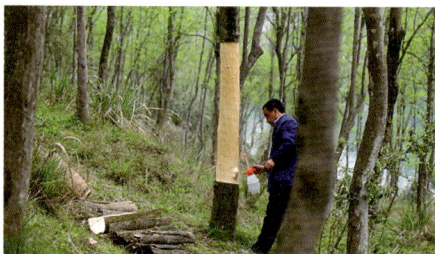

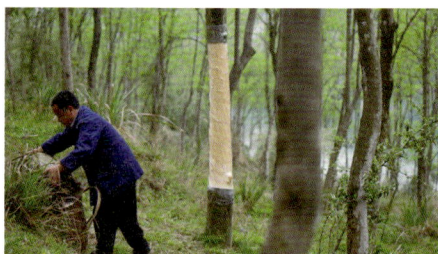

都要小心翼翼，避免伤及树皮内层。只剥去树皮的二分之一，同时向暴露的树干木质部喷水后用保鲜膜裹住。用这样的方法，三五年之后，杜仲树又能恢复元气。

　　珍贵的杜仲，须"取之有序，还之有道"，本草如人，循环往复才是长久之道。压平、对晒，经过细致的加工，杜仲等待着与另一味中药的相遇。

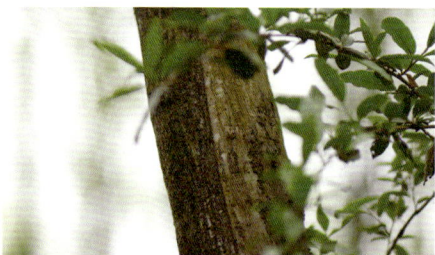

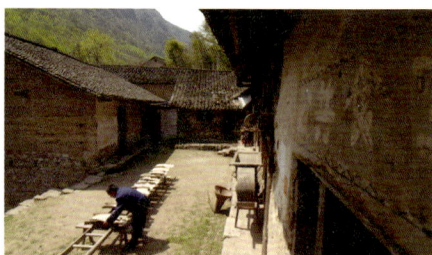

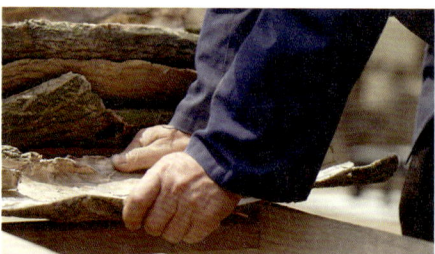

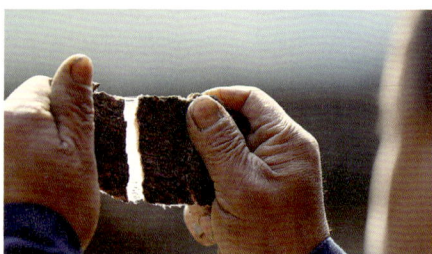

牛膝

　　距离张家界一千多公里的河南焦作，黄河冲积形成的肥沃土地上，盛产著名的"四大怀药"。

　　冬至刚过，在外打工的李智慧赶回老家。已经开始下霜，在土地上冻前，必须把牛膝采收上来。牛膝是"四大怀药"之一，对李智慧来说，它还是父亲劳作一年汗水与心血的结晶。

　　入药的牛膝，是苋科植物牛膝的干燥根，古人认为它状似牛的膝盖，所以命名为牛膝。与杜仲类似，牛膝也有着补肝肾、强筋骨的功效，不同的是，牛膝还可以逐瘀通经、利尿通淋、引血下行。

　　六七亩怀牛膝，是李智慧全家一年的寄托。但此刻，父子俩的进度却不容乐观。怀牛膝根长，取之必须谨慎，决不能用大开大合的挖掘机。所

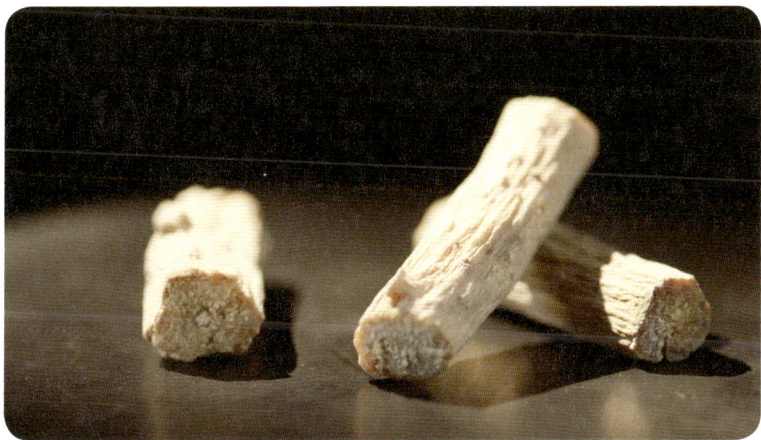

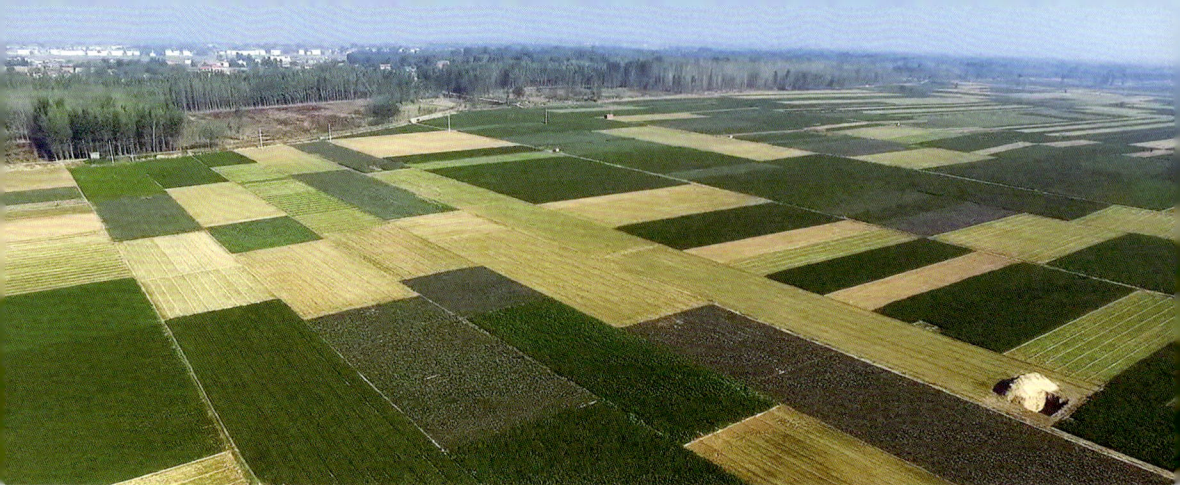

以他们能依靠的，只有自己的双手。这无疑需要耗费大量体力。正如李智慧所说："一直得在地里薅着。大概一般人嘛，熬一天腰就受不了，这是最累的时候。"

好在辛苦没有白费。李智慧家今年的牛膝条子粗壮明亮、色泽鲜艳、油性多。

中医里有一句俗语：无牛膝，不过膝。说的是牛膝对治疗膝盖以下腿部疾病疗效甚佳。但中医治病讲究追宗溯源，腿疾多与"肾主骨"有关，治标也需治本，因此牛膝常常与杜仲配伍。杜仲主补肾，牛膝壮筋骨，二者结合，相得益彰。

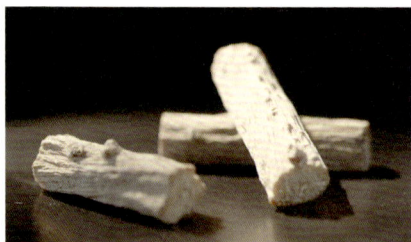

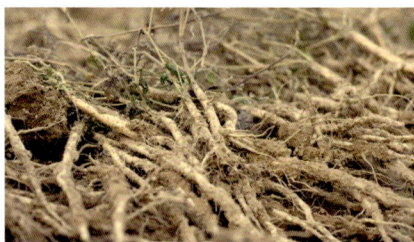

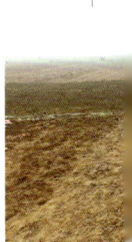

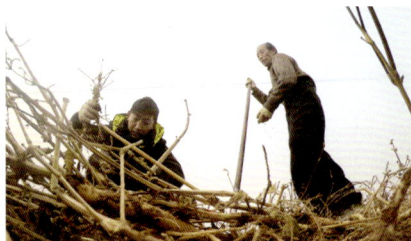

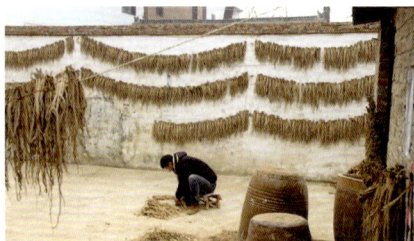

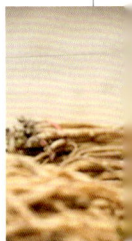

牛膝、杜仲，相距千里，本无牵挂，但正是在中医千年的智慧中，才有缘相遇、相知，并造福世间。

本草间的情投意合并非孤例，事实上，本草的七情昭昭，相比人类，有过之而无不及。本草间的配伍有"七情"之说，分别为单行、相须、相使、相畏、相杀、相恶和相反。

单行，是指药材单独入药，而其他"六情"，都是本草相遇后截然不同的关系。

相须，指性能功效相似的药物配合使用，可以明显增强其原有疗效，李时珍形容"相须者，同类不可离也"。杜仲与牛膝配合就是典型的相须

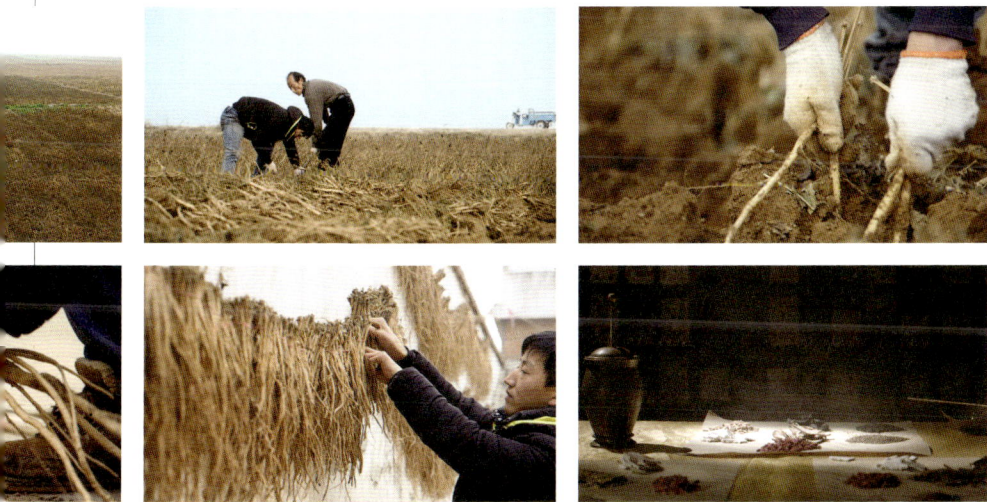

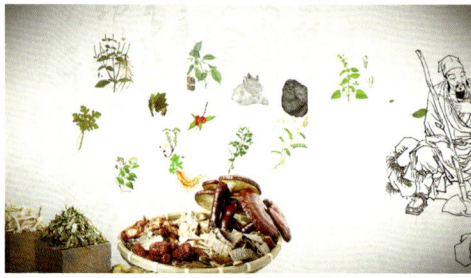
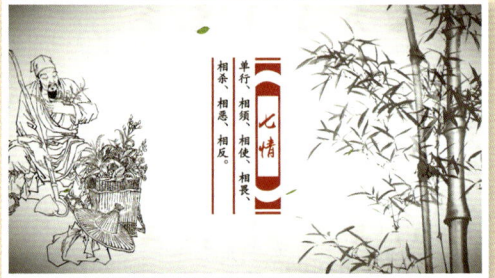
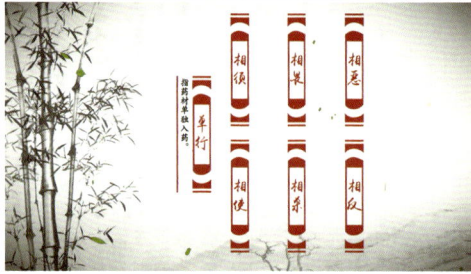
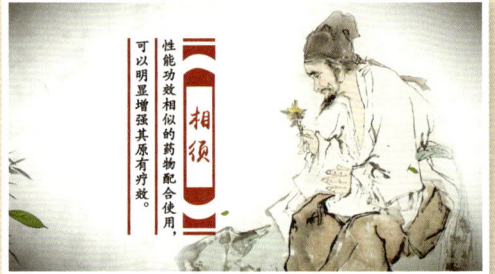
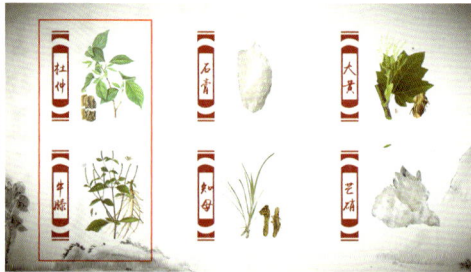
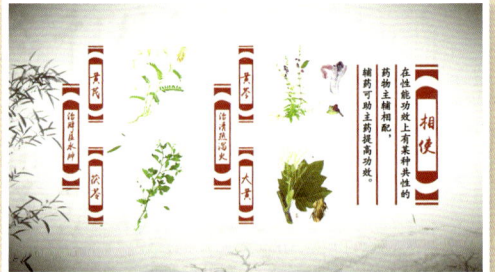
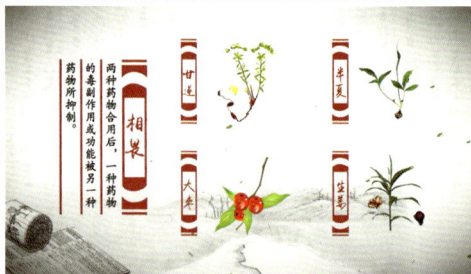
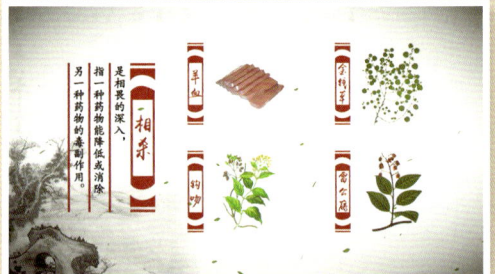
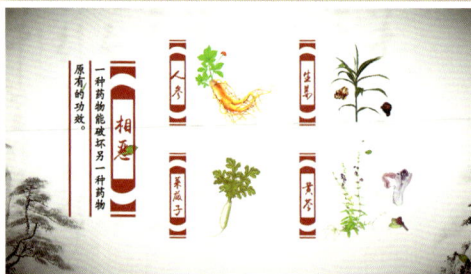
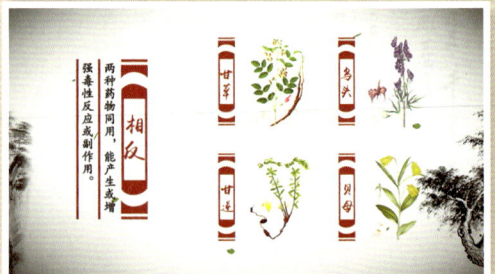

案例；石膏与知母配合，增强清热泻火的功效；大黄与芒硝配合，增强攻下泻热的功效。

相使，即在性能功效上有某种共性的药物主辅相配，辅药可助主药提高功效。如黄芪配茯苓治脾虚水肿，黄芩配大黄治清热泻火。

相畏，两种药物合用后，一种药物的毒副作用或功能被另一种药物所抑制。如甘遂畏大枣，半夏畏生姜。

相杀，是相畏的深入，指一种药物能降低或消除另一种药物的毒副作用。如羊血杀钩吻毒，金钱草杀雷公藤毒。

相恶，指一种药物能破坏另一种药物原有的功效。如人参恶莱菔子，生姜恶黄芩。

相反，即两种药物同用，能产生或增强毒性反应或副作用。如甘草反甘遂，乌头反贝母。

本草有灵，相遇七情，生出千般变化，万种意外。

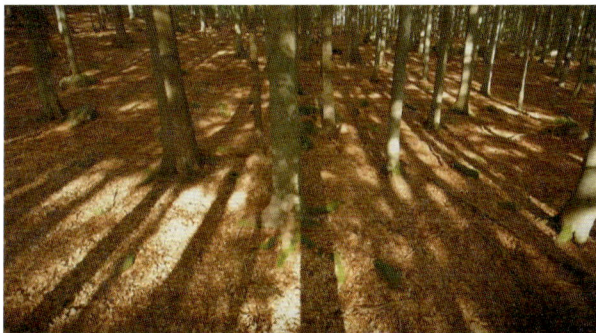

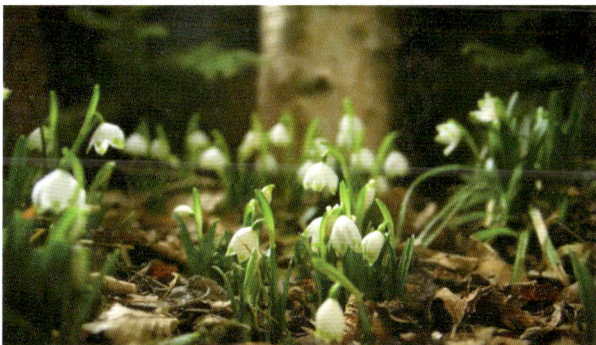

蝎子和蜈蚣，让人毛骨悚然的动物，但在中药人看来，竟也是极好的药材。从来各行其道的两大毒物，在药人手中不期而遇，又会诞生怎样的境况呢？

全蝎

山东蒙阴，晚风吹走了沂蒙山区的灼热暑气。蛰伏于绿荫、洞穴中的爬虫，趁着月色掩护，开始蠢蠢欲动。夜色如墨，蝉鸣阵阵，划过田野的荧光灯泛着幽幽的紫光，仿佛预示着一场别开生面的相遇。

这样的夜晚，对任继鹏来说，是干大事的时候。别看他翻找的动作利落干脆，毫不拖泥带水，但他还是特别留神和小心——捉蝎子可不是闹着玩的事。

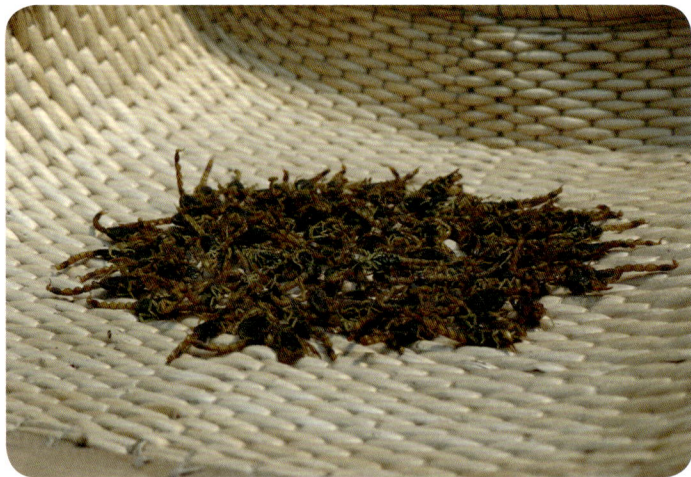

全世界的蝎子有一千七百多种。在中国，蝎子被称为"五毒之首"。蝎子一旦被激怒，会在蜇人的同时从尾部的毒囊中排出毒液，轻者使人局部灼痛、麻木，严重的全身中毒。

但在中医看来，人与蝎子的相遇，却简直可以称为一场奇遇。莫道剑拔弩张，只说生命智慧。

蝎子，是最常用的动物药材。动物药是中华本草的重要品类，《本草

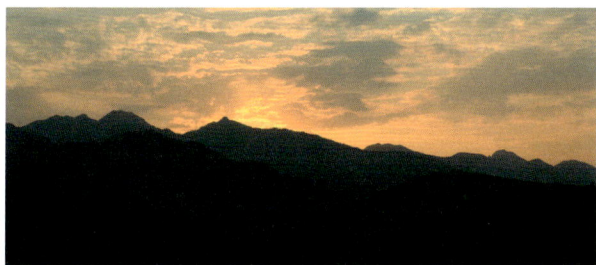

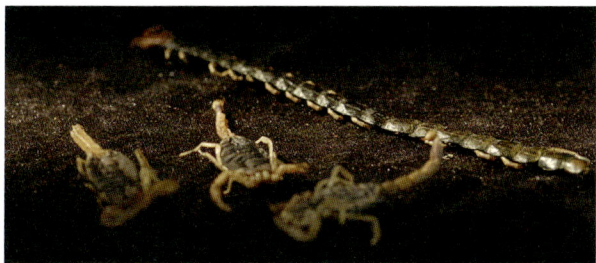

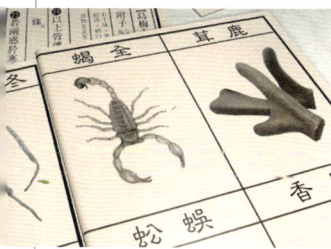

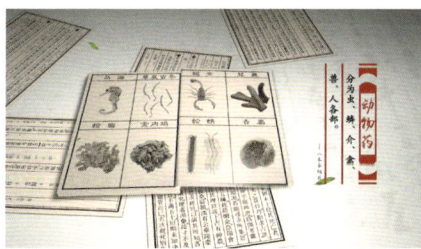

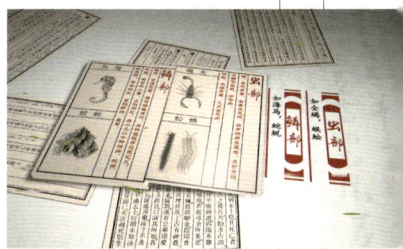

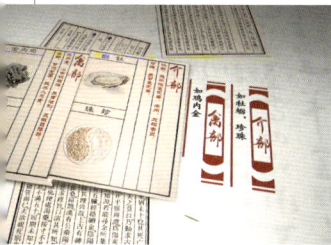

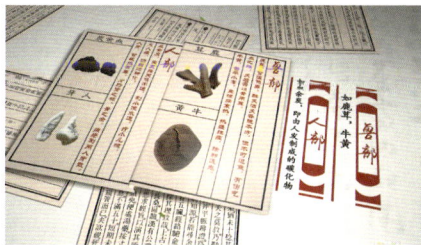

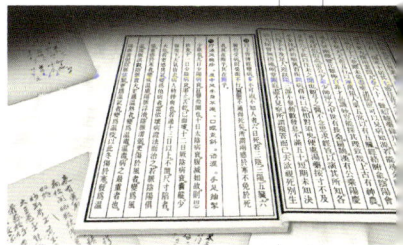

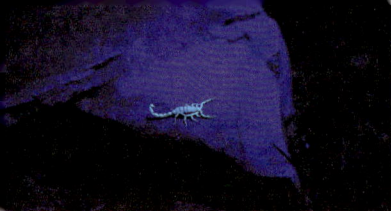

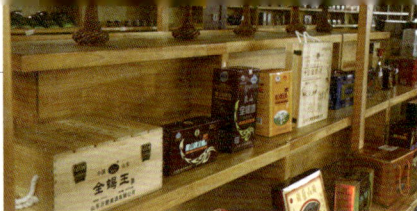

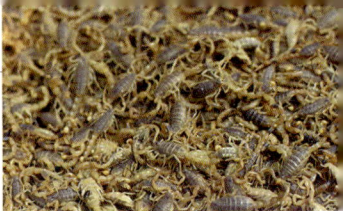

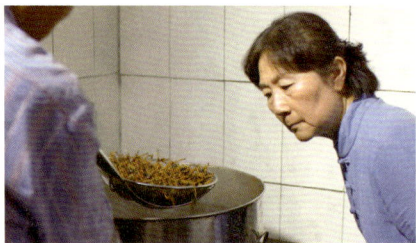

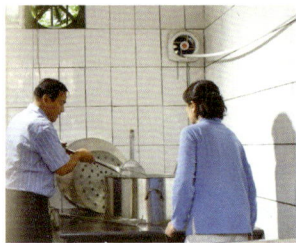

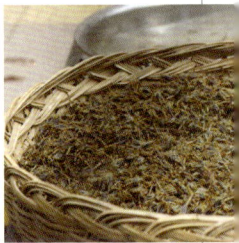

纲目》收载动物药四百多味，分为虫、鳞、介、禽、兽、人各部。虫部如全蝎、蜈蚣，鳞部如海马、蛇蜕，介部如牡蛎、珍珠，禽部如鸡内金，兽部如鹿茸、牛黄，人部如血余炭，即由人发制成的炭化物。

　　蝎子作为中药材，被称为全蝎，有息风镇痉、通络止痛、攻毒散结的功效。据《蜀本草》和《开宝本草》记载，一千多年前中医就已经认识到全蝎能穿筋透骨，治疗中风、抽搐等顽疾。而蝎子，更是配伍应用最多的动物药之一。

　　蝎子昼伏夜出，喜欢躲在隐蔽的夹缝中。但在荧光灯的照射下，蝎子通体呈灰白色，在幽暗的草丛里立刻无所遁形。

　　任继鹏说："我们这里蝎子很多，我从小就有捉蝎子的习惯，听老人说蝎子有治病的效果，捉了蝎子换点零花钱。"找准蝎子时，手起夹落，干净利索。经验丰富的任继鹏，一晚上总能捉到二三十只蝎子。

　　"大家捉得差不多了吧? 那走吧!"任继鹏一行人满载而归。

　　"蒙山全蝎酒"，是蒙阴县的招牌特产，蝎子富含人体所需的二十二种氨基酸和多种微量元素，这让蝎子酒大受欢迎。但以之入药，配伍其他本草，蝎子还需要经历特殊的炮制加工。

　　忙碌了一夜，任继鹏顾不上休息。他要将这几天捉来的蝎子，趁着鲜活，赶紧加工。先将蝎子浸入冷水中，淘去泥沙，漂洗干净；随后放入沸腾的盐水中翻煮炮制。

　　"煮蝎子看起来很简单，但是做起来觉得道道挺多的。稍有马虎，出

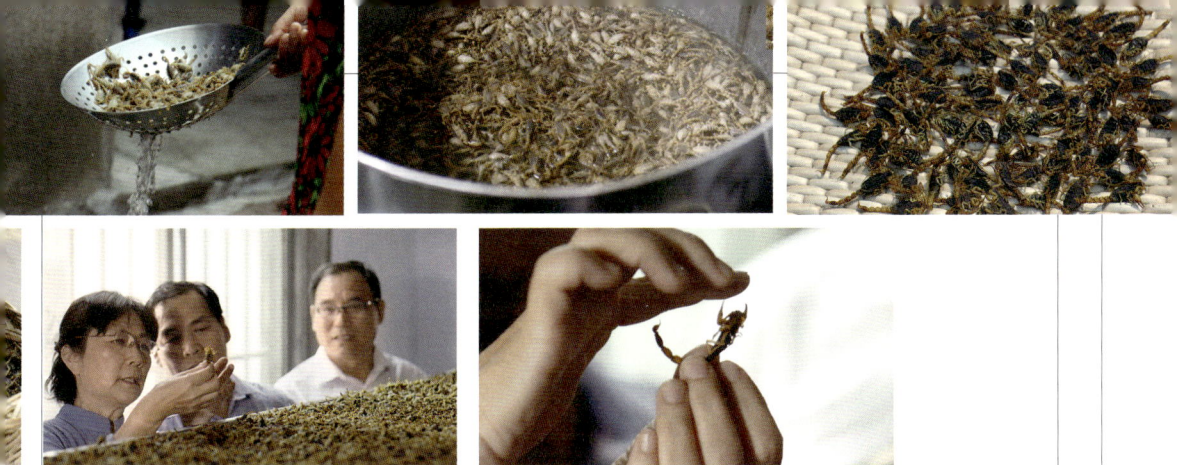

不了好蝎子。"任继鹏用漏勺将翻煮过的蝎子舀出满满一勺,他一边左右颠动,一边凝神细听。

极品全蝎有着"全身挺硬,脊背抽沟"的特点。为了达到这样的标准,任继鹏两耳不闻窗外事,潜心钻研全蝎炮制,几乎用光了自己的积蓄。

"刘老师,您听一下。""再来一次。"刘翎说。刘翎是北京安贞医院的主任药师,任继鹏非常尊重她的意见和判断。

全蝎炮制的关键之一是掌握脱水程度,如脱水不足,容易产生霉变。而从声音的清脆程度判断脱水率,是最直接有效的办法。一次又一次,翻煮,颠勺,细听,再翻煮、颠勺、细听⋯⋯出锅的时候终于到了。

煮好的蝎子,要过冷水降温,放置在通风处阴干。上好的全蝎有容易识别的外观标准。"首先这蝎子的外观形状是非常完整的,八个爪,两个螯;另外它的尾尖高高地翘起,尾珠是呈金黄色的;它的背部没有盐霜,含盐量也是很符合要求的。"刘翎站在铺满全蝎的药架前,对任继鹏这次炮制出来的全蝎颇为认可。

任继鹏的哥哥任继东也在现场。他随手拿起一只全蝎,扔进嘴里,面带笑容地说:"嗯,还蛮香的。"

功夫不负有心人,这次的炮制,大家都非常满意。刘翎说:"每道工序的标准要达到,这次还真是很不错。"

这样的全蝎,已万事俱备。而与此同时,另一味动物药材也即将破土而出,它们的相遇犹如上天注定。

蜈蚣

千里之外的湖北襄阳，滚滚汉水穿城而过，造就了此地的暖湿气候。趁着农闲，六十五岁的袁本志跟乡亲们一起，弯腰刨地。上下翻飞的锄头，带出了隐藏在土壤中的一种毒物——蜈蚣。

袁本志说："刨蜈蚣呢，我们这里成为一种习惯，男女老少都捉。我老喽，眼睛看不见，还能捉四五十条。"言语间尽显稀松平常。

老袁捕捉的蜈蚣，体型巨大，形态恐怖，体内有毒，但当地人早已掌握了捕捉的诀窍。一顶草帽、一把锄头、一支镊子、一个大号塑料瓶，就是襄阳农人抓蜈蚣的全部工具。老袁说："清明至立夏，正是最佳的季节。因为立夏之后，蜈蚣要繁殖了，人们就不逮了。"

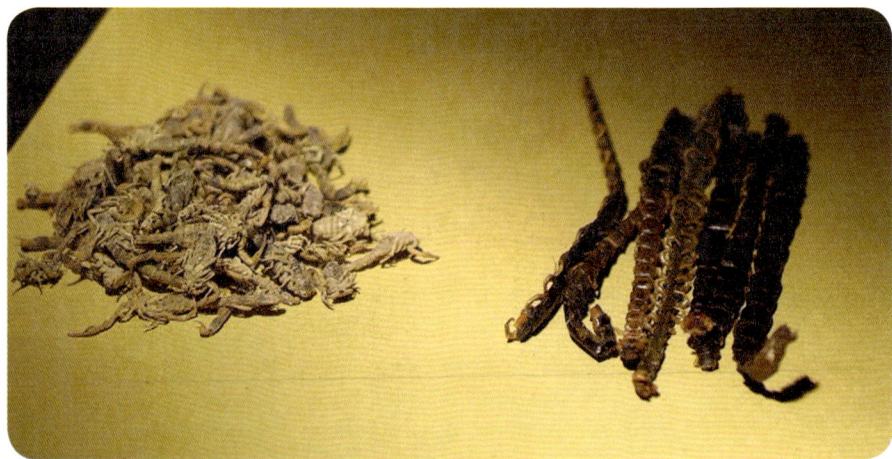

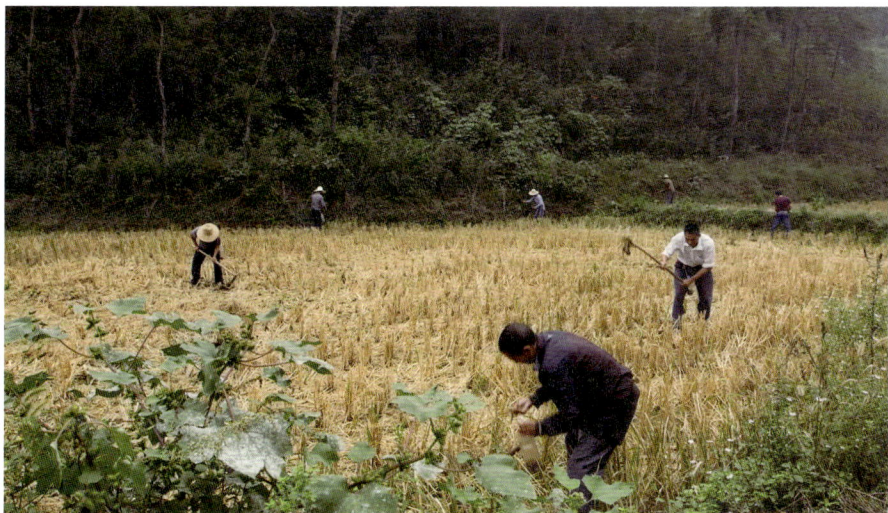

清明到立夏时节捕捉的，是蛰伏了一个冬天的野生蜈蚣，此时的蜈
蚣尚未大量取食，体内纯净，是上好的药材。同全蝎一样，有毒的蜈蚣也
具有息风镇痉、通络止痛、攻毒散结的功效。早在东汉时期的《神农本草
经》中，就有蜈蚣入药的记载。

　　工人们趁着蜈蚣鲜活，将长竹片插入其头尾，绷直。大小整齐的蜈蚣
才是上品药材，也便于均匀晾干。当地药厂采用的晾晒法，避免让蜈蚣在

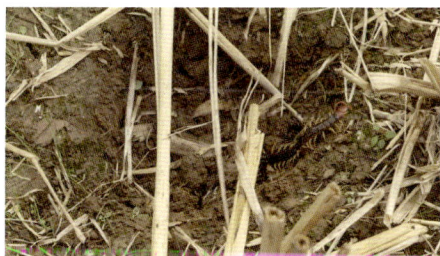

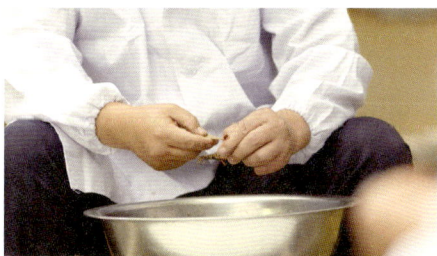

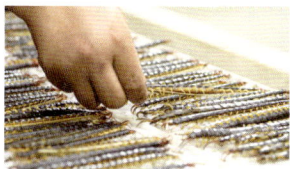

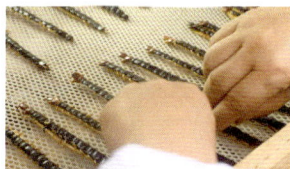

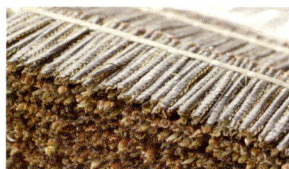

太阳下暴晒，而一定要阴干或者烘干；水分脱到百分之八十到九十左右，是入药蜈蚣的最佳品质。

蜈蚣与全蝎，都是节肢动物，同为有毒之物，都具有走窜通筋的功效。但它们各有所长，从生活习性就能窥得一二。根据先人"天人相应"、"取类比象"的观点，人们认为蝎子善于守株待兔，能穿筋透骨，对固定部位的痉挛有更好的疗效；而蜈蚣行动迅速，走窜之力最速，因此搜风解毒之力更强。而两药合用，相得益彰，外则息风止痉，内则通络止痛，故而祛风定痛效果极佳。

相遇，本草最丰富多彩、变化万千、博大精深的命题，千年来，中华药人用执着和勇气，翻山越岭、遍尝百草、孜孜以求，凝结出关乎生命的智慧。

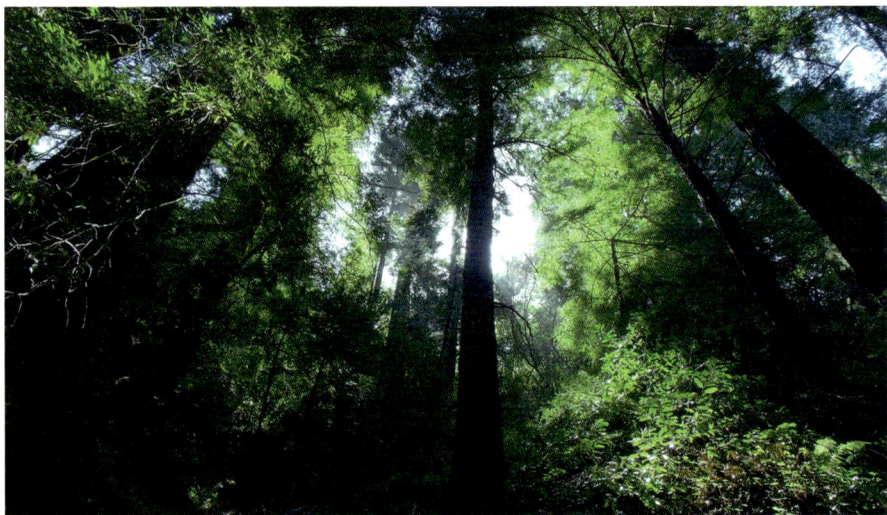

湖南张家界，赵建国爬上二十多米高的杜仲雄树，准备采集杜仲雄花。种杜仲树、采杜仲，到赵建国已经持续了三代。如今，医学界发现杜仲雄花和叶子也含有树皮的有效成分，并且氨基酸含量更高。这种天然降压饮品，让古老的杜仲树焕发新的活力。

　　河南焦作，更多的年轻人在这个季节回到故乡，赶收牛膝。为了不耽误进度，各家都把灶台搬到了地头。

　　山东蒙阴，任继鹏和妻子张罗了一桌饭菜，他们用蒙山脚下最珍贵的蝎子酒，来答谢刘翎的帮助。

　　湖北襄阳，蜈蚣进入繁殖季节，袁本志和乡亲们停止了捕捉，这是他们祖祖辈辈与自然的约定。

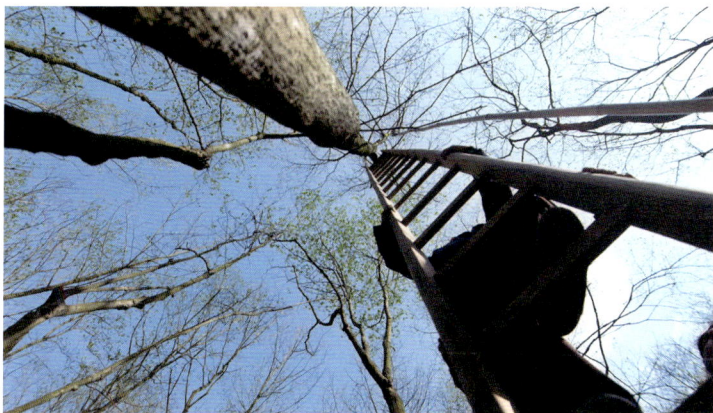

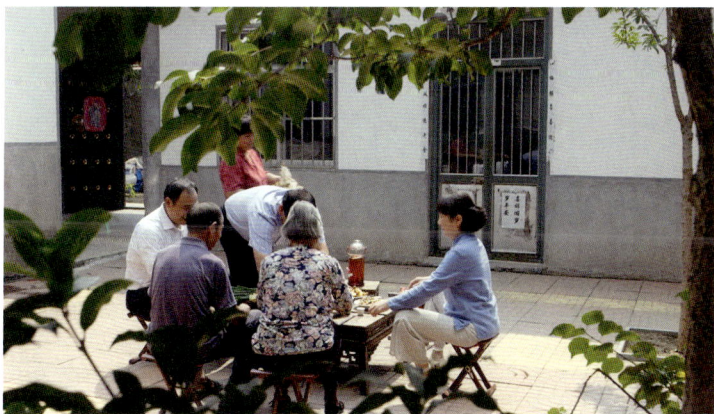

山西太谷，面对二十八味本草的相遇，柳惠武聚精会神，死死盯住炮制工序，这是古人为龟龄集量身定制的方法，道道讲究。即使有些环节换了现代的工具，但过程仍必须遵循古法。柳惠武说："要想做好药，必须先做好自己。把自己的心先练好。"这句质朴的箴言，却承载着中药人可贵的匠心。

药人寻路，天南地北。本草生长，海角天涯。本是彼此陌生，却因同根同源而造就了一场场神奇的相遇。

相遇，到底是种怎样的缘分？本草有执，它自呈现着邂逅时的千般姿态、万种表情。但对中华药人而言，无论是凝结着前人智慧的配伍"七情"、"君臣佐使"，还是药斗中仍在上演的每段故事，都因有缘相遇，答案早已注定。

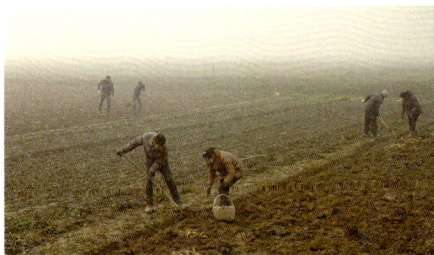

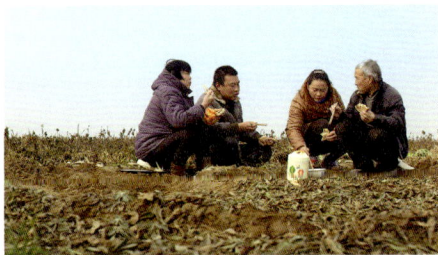

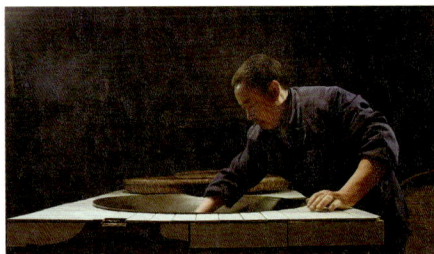

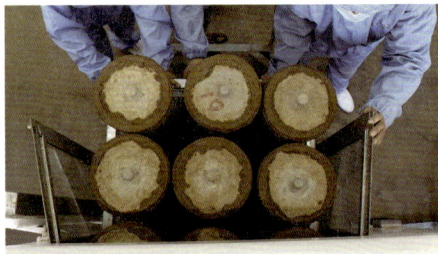

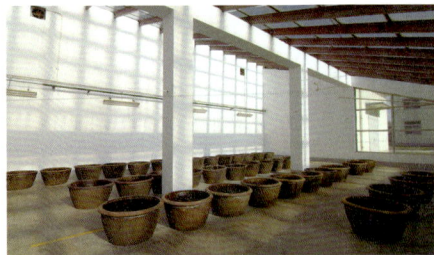

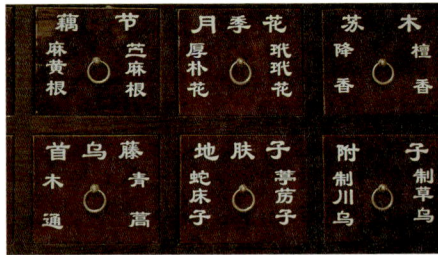

杜仲

杜仲，又名思仲、思仙，《本草纲目》记载："昔有杜仲服此得道，因以名之。思仲、思仙，皆由此义。"杜仲一药为养生家所偏爱，不仅是由于所谓"服此得道"的传说，更是由于杜仲所具有的补益效力。

杜仲味甘、性温，归肝、肾经。《神农本草经》言其"主腰脊痛，补中益精气，坚筋骨，强志"，点明其补肝肾、壮筋骨之效。《本草纲目》引用了宋代庞元英《谈薮》的一则医案：有一少年新婚，某天突发双腿痿软无力伴随严重疼痛，有医生诊断为"脚气"，治之不效。当地有个名叫孙琳的路钤（古代官职名）诊治后，单用杜仲一味，半水半酒煎服后，"三日能行，又三日痊愈"。

明代张介宾《景岳全书》中还提到杜仲"止小水梦遗，暖子宫，安胎气"，因而现代临床以杜仲治疗肝肾虚损、筋骨不健、胎动不安也颇为常见。现代药理研究发现，杜仲具有缓慢而持久的降压作用，因而常用于治疗高血压病。

如今，我国民间还流传着许多以杜仲为原料的食疗食补方，如杜仲银耳羹、杜仲爆羊腰等，其中最常见的为杜仲酒——用杜仲浸白酒饮用，可治腰肌劳损等症。此外，杜仲煮鸽蛋、杜仲山楂猪肚汤等，均是色味俱佳的保健美食。

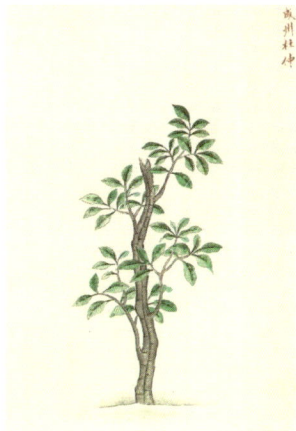

牛膝

牛膝，为苋科植物牛膝的根，"其茎有节，似牛膝，故以为名"。在《神农本草经》中，牛膝又名百倍，"隐语也，言其滋补之功，如牛之多力也"。在《神农本草经》中，三百六十五种中药被分成上、中、下三品，"上药养命、中药养性、下药治病"，杜仲、牛膝同为滋补延年之上品。

除补肝肾、强筋骨之外，牛膝还可逐瘀通经、利尿通淋、引血下行，在治疗经产诸疾、小便不利之淋证方面也有重要作用。现代研究表明，牛膝具有短暂的降压作用，可能与前人总结的"引血下行"之功效有一定关联。

牛膝有川牛膝、怀牛膝之别，二者作用大体相似。川牛膝偏重于逐瘀通经、利尿通淋，怀牛膝则偏重于补肝肾、强筋骨。2015年版的《中国药典》已将川牛膝、怀牛膝列为两个不同品种分开论述。

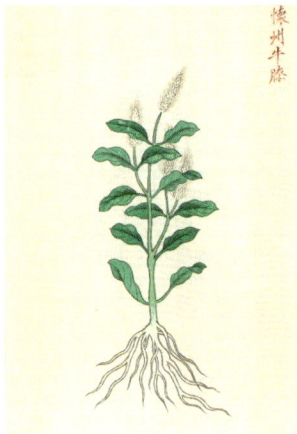

牛膝常与杜仲配伍，相须为用，增强药效。当代胥庆华主编的《中药药对大全》对二者配伍增效的原理作了阐述："肝主筋，肾主骨，肾充则骨强，肝充则筋健。杜仲、牛膝均有补肝肾、强筋骨之功。然杜仲主下部气分，长于补益肾气；牛膝主下部血分，偏于益血通脉。二药相须配对，且兼顾气血，使补肝肾、强筋骨之力倍增。"

值得注意的是，清代张璐在《本经逢原》提到牛膝"性虽下行走筋，然滑利之品，精气不固者，终非所宜"。因此若有遗精、泄泻、月经过多等症状者需禁用，孕妇亦禁用。

全蝎

早在《诗经·小雅》"彼君子女，卷发如虿"中，蝎子就作为"虿"出现，不过它在唐宋之时才首次被载入药典。

蝎，被人称为"五毒之首"。宋代苏颂在《本草图经》中言其"尾端有毒，如刺螫人，痛不可忍"，《证类本草》也记载"陈州古仓有蝎，形如钱，螫人必死"。直到现在，大多数人对蝎子都有一定的畏惧心理。

当代叶定江等人主编的《中药炮制学辞典》表明：全蝎有毒，其毒性成分是蝎毒素，是一种类似蛇毒神经毒的毒性蛋白。炒制后能使毒性蛋白凝固变性，使毒性成分降低。近现代的水煮法、沸水烫法、远红外辐射干燥法等，皆同为此理。

如今，全蝎常被用于治疗口眼歪斜、半身不遂、中风等，是临床常用药之一。国医大师朱良春认为，全蝎为治风要药，治疗惊风掣搐，不可或缺；因其"擅窜筋透骨"，所以对风湿痹痛久治不愈者效佳。

全蝎治疗各种顽固性疼痛疗效显著。当代名医朱仁康先生，早年曾遇一七旬老翁患带状疱疹，经其他医生治疗后虽疱疹已平，却一直痛如锥刺，经久难除。朱先生单用全蝎一味，两个疗程后老翁痛止病愈。

当代陕西烹饪大师刘凤凯经多年苦心探索，首创"食中有医，医中有食"的"中华蝎子宴"，由二百多道大小菜肴及特制蝎酒组成，如雁塔醉蝎、醉蝎爬雪山、蝎子舞绣球、钳蝎戏牡丹等，颇具独创性。

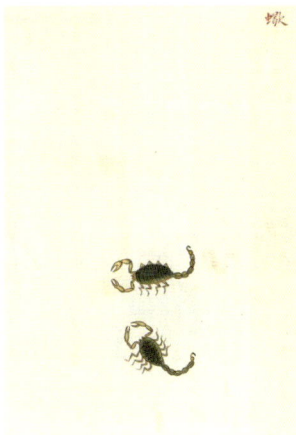

·

蜈蚣

蜈蚣，有毒亦善攻毒，最常应用于治疗风湿顽痹、痉挛抽搐等症。清末名医张锡纯认为，"蜈蚣走窜之力最速，内而脏腑，外而经络，凡气血凝聚之处皆能开之"，"其性尤善搜风，内治肝风萌动……外治经络中风……"。现代临床常将蜈蚣与全蝎合用，颇有收效。

蜈蚣外用还可治疗蛇毒咬伤，《本草纲目》记载"惟赤足蜈蚣最能伏蛇"。清代陈士铎《洞天奥旨》有一名方"蜈蚣散"："蜈蚣三条，雄黄五钱，白芷一两，樟脑三钱，各为极细末，香油调搽肿处，随干随扫。"此方专治蛇咬，外用奇效。蜈蚣内服则可治疗疮疡肿毒，如蜂窝织炎、流行性腮腺炎等。

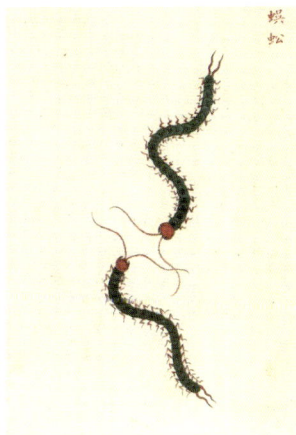

除此之外，蜈蚣还有诸多临床新用。现代药理研究发现，蜈蚣及其提取物具

有抗惊厥、镇痛消炎等作用，故而以蜈蚣治疗急慢性肾炎、肝炎、骨髓炎以及肿瘤等病症的记载并不少见。

早在《医学衷中参西录》中便有蜈蚣治疗吞咽困难，饮食难下之噎膈的记载（张锡纯谓此为"西人所言胃癌"）。后世医家纷纷效仿，常用蜈蚣、全蝎等虫类药物随证加减，以缩小肿瘤或治疗肿瘤伴随症状如疼痛、头晕等，疗效显著。

只是蜈蚣作为临床常用的抗肿瘤药物，尚未有统一的应用原则和方案，用法用量也未完全规范化，其在抗肿瘤方面的运用仍有待于研究总结。

·

中药配伍禁忌

·

中药配伍有单行、相须、相使、相畏、相杀、相恶、相反七种情况，被称为"七情"。其中，相反、相恶指两种药物合用会降低原有功效或增强毒副作用，应避免配合使用，也即《神农本草经》所谓"勿用相恶相反者"。

目前，中医药界公认的配伍禁忌有"十八反"和"十九畏"。

"十八反"的说法源于五代韩保昇修订的《蜀本草》，后来金代的张子和在《儒门事亲》中首先提出"十八反"歌，广为传扬。

"十八反"歌

本草明言十八反，半蒌贝蔹及攻乌[①]。

藻戟遂芫俱战草[②]，诸参辛芍叛藜芦[③]。

注释：

①半：半夏、清半夏、法半夏、姜半夏、半夏曲。蒌：瓜蒌、瓜蒌皮、瓜蒌子、瓜蒌霜、天花粉。贝：川贝母、平贝母、浙贝母、伊贝母、湖北贝母。蔹：白蔹。及：白及。乌：乌头。意为乌头（包括川乌、草乌、附子）反半夏、清半夏、法半夏、姜半夏、半夏曲、瓜蒌、瓜蒌皮、瓜蒌子、瓜蒌霜、天花粉、川贝母、平贝母、浙贝母、伊贝母、湖北贝母、白蔹、白及。

②藻：海藻。戟：京大戟。遂：甘遂。芫：芫花。草：甘草。意为甘草反海藻、

京大戟、甘遂、芫花。

③诸参：指各种参类。辛：细辛。芍：指白芍、赤芍。意为藜芦反人参、人参叶、西洋参、党参、丹参、玄参、北沙参、南沙参、苦参、细辛、白芍、赤芍。

"十九畏"最早见于明代刘纯的《医经小学》。相畏本指某种药物的毒性可被另一种药物减轻或消除，但宋代之后，一些医药著作中出现畏、恶、反使用混乱的情况，作为配伍禁忌的"十九畏"在此背景下提出。

"十九畏"歌

硫黄原是火中精，朴硝一见便相争。

水银莫与砒霜见，狼毒最怕密陀僧。

巴豆性烈为最上，偏与牵牛不顺情。

丁香莫与郁金见，牙硝难合京三棱。

川乌草乌不顺犀，人参最怕五灵脂。

官桂善能调冷气，若逢石脂便相欺。

大凡修合看顺逆，炮爁炙煿莫相依。

释意：

硫黄畏朴硝（芒硝），水银畏砒霜，狼毒畏密陀僧，巴豆畏牵牛，丁香畏郁金，牙硝（芒硝）畏三棱，川乌草乌畏犀角，人参畏五灵脂，肉桂畏赤石脂。

"十八反"、"十九畏"中的反药是否可同用，历代医家众说纷纭。南朝梁代陶弘景《本草经集注》云："相反则彼我交仇，必不宜合。"孙思邈也认为："草石相反，使人迷乱，力甚刀剑。"

然而，古代也有反药同用起到相反相成作用的案例。清代郑承湘在《医学正义》中曾说："外有大毒之疾，必有大毒之药以攻之，又不可以常理论也。"现代也有文献记载人参、五灵脂同用治疗冠心病，甘草与芫花、大戟、甘遂同用治疗结核性胸膜炎的案例。

不过，诸如"十八反"、"十九畏"的配伍禁忌沿袭数百年，其背后必然有活生生的案例。虽有某些反药治病的记载，仍需加以警觉，安全合理用药。

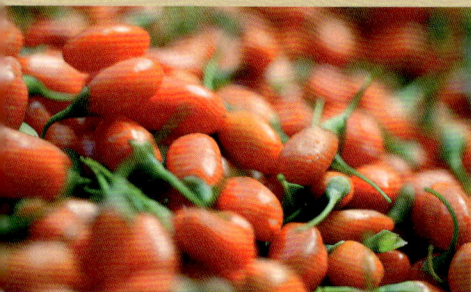
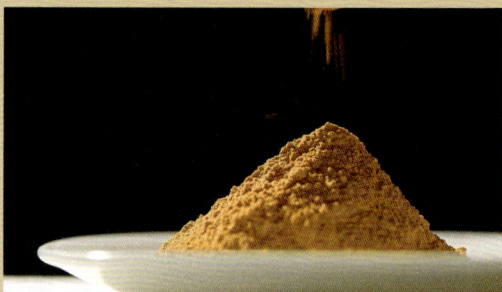
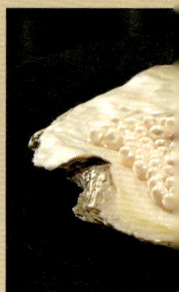

枸
杞

雄
黄

珍
珠

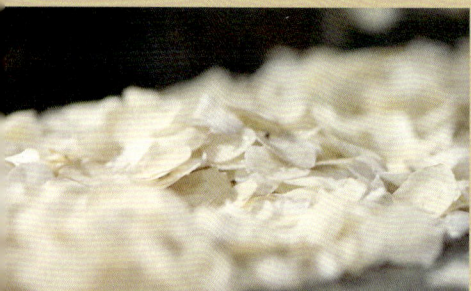
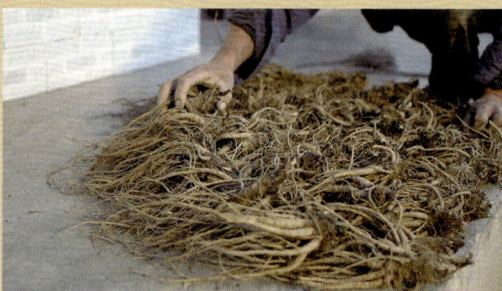

白
芍

当
归

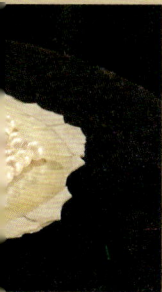
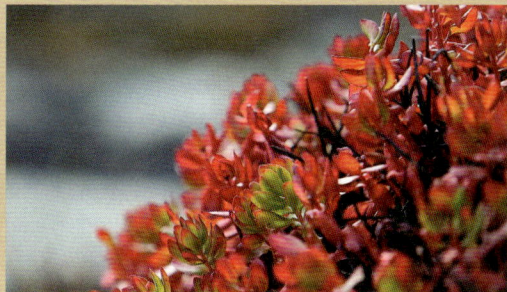
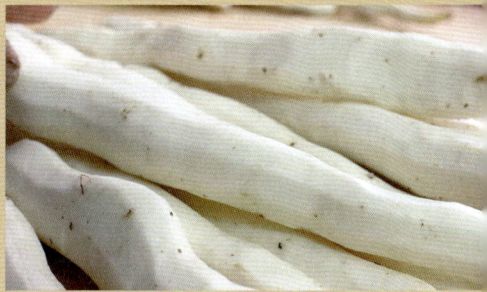

红景天

山药

第六章

根脉

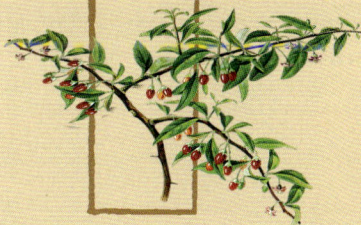

泱泱华夏，幅员辽阔，地大物博。在这片占据地球陆地总面积十五分之一的国土上，生活着世界五分之一的人口。人们在此繁衍生息，世代相传。

与数千年光阴相伴的，还有这广袤大地上的本草。它们或来自高山之巅，或来自大海之渊，在大自然的每一寸土地之间，牢牢地扎下根脉，守护着人世间的健康和幸福。

山

中国，东西跨越经线六十二度，南北跨越纬线近五十度。辽阔的疆域几乎囊括了所有种类的地形，而在这些地形之中，山占到了总数的三分之二。

对中国人而言，山不仅是赖以生活的土地，更是整个民族文化的根基。盘古开天辟地，头颅化为了泰山；夸父逐日，化为夸父山；愚公移山，矢志不移；而太行山，则有着另一个著名的传说——神农尝百草。

山药

太行山脉，中国东部最主要的山脉和地理分界线。10月，山脉南麓的河南沁阳，六十二岁的毋本标和老伴告别后，又一次扛起锄头上了路。

他的一生与山为伴，而这座山，正是神农山。神农山地处太行山脉南延，这里是远古时期炎帝神农氏的重要活动场所。相传他曾在山顶处设坛祭天，辨五谷，尝百草。

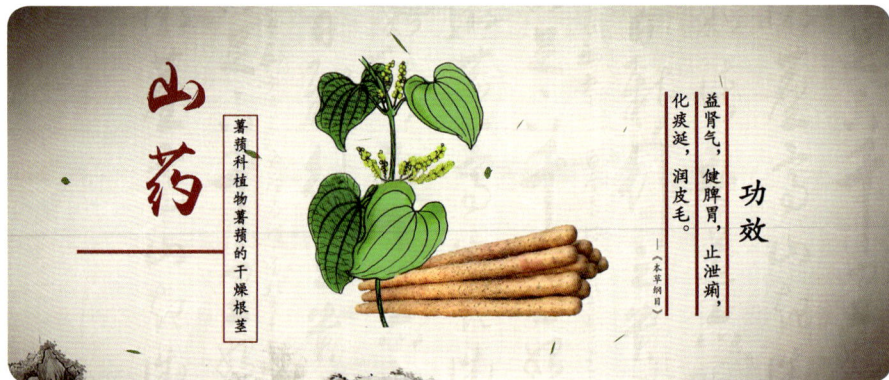

山药

薯蓣科植物薯蓣的干燥根茎

益肾气，健脾胃，止泄痢，化痰涎，润皮毛。

——《本草纲目》

功效

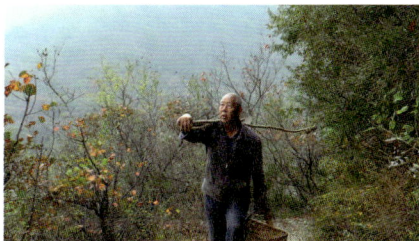
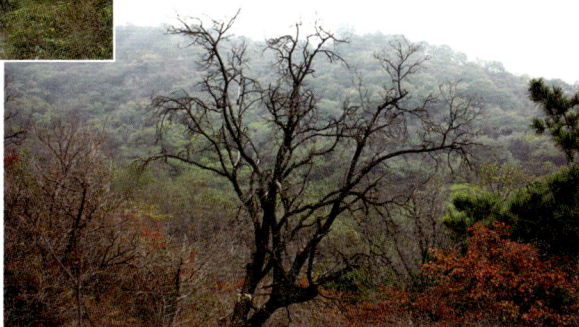

神农山属大陆性季风气候，雨热同季，四季分明，有利于动植物繁衍生息。毋本标寻找了很久，终于找到一根三年生的野生山药，口感药性正值最佳。在毋本标的概念里，山药的价值非同一般，拿回去给老伴补身子再好不过。

山药，薯蓣科植物薯蓣的干燥根茎。《本草纲目》记载，山药益肾气，健脾胃，止泄痢，化痰涎，润皮毛。国医大师金世元认为，山药功在健脾、益肺、补肾，尤长于健脾养胃，属于滋补药的一种。现代医学证明，食用山药还有助于胰岛素的正常分泌，对血糖升高有抑制作用，并能增强人体免疫力，有效延缓衰老。

山药、地黄、牛膝、菊花四味药材，自古以河南怀庆府出产最为优质，被视为道地药材，并称"四大怀药"。而这四药最初便是从附近神农山的这些野生物种驯化而来。在神农山老君洼一带，至今还保留有"山药沟"、"地黄坡"、"牛膝川"、"菊花坡"等古地名。

今天毋本标的运气不错，还收获了一些地黄和牛膝。古人用药，采于自然。毋本标也一样，他相信野生药材的好处。

又一场山雨降临，雨水和山岩擦身而过，画出一笔笔银丝。淅淅沥沥

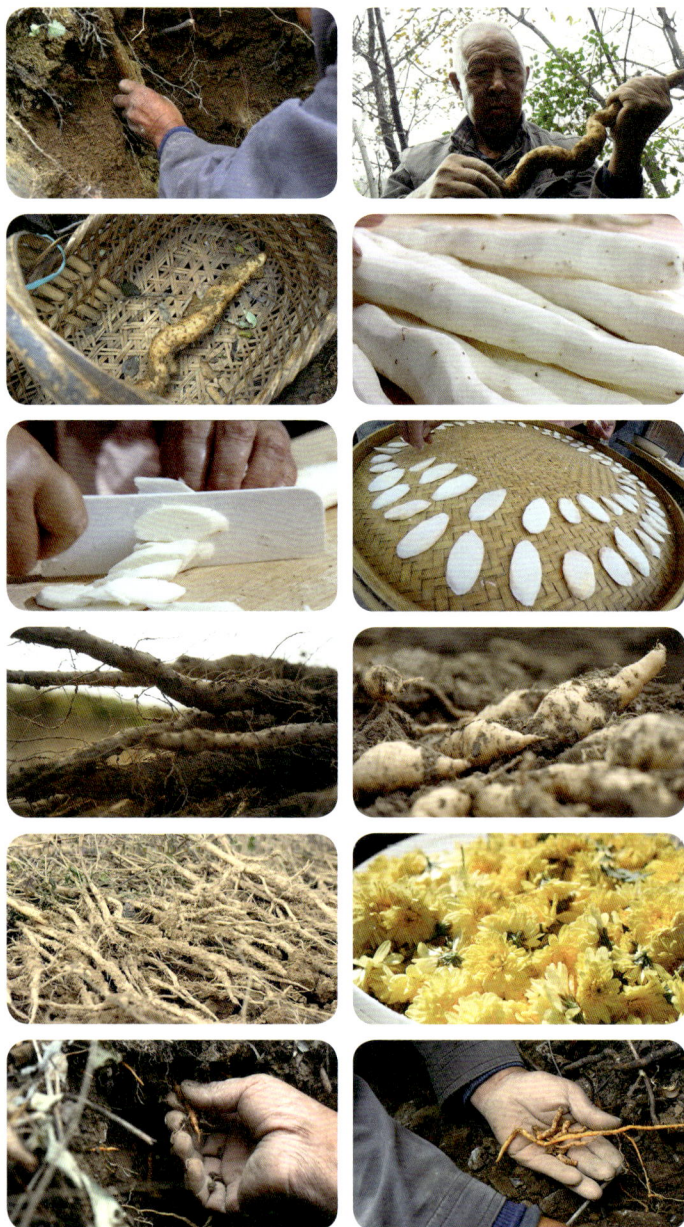

的声音不绝于耳，但专心采挖的毋本标却没有在意。如今，规模化种植的本草逐渐取代了野生药材。毋本标有他的坚持，他与山相伴，哪怕残影孤独。

林芝，位于西藏自治区东南部，喜马拉雅山脉与念青唐古拉山脉之间。这里最高海拔高达七千多米，最低处却只有九百米，是世界上陆地垂直地貌落差最大的地带。

6月，当全国其他地方入夏时，青藏高原依旧寒风凛冽。高山之上的无污染地带，生长着一种稀有的野生本草——红景天。

红景天，景天科植物大花红景天的干燥根和根茎。直至20世纪70年代，才逐渐引入中药药方，并被《中国药典》收录，称其益气活血，通脉平喘。

张大宁是"京城四大名医"之一的施今墨的再传弟子。提及红景天，她说："红景天这个药其实我们在临床常用。尤其近代以来，被我们很多

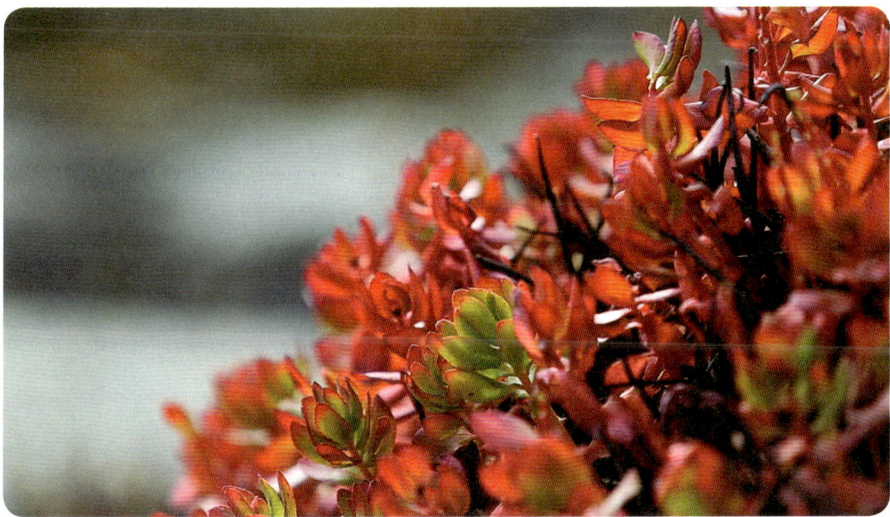

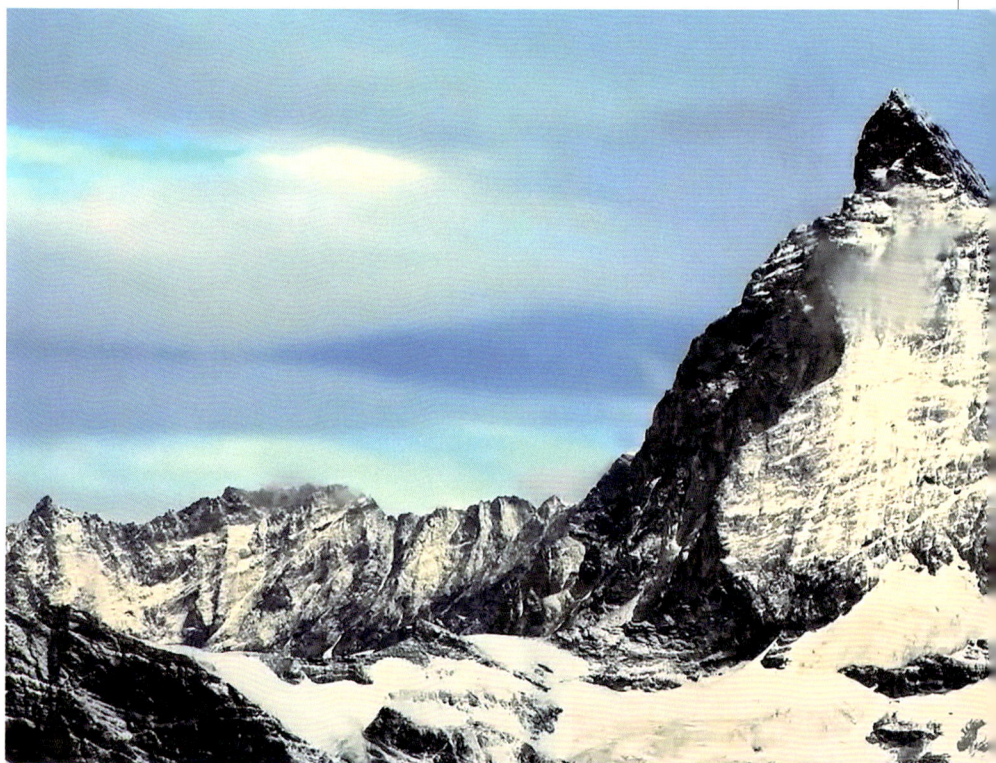

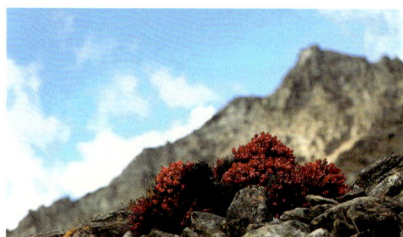

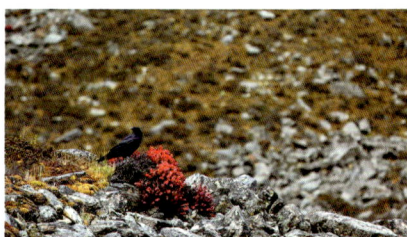

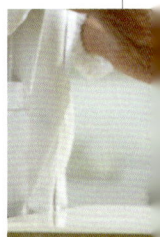

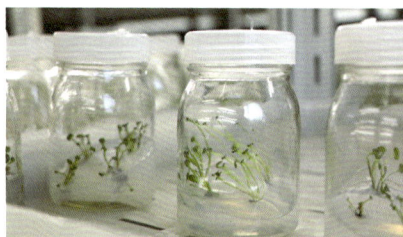

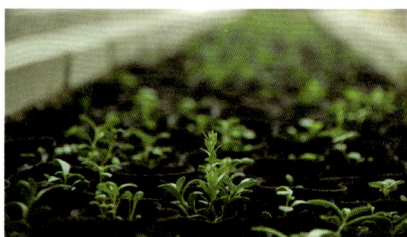

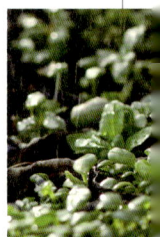

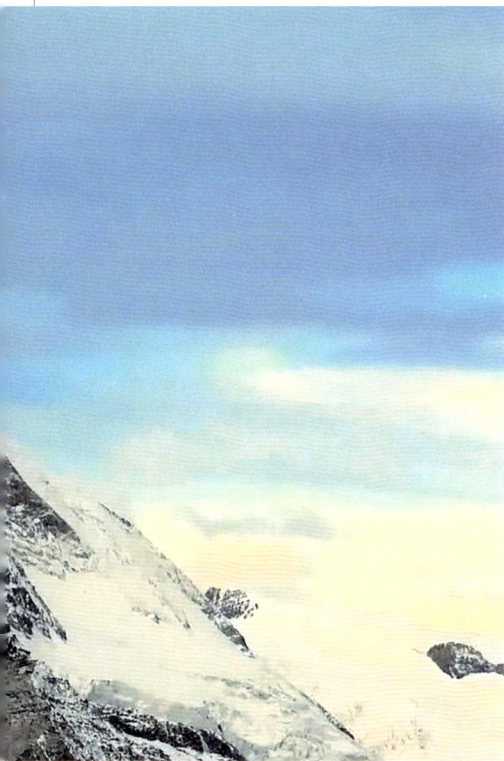

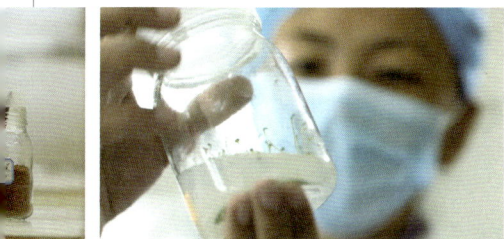

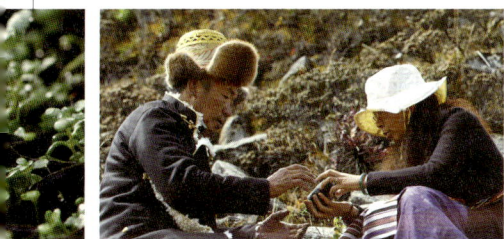

的药理学家认可，它有抗氧化的作用，有缓解缺氧的作用。很多人在高原都出现肺功能差，有肺气肿或者哮喘、呼吸困难、胸闷气短的病人，我们经常用它增加人的肺的功能。一般能用到三十克一次，太少了不起作用。"

药用价值大，用量重，使得红景天常年遭到掠夺式的采挖。经年累月，野生红景天正走向灭绝的边缘。

如今，西藏农科院的科研团队，正在尝试人工培育红景天。但由于红景天自然繁育能力差，人工种植也困难重重。历经十一年，科研人员终于掌握红景天种子的育苗方法，但漫长的生育期、高昂的成本，还无法使其大规模开发。

科研人员还想出另一种方法：他们将人工培育的种苗，移栽到高山上，来挽救这种神奇的本草。

山不在高，有仙则名。红景天，这世界的有灵本草，相遇有情之人，便扎下了根。文明存续，正在于留住根脉，守住灵魂。

水

山之妙在峰回路转，水之妙则在风生水起。柔软无形却又波澜壮阔，江河湖海就这样流淌过华夏文明的血脉。仁者乐山，智者乐水。水，是中国人寻找本草智慧的无尽宝库。

珍珠

中国南海，是一片深沉、辽阔的海域。毗邻南海的广西合浦，是历史悠久的珍珠产地，其最初的采珠作业甚至可以追溯至东周时期。

这里是北部湾。三面环岛，风浪小，附近有河流入海口。淡水从砂质的浅海底层渗出，不断调节着海水的盐度。清洁的水质、丰富的浮游生物以及相对稳定的年均气温，使这里成为了马氏珍珠贝的道地产地。

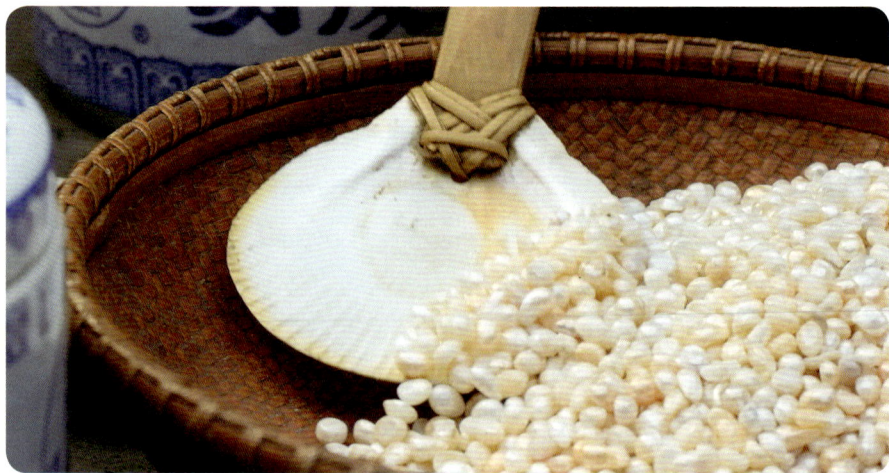

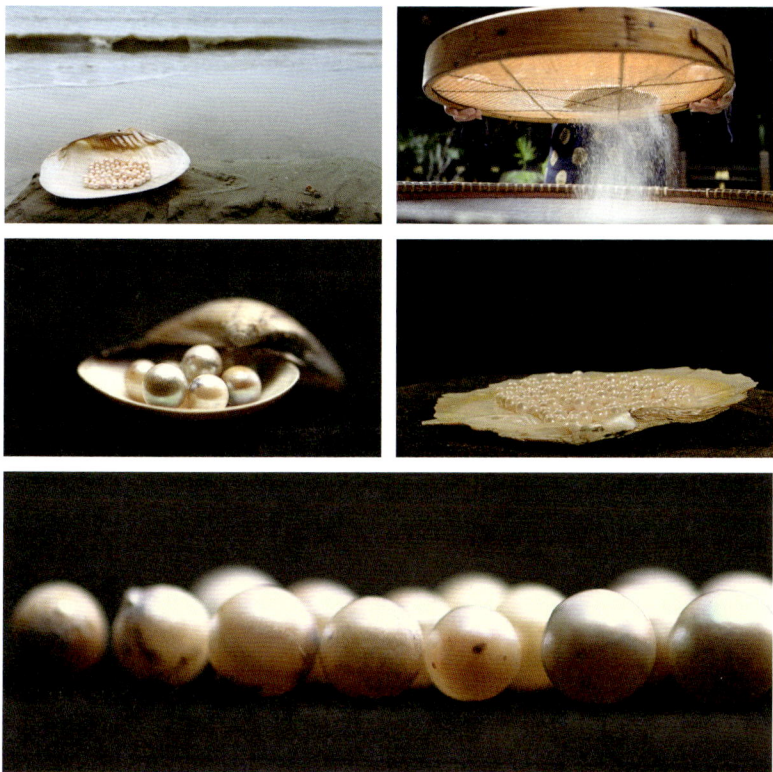

珍珠由双壳类动物受刺激形成，入药必须磨成细粉。《本草纲目》有云："凡用，以新完未经钻缀者研如粉，方堪服食。不细则伤人脏腑。"

中医认为珍珠内服能安魂定魄，而外用则美容养颜。除此之外，在养肝明目、解毒生肌、补充钙质、辅助降压等方面也有积极作用。现代科学研究表明，珍珠含有二十多种微量元素和十八种氨基酸，而其中的七种氨基酸为人体必需。珍珠中含有的天然牛磺酸，是珍珠诸多疗效的根本所在。

金世元大师说："珍珠不能够整用，整用那是没效的，它会太硬，所以必须得研成粉。珍珠不是单独服用的，整个入药的没有，搁汤剂里熬的也没有，大部分搁到成药里，搁到丸散膏丹里用，比如说最出名的安宫牛黄丸就有珍珠。珍珠主要是有镇静安神的作用。"

捕捞珍珠，殊为不易，李时珍在《本草纲目》中写道："蜒人每以长绳系腰，携篮入水，拾蚌入篮即振绳，令舟人急取之。若有一线之血浮水，则葬鱼腹矣。"自古合浦珠民死于海中者不计其数，甚至被称为"以人易珠"。

现代珍珠多为养殖，即便是今天，养珠、采珠依然面临着风险。退潮的两三个小时，是仅有的安全时间。时限一到，冰冷的海水转眼之间淹没珠池。如果人还没有回到船上，后果不堪设想。

自然在给予恩赐的同时，也有着无情的另一面。水能载舟，亦能覆舟，警醒着人与水的相处之道。

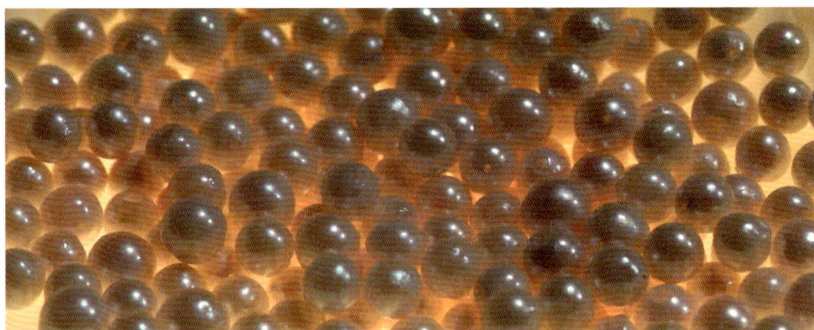

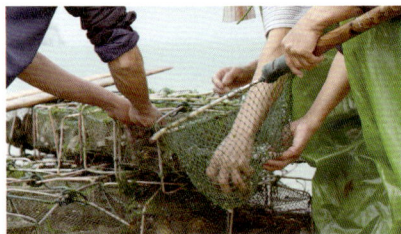

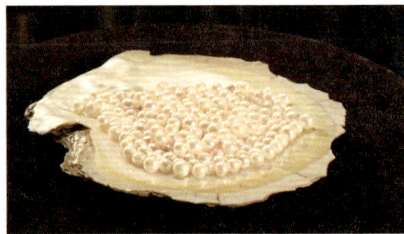

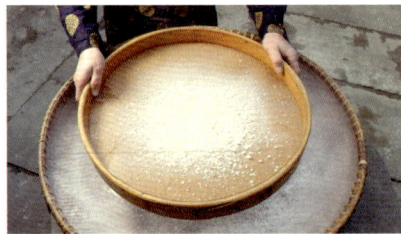

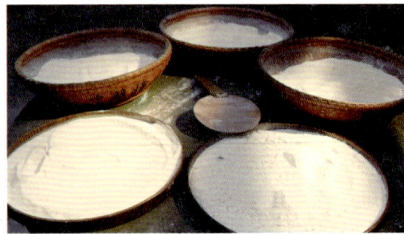

雄黄

水不仅象征着本草生长之源，也寓示着本草蜕变之法。以湖南为主产地的雄黄，虽不是水中本草，但与很多矿物药一样，需经过特殊的炮制，方为上品。

所谓"特殊的炮制"便是水飞法。水飞适用于雄黄、朱砂、珍珠这类不溶于水的药材。它指的是将固体在水中研磨，并利用其在水中的悬浮性来获取极细粉末的方法。

水飞雄黄，便是将雄黄捣碎后，在钵中加水研磨，直至呈糊状。然后再加入大量的水，较粗的颗粒沉于水底，取出悬浮液的上半部分，再将水底的粗粒继续打磨。待悬浮液水分蒸发干透，剩下的便是细如飞面的雄黄粉。

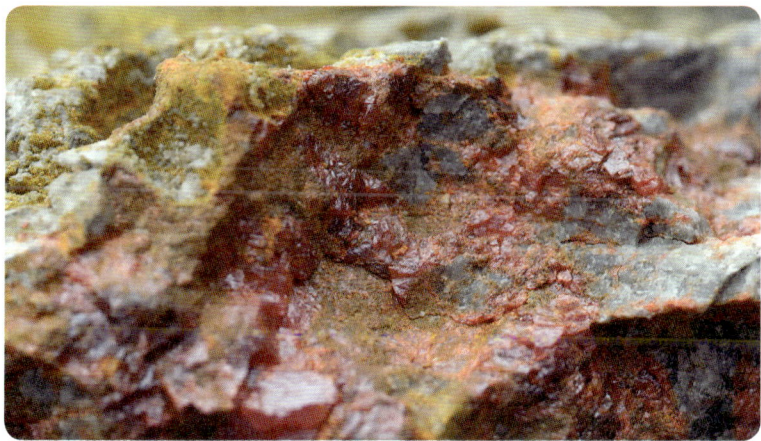

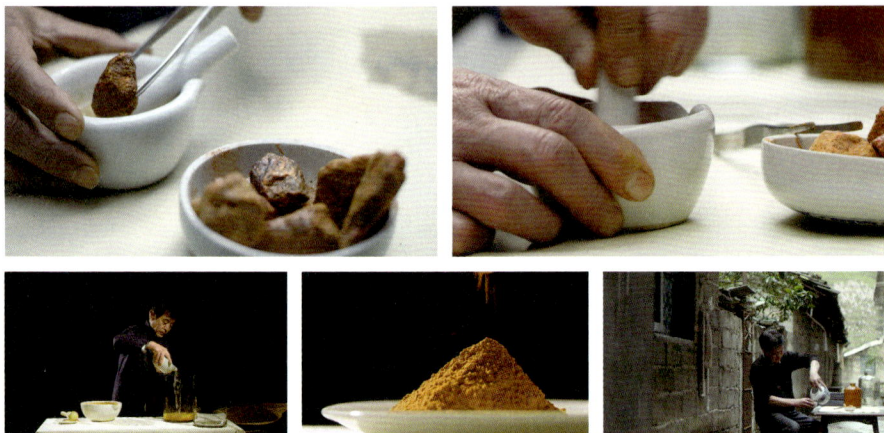

　　雄黄，硫化物类矿物雄黄族雄黄，主含二硫化二砷。主治痈肿疔疮，蛇虫咬伤，虫积腹痛，惊痫，疟疾。用量不超过零点一克，常入丸散用。也可适量外用，熏涂患处。

　　由于雄黄粉中含少量砒霜，所以内服时需格外谨慎。但谨慎并不意味着抵触，正如香港浸会大学的赵中振教授所说："谈到矿物药，特别是有些人一看元素符号，写一个砷，马上就很紧张，谈砷色变。一个药物用到人的身上，首先我们看是外用还是内服。还有一个是使用的时候它以一种什么形式，用量多少。所以今后大家使用药的时候，要在医生的指导下去使用。"

　　随着现代工业的发展，用机械化的手段就足以研磨同样细密的雄黄粉，然而水飞法依旧有其无法替代的独到之处。雄黄在80℃以上的环境中，砒霜的含量就会上升。水中研磨，减轻了矿物药在研磨过程中的热反应和氧化，也让药物中的毒素在水中溶解、消减。

　　水飞雄黄，化水而成。琴瑟一起，笙箫不默。

漠

草上孤城白，沙翻大漠黄。

中国西北，分布着广阔的沙漠。长河落日，大漠孤烟，这本是壮美的图景，可对生存而言却是另一个极端，绝大多数生命选择避而远之。然而，依旧有人依靠意志、豁达与智慧坚韧地生存着，天地自会赠与他们特殊的礼物。

枸杞

宁夏回族自治区，位于中国西北地区高原与山地的交错带，地形构造异常复杂。宁夏东、北、西三面都被一望无际的沙漠包围，但黄河流经之处，却又风光秀美，绿意盎然。进一步是荒漠，退一步是绿洲，塞上江南的美名由此而来。

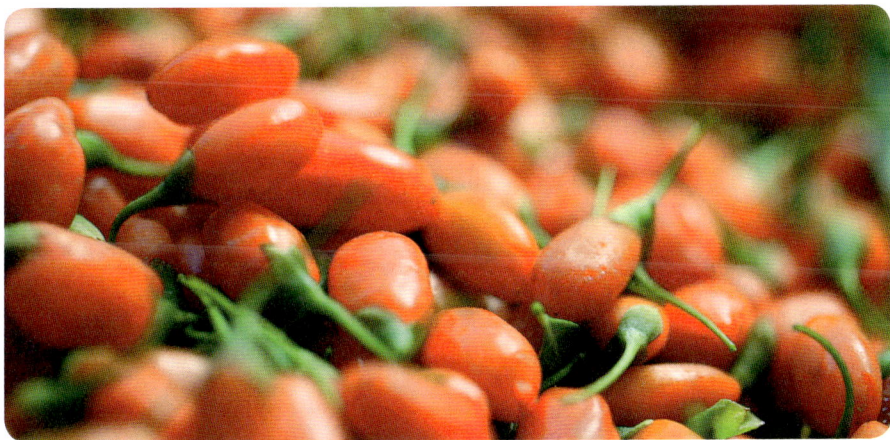

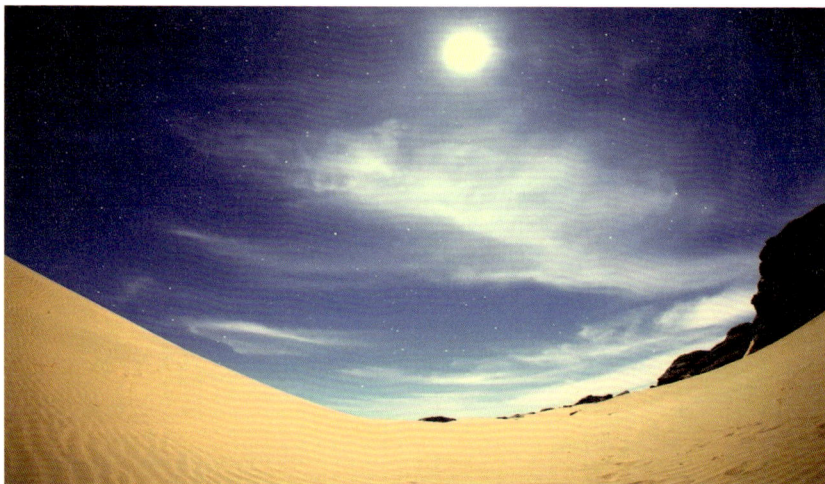

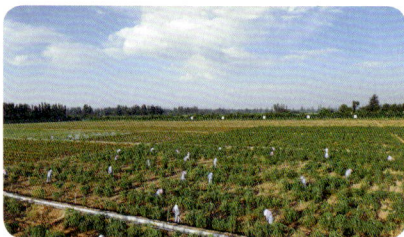

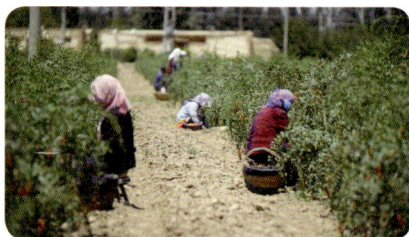

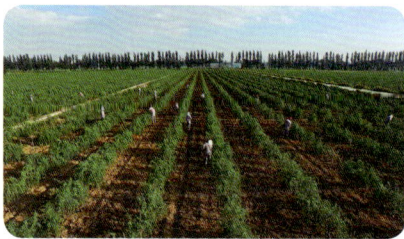

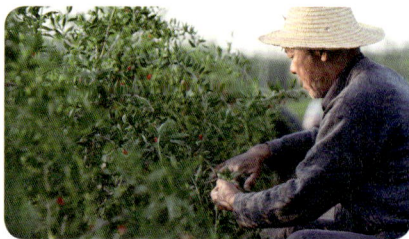

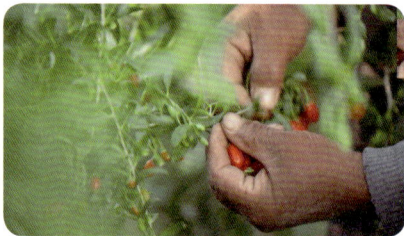

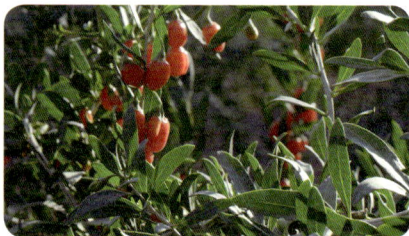

　　黄河边的中宁县，曾是古代丝绸之路的中转要冲，著名的"旱码头"。河流与沙漠的交接之处，光照充足，昼夜温差巨大。加之黄河支流清水河含有大量的矿物质，造就了中宁最广为人知的物产——枸杞。

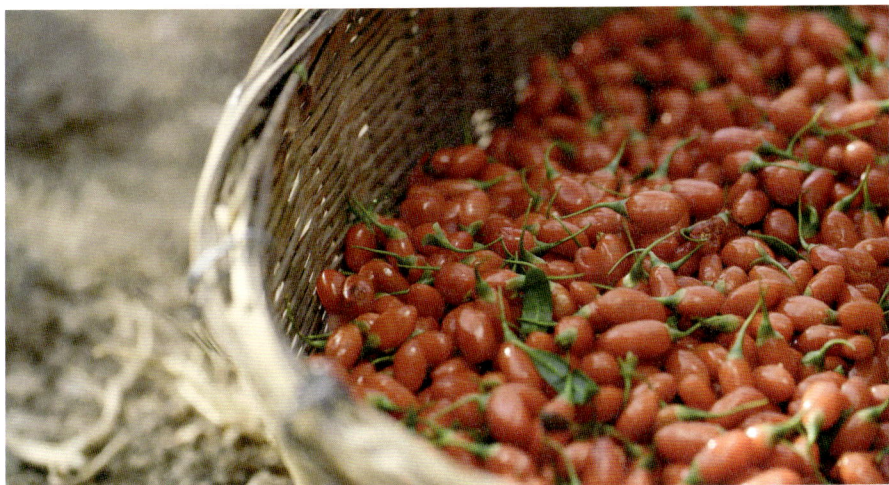

不论是古籍《本草纲目》，还是现代的《中国药典》，都明确声明，凡中药所指的枸杞，必定是宁夏枸杞。正如金世元大师所说："枸杞这东西，有野生的也有家种的，但是药用的那必须是家种的。如果不是宁夏产的，个儿也倒挺大，籽太多了，甜度不够，质量就差了。所以说道地药材总是和不道地的东西有原则区别。"

赵中振教授还提到："过去枸杞也是比较珍稀的，我看过一本书，名贵中药，把枸杞子列进去了。名，它是有名的中药，但是有名不一定贵。因为现在栽培的枸杞，大量地栽培。枸杞的颜色应该是红偏一点暗色的。"

枸杞子富含多种维生素，《本草纲目》称其"甘平而润，性滋补，能补肾、润肺、生精、益气，乃平补之药"。它产量稳定，药性温和。如今，枸杞广泛用于各种药材与饮食，不论泡茶、泡酒，还是制成枸杞膏、各类丸药等加工制品，甚至将枸杞子与枸杞根混合，制成外敷用膏药，可以缓解关节疼痛，保养皮肤。枸杞在中国人的手中可谓是被运用到登峰造极。

在内蒙古杭锦旗，不同于"塞上江南"，库布齐沙漠的环境堪称恶劣。放眼望去，无尽的沙漠里只有零星的草木挣扎着，处处透露着大自然残酷而绝望的一面。即便如此，仍有一味著名本草——梁外甘草，其道地产区仅在于此。

甘草，豆科植物甘草的干燥根，补气健脾，清热解毒，止咳祛痰，又有缓急止痛、调和诸药之效。

提及家喻户晓的中药，甘草必定榜上有名。它药源丰富，药价低廉，且药用范围广，堪称是临床最常用的中草药之一。甘草生用，可清热解毒，主治咽喉肿痛，痈疽疮疡。甘草蜜炙，可补脾益气，主治大便溏泄、咳嗽、心悸等。以甘草为主药制成的甘草浸膏粉、复方甘草片也是最为大众所熟知的中成药之一。

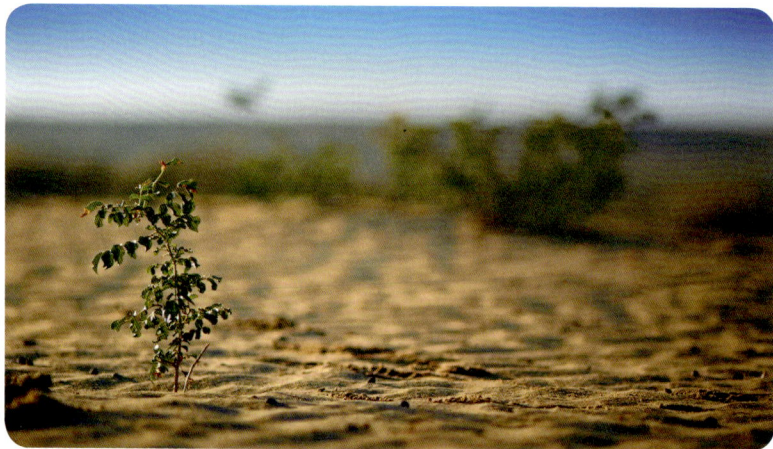

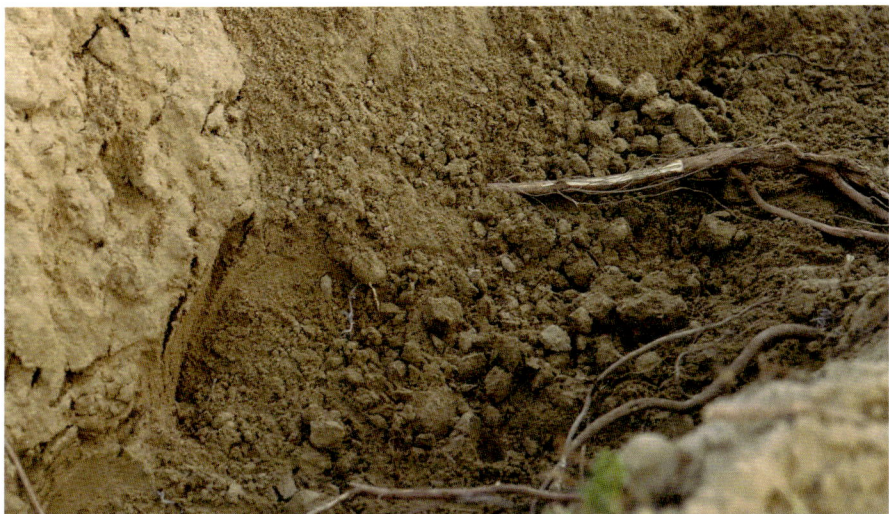

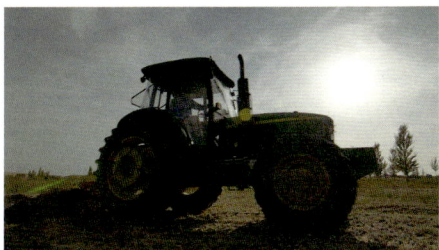

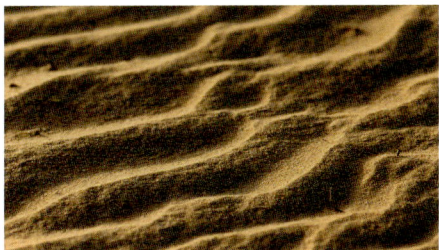

位于库布齐沙漠的杭锦旗，是梁外甘草的主要产地。独特的气候和土壤结构，使这里生长的甘草格外上乘。金世元大师如此描述梁外甘草的特点："它粉性大。这个甘草新鲜的时候，刨出来以后得先把皮刮去，它里面不是含有淀粉嘛，等它一干燥，淀粉往里收缩，就跟老房的瓦垄一样，我们管这个叫'抽沟瓦垄'。别处没有这个，东边产的甘草就没这特点。"

杭锦旗，是鄂尔多斯地区最贫困的旗县之一，年轻人无法忍受恶劣的环境纷纷离开，只剩下孤独的老人坚守着故土，陪伴他们的，是在这片荒漠里自古繁衍的上乘甘草。

田

人与本草，相依而存。而跨越千年，人们也不断积累经验，给予本草蓬勃的生机，也让本草经由人类之手，焕然一新。

当归

梯田，人类改造自然的壮观景象，甚至有人将其媲美"世界七大奇迹"。梯田，是人类因生存所迫而诞生的智慧结晶。

甘肃岷县，人们把所有能耕种的山坡地，都改成了梯田。因为这里大部分的收入，都来自于本地出产的各种中药材。其中最有代表性的，便是当归。

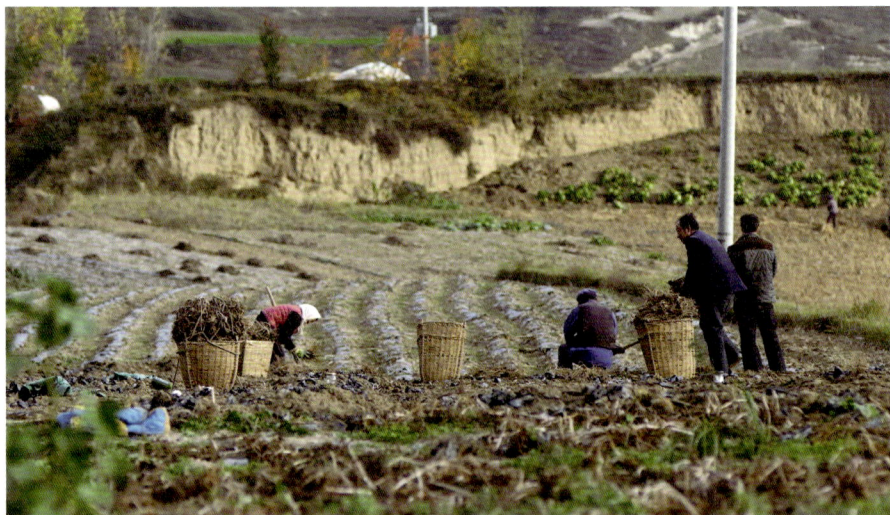

岷县是附近所有山区药材的集散地，这里出产的当归，被称为"岷归"。如今国内药材市场上的当归，百分之七十以上都是"岷归"。而"岷归"在当归出口中所占的比重更大，达到百分之九十。

当归适宜在气候凉爽湿润的高海拔地区生长。在产地有"前山腿子后山王"的说法，以"后山"岷县出产的当归最为上乘。究其原因，金世元认为这是由于海拔、土壤、气候的差别造成的。他说："前山的地方主要就是海拔低、土层薄、日照多，所以说当归的根部都长得瘦；后山海拔高、土层厚，土质殷实，土质肥沃，它（当归）就长得好，由于海拔高度、土壤、气候都不一样了。所以叫前山腿子后山王，后山长得好。"

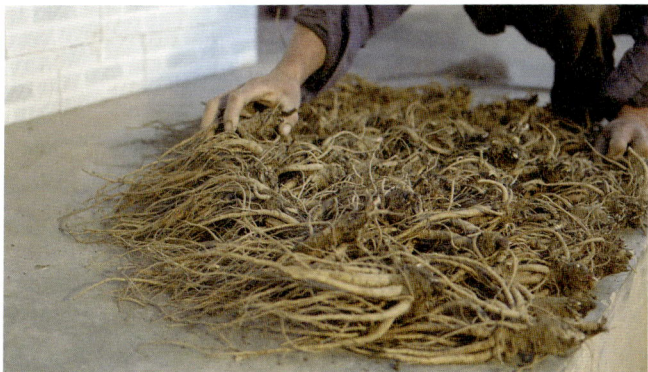

当归为伞形科植物当归的干燥根，有补血活血、调经止痛、润肠通便之功效。而当归的头部或尾部入药，其药效也有区别。金世元说："当归头止血上行，当归身补血中守，当归尾破血下流。我全用全当归，补血行血。它有区别。"

岷县的交易市场，如今被称作"中国当归城"。药农们拉来了一车又一车的当归，忐忑期待着药商们的光顾。对他们而言，这是对劳有所获最朴实的期盼。

人在田里辛勤劳作，田给人以丰厚回报。古已有之的生存之法，依旧被人们牢记。

白芍

浙江出产的八味本草，称为"浙八味"。磐安的白芍便是其中之一。

白芍，是由芍药的根部干燥制成，功在养血调经、敛阴止汗、柔肝止痛、平抑肝阳，是中医补血方剂中经常使用的一味本草。

陈凤阳从十七岁起，就在这片山坡种药。如今，年过七十的他依旧坚持下地干活。这里出产的白芍特别有名，被称为"杭白芍"。

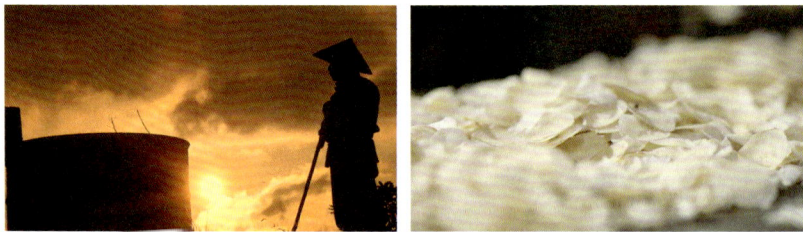

张大宁说："白芍是一个收敛肝阴的药，它柔肝。一般我们在临床用于肝郁不舒、肝火上亢的病人，对有肝硬化、慢性肝炎的病人，我们也常用白芍这味药。"

白芍是常用大宗药材，需求刚性，存放容易，所以常有大笔资金投资炒作，市场行情变化剧烈。如今"杭白芍"在市场上受到亳州白芍的强烈冲击。亳州的白芍种植面积是磐安的十倍，并且生长周期较短。虽然杭白芍质量上乘，但在价格竞争中毫无优势可言。

出土的白芍去除泥土后，需要再用沸水煎煮、晾干。夕阳余晖下，陈凤阳把煮好的白芍仔细铺开晾干。这片山头像他这样坚持亏本种白芍的药农已经越来越少。他说："我是为了让杭白芍能够继续保存下来，对杭白芍还是没有灰心，有生之年要把杭白芍种好。"

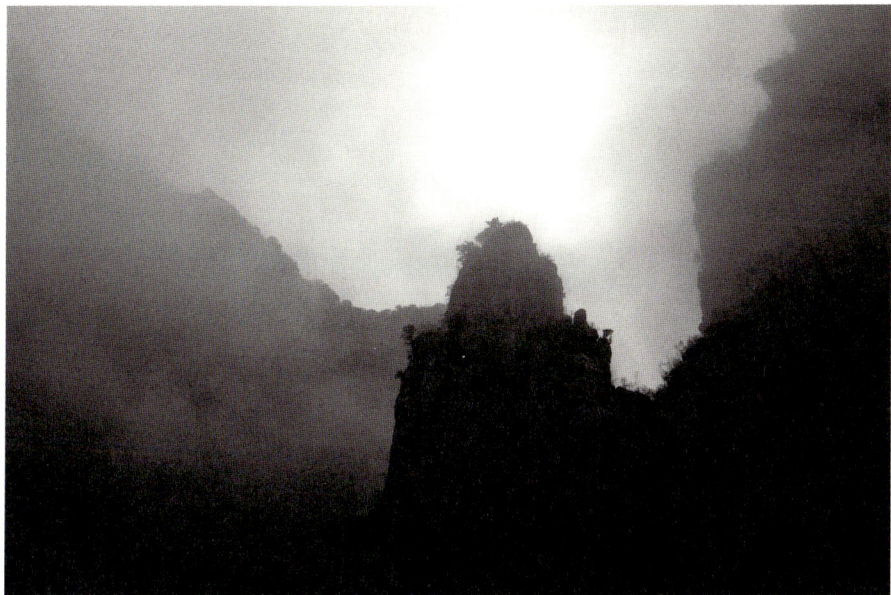

神农山上的雨越来越大，毋本标不得已放弃了寻药。山中气候变幻莫测，气温已下降了许多。空山一片寂寥。

而山下的焦作市，此刻却是另一幅热火朝天的景象。如今的焦作沁阳，便是古称怀庆府的所在。久负盛名的"四大怀药"——怀山药、怀地黄、怀牛膝、怀菊花，在这里延续着传奇。这片土地被称作"三百里怀川"，春不过旱、夏不过热、秋不过涝、冬不过冷。北面是太行山，南面有黄河流经，山河汇聚了大量的养分，促进了蓄根类药材的生长。

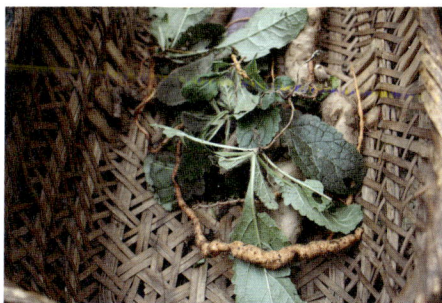
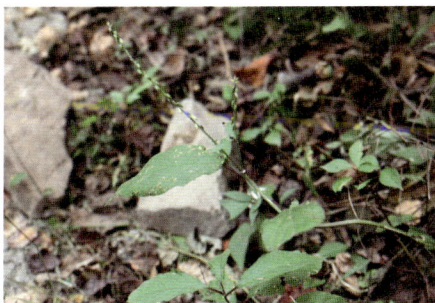

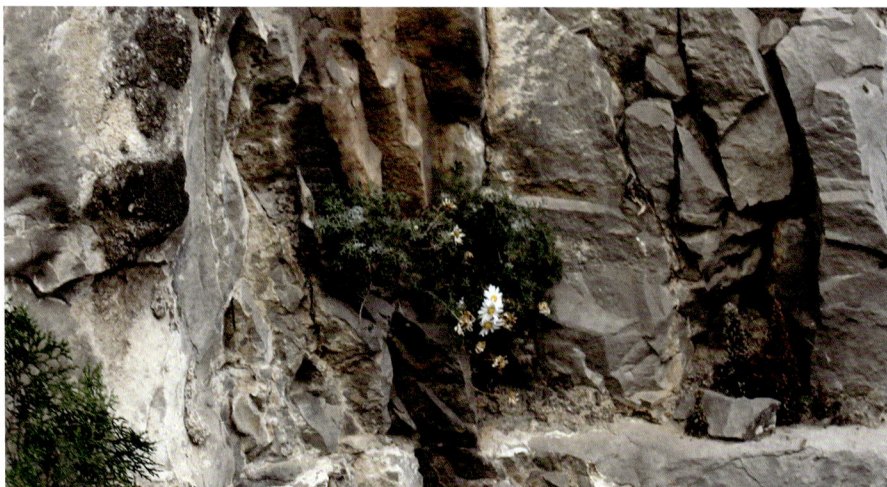

　　而今的"四大怀药"，是从野生物种驯化改造而来，已有两千多年的种植历史。这也是人工培育优于野生的典型代表。野生与栽培药物之优劣，从来都不能一言以蔽之。正如赵中振教授所说："药物不一定都是野生的好，你说苹果是野生的好，还是栽培的好？野生的苹果又酸又涩，谁去吃？地黄一定是栽培的河南怀庆府的比较好，不能一概而论。"

　　神农山的雨依然没有停下来的迹象，毋本标终于决定下山回家。至少今天并非空手而归，这就颇值得欣慰了。

　　不论是从药性还是产量角度，越来越少的人选择成为毋本标这样的采药人，而去投身更务实也更具前景的本草规模化种植和深加工产业。人改造自然的过程，也是改变自身的过程。

　　《中庸》有云："唯天下至诚，为能尽其性；能尽其性，则能尽人性；能尽人之性，则能尽物之性；能尽物之性，则可以赞天地之化育。"

　　人与本草的故事，亦是如此。种植、采收、炮制，一代代中药人的辛劳付出和坚守传承，"至诚"而"尽人性"。于是，本草有灵"尽其物性"，人与本草相互依存、相互抚慰，博大精深的中华医药由此而生，天人合一的华夏文明薪火相传。

枸杞

枸杞，集养生、观赏于一体，备受国人喜爱。

唐代诗人刘禹锡曾用"枝繁本是仙人杖，根老新成瑞犬形"形容枸杞根枝之样貌。陆龟蒙曾在房前屋后栽种枸杞，并写下质朴清新的《杞菊赋》，以载其乐。北宋苏东坡亦颇爱枸杞，有《枸杞》一诗云："根茎与花实，收拾无弃物。大将玄吾鬓，小则饷我客……仙人倘许我，借杖扶衰疾。"所谓"仙人借杖"，亦指代有"仙人杖"雅称的枸杞，与枸杞其茎为仙人拐杖的传说有关。南唐沈汾的《续神仙传》曾提到永嘉安国人朱孺子煮食枸

杞飞升的故事——当然，"仙人杖"与"飞升"皆为传说，不过枸杞服食之效确实上佳。

枸杞味甘，性平，药食兼用，为滋补肝肾、益精明目之药。常用于治疗精血不足之腰膝酸软、阳痿遗精以及肝肾不足所致目昏、多泪、视物不清等。

枸杞不仅养生，且口感清甜，常作为药膳佳品出现。刘禹锡在《楚州开元寺北院枸杞临井繁茂可观，群贤赋诗因以继和》中称其"上品功能甘露味，还知一勺可延龄"。陆游的《玉笈斋书事》"雪霁茆堂钟磬清，晨斋枸杞一杯羹"以及《道室即事》"松根茯苓味绝珍，甑中枸杞香动人。劝君下箸不领略，终作邛山一窖尘"皆有所载。

何清湖等人主编的《中医药膳学》中收录了一则可日常佐餐食用的枸杞药膳方：取枸杞子一百克，熟青笋一百克，瘦猪肉五百克，猪油一百克，食油、白糖、味精、料酒、芝麻油、酱油适量。将猪瘦肉洗净、去筋膜后切丝，青笋切成同样长的细丝，枸杞洗净待用。炒锅入油烧热后，将肉丝、笋丝同时下锅，然后将料酒、白糖、酱油、食盐、味精搅匀，与枸杞一同加入锅中颠翻几下，淋入芝麻油推匀，装盘即成。此方可缓解肝肾不足导致的体弱乏力、视物模糊。

此外，夏季若以枸杞、菊花泡水作茶饮，能清肝明目，具有一定的清解暑

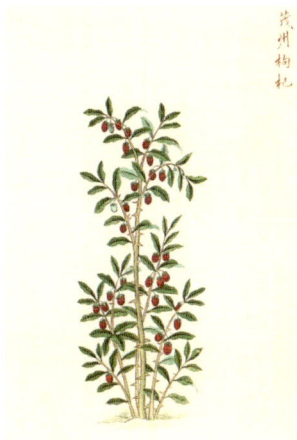

热之效。秋冬以枸杞、粳米适量，加水熬制而成的枸杞粥，也是口感清淡的养生佳品。

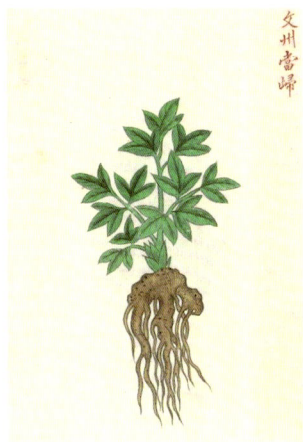
文州当峰

当归

在古代文人笔下，"当归"常与另一种药材"远志"共同出现，成为以药寄情的最佳载体。"当归"乃取"应当归来"之意，"远志"则含"志存高远"之旨。

三国时期，蜀主刘禅降魏后，蜀将姜维镇守剑阁，欲战不能，欲降不愿，只得假意投降，伺机重起。魏国有意起用姜维为魏将，深知姜维孝顺其母，便诱逼姜母写信给姜维，并在信中附上当归，意在让姜维归魏。姜维回信道："良田百顷，不在一亩（母），但有远志，不在当归。"含蓄地回绝了魏国以姜母威胁劝其归顺之事。最后其母性命不保，姜维亦以身殉国。四川剑阁姜维祠联云："雄关高阁壮英风，捧出丹心，披开大胆；剩水残山余落日，虚怀远志，空寄当归。"

此外，辛弃疾有词《瑞鹤鸪》云"山草旧曾呼远志，故人今又寄当归"，也以当归、远志寄情，表达自己旧怀远志、今思当归的归隐之意。清末名医何九香先生也曾作有"独有痴儿渐远志，更无慈母望当归"，表达对母亲的深切思念。诸如此类，不胜枚举。

据晋代崔豹《古今注》所载，古人常在离别之时相赠芍药，相招之时远寄当归，拒返之时回赠远志。赠芍药为何故？这是由于芍药颇为别致的异名——"将离"、"离草"。除《古今注》中有"芍药一名可离，故将别以赠之"，元代王逢《宫中行乐词》中亦有"芍药为离草，鸳鸯是匹禽"之句。

时至今日，当归仍是补血调经、活血止痛的常用药。其味甘、辛，性温，入心、肝、脾经，能主治一切血证，为血病之要药。

"京城四大名医"

　　上世纪30年代，萧龙友、施今墨、孔伯华以及汪逢春被誉为"京城四大名医"。四位先生皆出身名门，家学深厚，医术精湛，或在政府医药卫生管理部门出任要职，或办医院兴学堂，或曾担任主力控制某地流行之疫病，或曾为各界名流诊病去疾，盛名远布。

　　萧龙友（1870~1960），被认为是"京城四大名医"之首，善治霍乱、虚劳杂症。在医理上，主张望、闻、问、切四诊合参，重视用《周易》八卦阐明脉理，以六十四卦配节令气候解释脉象。在临床方面，主张对不同对象采取不同措施，但要顾及同中有异，异中有同。其后人多精于文学、书画、收藏，亦有通晓医理者。

　　施今墨（1881~1969），学术上主张中西医结合。倡导以西医病名为主，中西医对照统一病名。认为中医之发展，应采用西医之生理、病理，互相佐证，实无别途。从事临床工作数十年，经验甚丰。其后代及门人亦继承衣钵，悬壶济世，著书立说，颇有声望。

　　孔伯华（1885~1955），对温病（中医病名，是感受四时之风邪、湿邪、温邪、燥邪等致病邪气所引起的各种外感急性热病的总称，在明清时期完善发展而形成温病学派）之学尤有研究。其擅长湿温证治，运用生石膏一药可谓得心应手，有"石膏孔"之称。其子孙亦皆为名医，创立医馆、著书立说，颇有声誉。

　　汪逢春（1884~1949），出身吴门望族，拜师于江苏名医艾步蟾，博览医籍，造诣颇深。善治时令温病。认为温热日久，湿邪蕴郁，强调宣畅三焦气机，以化湿浊治之，处方用药，独具心得。兼擅杂病证治，颇有奇效。其子孙多投身于文史或他业，行医者不多，但其众多门人在医学上颇有造诣，声名在外。

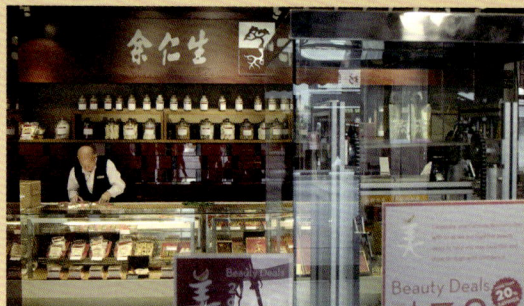
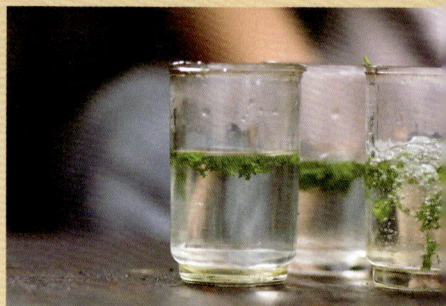

余仁生堂

青蒿

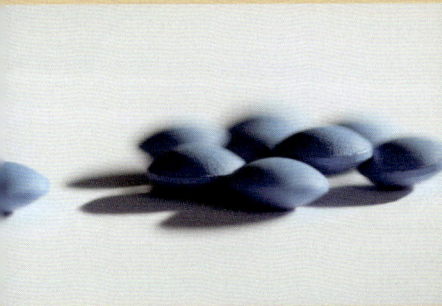

复方黄黛片

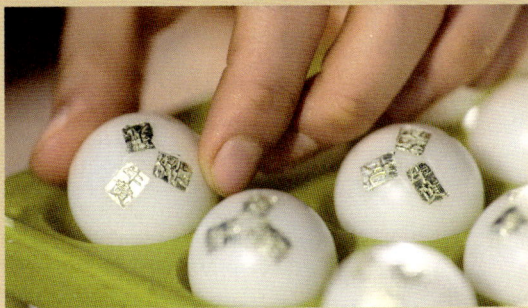

安宫牛黄丸

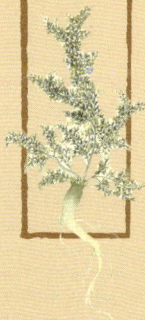

第七章

新生

瑞典斯德哥尔摩，座无虚席的诺贝尔奖颁奖礼现场，2015年度的诺贝尔生理学或医学奖得主屠呦呦上台领奖，吸引了全世界的目光。

破瘟疫·除绝症、挽垂危，中医药在治病救人的千锤百炼中赋予世人生机，更赢得了来自全世界的刮目相看。

这起源于中国的传统医学，绵延了千古，却又犹如新生。

安宫
牛黄丸

北京，传统与现代交织出无穷的魅力。殿角飞檐，红墙树影，宽窄胡同，构筑了最纯正的京味儿。同样充满了京味儿的，还有前门大栅栏摩肩接踵的老字号们。

供奉御药百余年，老北京都相信，同仁堂做药，"可以应病症，可以质鬼神"，童叟无欺，问心无愧。而在其药目之中，最令人叹服的，莫过于一种能在中风昏迷之际，予人新生的"救命药"——安宫牛黄丸。

中药，并不都是人们印象中的"慢性子"，安宫牛黄丸就是中医急救的法宝。它能救治因高热陷入的昏迷或脑中风危症。中医认为，人之所以会陷入高热昏迷，是因为"热邪入心包"，即热邪侵入心的外围。

安宫牛黄丸，就是通过清热解毒开窍，助人恢复神志。究竟是什么样的神奇药方，能在须臾间挽回生机？一味主药，容不得半点差池，必须请高人出山。

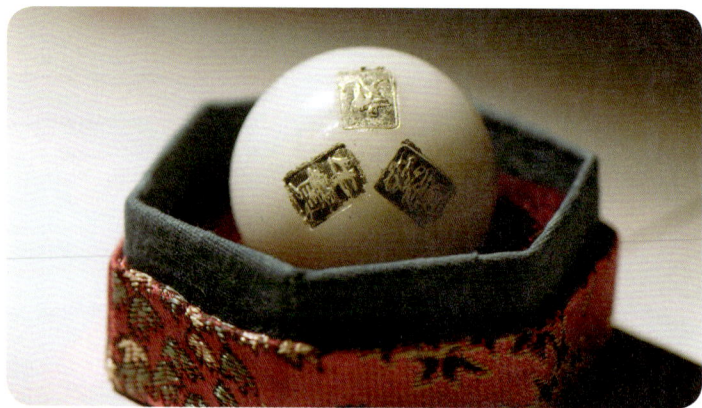

一本草中国一

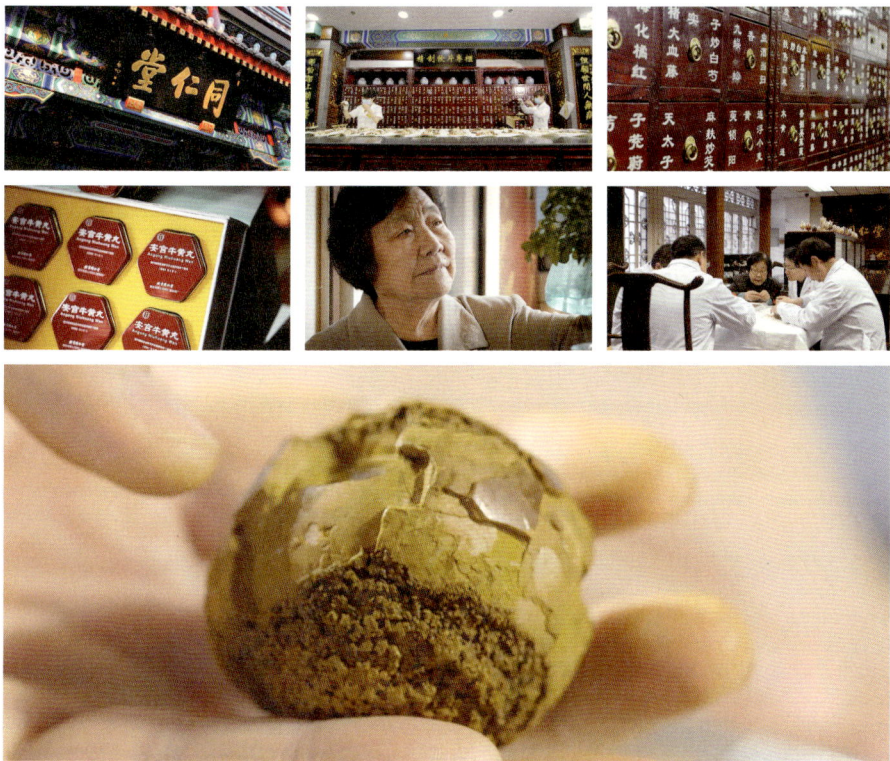

芦广荣，在同仁堂工作了一辈子，从十几岁干到了七十多岁。如今已经七十八岁的她，是中药鉴定大师，更是同仁堂一宝。尤其是鉴定贵细料的功夫，堪称京城一绝。这回请她出山鉴定的，便是安宫牛黄丸的主药，每克价格倍于黄金的"天然牛黄"。

牛黄，是牛的干燥胆结石，由胆汁经年累月分泌而成。安宫牛黄丸之父，清代名医吴鞠通认为"牛黄得日月之精，通心主之神"，能清心、豁痰、开窍，是挽垂危于顷刻的关键。因此去伪存真，尤为重要。

芦广荣师徒鉴定牛黄，赤手空拳，纯凭五感。先是眼观，"外观怎么样，是不是对的，（是不是）黄色的"；再是手掂，"掂着挺轻的，牛黄就是要轻的"；最后需口尝，"要有清香味，先苦后甜"。

除此之外，对于疑似伪品，看断面是关键。牛黄断面都有同心层纹，越是珍贵的牛黄，层纹越是细密。芦广荣手上拿着的这一块，掰开之后没有胆汁层层分泌而成的层纹，是用药粉捏合的。

现如今，制假的技术越来越"高超"了，却始终逃不过年逾古稀的芦广荣的双眼。她鉴定过的牛黄，再送去化学检验，未出过半点纰漏。有人说，有了显微镜、电子眼，就已经不需要人的双眼了。但对芦广荣来说，相比起抽样检测，每一颗牛黄还是亲手验过才安心。

芦广荣说："安牛里要有一块假的，那一个安牛丸都不管用了，所以我们要一点一点往外挑。" 这是中药人润物细无声的使命感。

五十余载光阴，与每一颗牛黄，一期一会。在芦广荣看来，牛黄不是牛黄，而是生命。

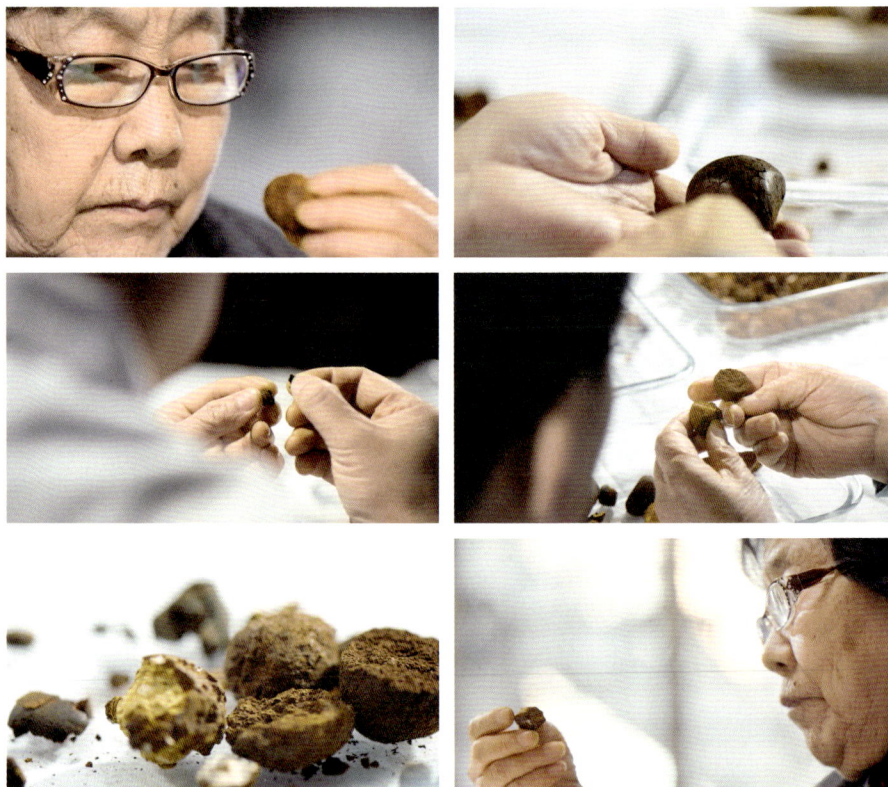

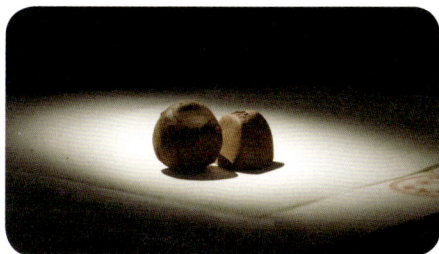

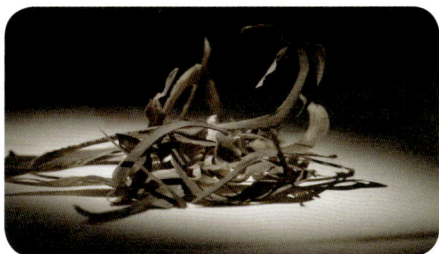

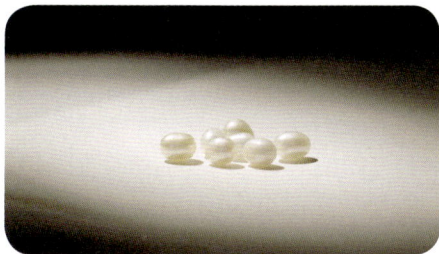

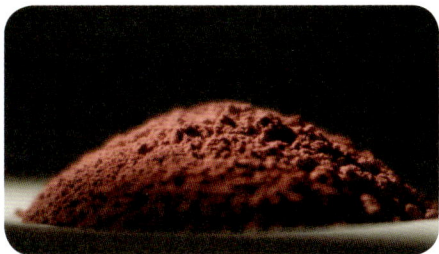

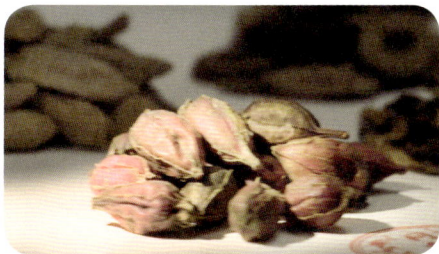

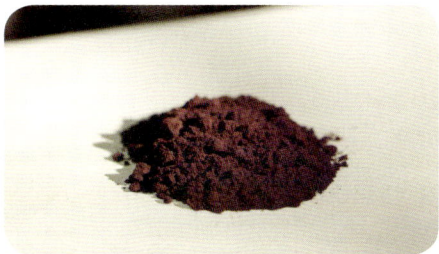

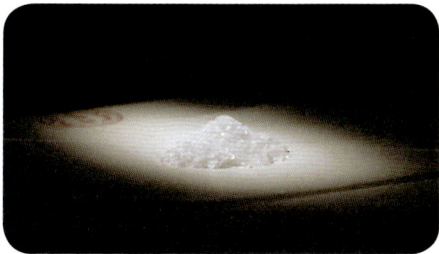

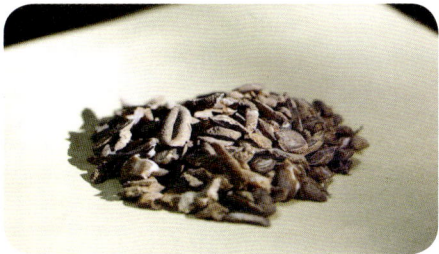

与此同时，等待与牛黄配伍的另十味药材亦在精挑细选。无论是黄连去须、水飞雄黄，还是豆腐煮珍珠，每一味药材都力求尽善尽美。要在中风、高热的危难之际发挥一击制敌的疗效，安宫牛黄丸的组方极其讲究：牛黄、水牛角，清热解毒；珍珠、朱砂，定惊安神；黄连、黄芩、栀子，性苦寒，直清热邪。更运筹帷幄的，是四香并用——麝香，动物精血之香；雄黄，石之香；冰片，由樟科植物枝叶提取而得，故称木之香；郁金，草之香。四香合用，芳香开窍。

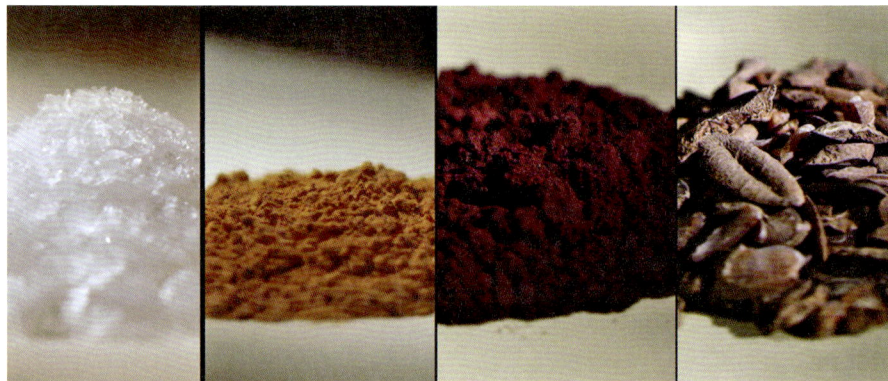

这些原药材经粉碎后与炼蜜调和，成了一条柔软的金棕色的长条。制药人两手握着搓丸板的把手，抖动双臂，让长条在搓丸板的面板和底板之间不断被切割、打磨。不知多少个来回之后，一颗颗棕黄色药丸从药孔之间倾泻而出。一味救命良药，即将破茧而生。

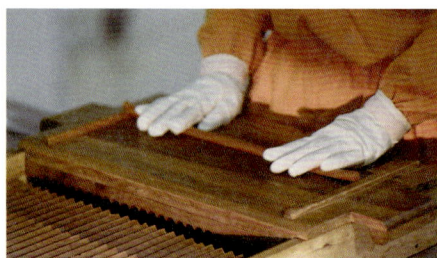

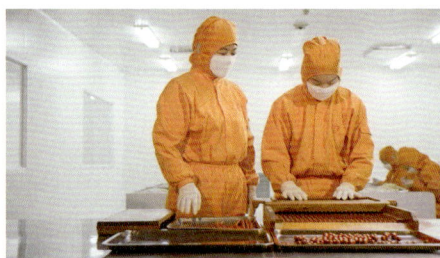

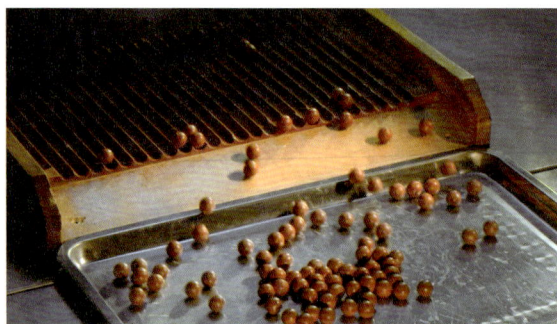

丸剂成型却仍然不是终点。神秘的第十二味药，将演绎最后一重意外——金箔外衣。

金，是毒还是药，不传之秘在于工艺，亦在于剂量。包裹在药丸之外的金箔，薄如蝉翼，如此微量的黄金，有清心坠痰的功效。

安宫牛黄丸，这来自中医的古典智慧，能救急症，挽垂危，超越世人之想象。三角金箔戳，是同仁堂给予成药的最高礼遇。它致敬的是一场新生，亦是中药人济世救人的光荣梦想。

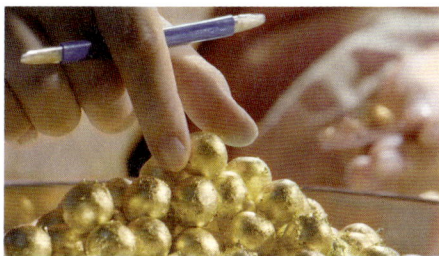

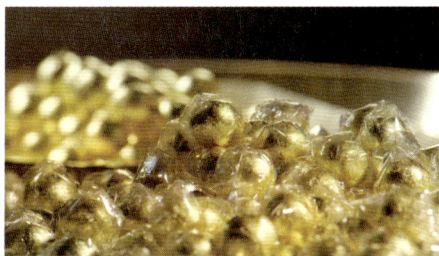

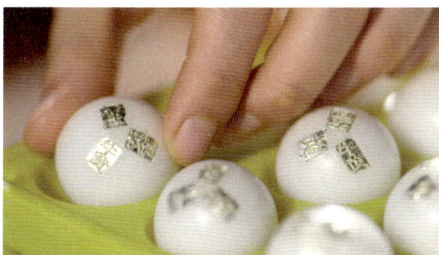

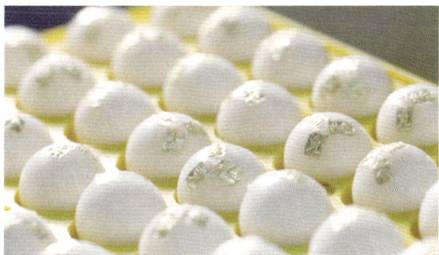

复方
黄黛
片

中医药，救急症于即时令人意外，但更让人刮目相看的，是与绝症的鏖战。

辽宁大连，解放军201医院，走廊上写着"肃静"的标牌上冒着红光，病房里一个穿着病号服的年轻人坐在床边，翻阅着手里的《教父》。窗外，一群和他年纪相仿的人正在打篮球，却似乎丝毫没有影响到他。

二十三岁的徐昊（化名），是来自沈阳的大三学生。从前的他，也是活跃在篮球场上的一分子。"2015年1月15号发病的，"他说，"有一次打篮球，以前我防他，特别好防，后来我都跟不上他，人家说你这怎么回事，怎么虚成这样。我寻思可能通宵熬的吧。"

徐昊被确诊为患上了造血系统的恶性疾病——白血病。从此，再无球场上的对抗，取而代之的，是与绝症的殊死搏斗。

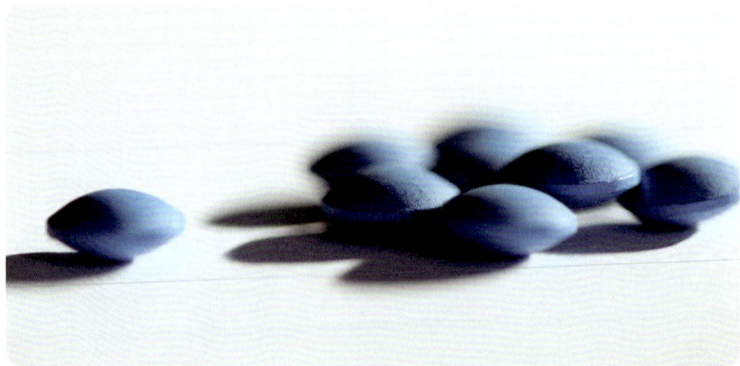

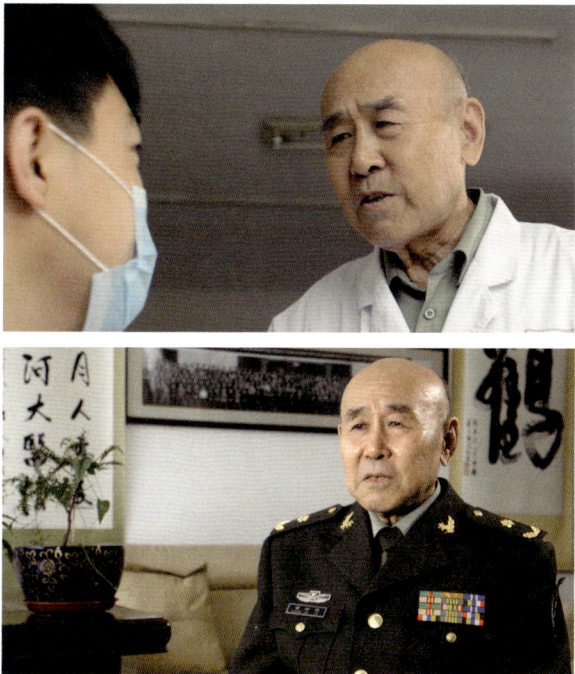

　　八十五岁的黄世林，是解放军210医院中医血液科主任。他鼓励徐昊：
"你越积极越好，我相信你这样的，一定能娶个好媳妇儿。"

　　徐昊患上的是急性早幼粒细胞白血病，是白血病中较为凶险的一种。
他的骨髓里早幼粒细胞更是占到73%。这无疑是一场硬仗。

　　1947年入伍，从医六十五载，黄世林阅尽人间沧桑，却从不愿放弃任
何一线生机。黄世林说："我到210医院以后，有一个老医生的女儿得了白
血病。现在想起来都想掉眼泪，她病危的时候对我说，黄伯伯救救我，黄
伯伯救救我。直到现在，对这个孩子还是很怀念的。"

　　为了不再眼睁睁地看着生命消逝，黄世林决定挑战白血病。这位曾
经征战沙场的共和国将军笃信，绝境能逢生。他说："白血病是瘀滞性疾
病，骨髓很多白血病细胞积到一块。中医讲的是一种邪毒。"

　　解毒化瘀是中医治疗白血病的思路之一，而一副古方中的两味药材
成为了重要的突破口，这便是雄黄与青黛。

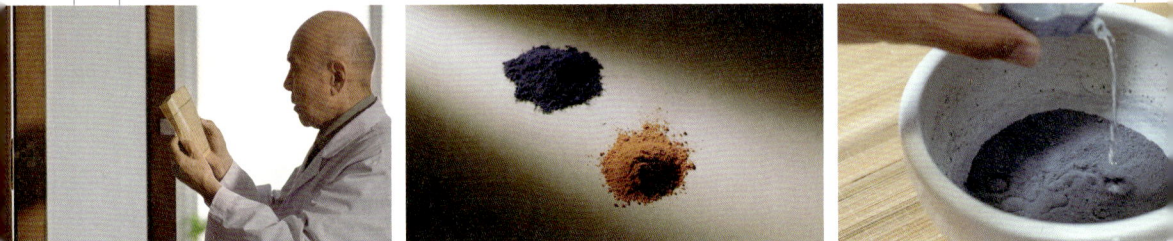

　　雄黄与青黛配伍而成的青黄散能解毒化瘀，在元代《世医得效方》和明代《奇效良方》中均有记载。自上世纪60年代起，便有中医尝试将其运用于慢性粒细胞白血病的治疗。

　　其中雄黄是矿物类的毒性药材，经水飞炮制后，能"以毒攻毒"，诱导癌细胞凋亡，从而祛除邪毒。另一味以凉血、祛瘀见长的药材青黛，则更为神秘。这种靛蓝色的粉末，是古典文化中黛色的由来，它拥有略施粉黛的含蓄，亦含远山如黛的清幽，却意外地来源于本草。

　　福建仙游县，书峰乡。

　　四十七岁的黄玉满，是世代与青黛为伴的药农。他赶早收割的，是制取青黛的原料——马蓝。采摘后的鲜叶，需放入池中浸泡三日。一场神奇的演变，正在慢慢发酵。

　　三日已到，池水呈现出透亮的水蓝色，色泽刚好。最扣人心弦的转化即将来临。向池中加入石灰，水瞬间变了颜色，原本透亮的蓝与石灰相遇后立刻变得浓烈起来，成了不透光的钴蓝色，和水面的泡沫一同昭示着一场妙不可言的化学反应。但这还不够。

　　黄玉满抄起木耙，双臂奋力上下摆动。刹那间，翻天覆地，神奇的黛色呼之欲出！沥去多余的水分，沉淀于池底的，便是青黛的半成品——粗靛，进一步纯化并晾晒后，方能入药。

　　青黛，从名为"蓝"的植物中提取出来，这便是"青，取之于蓝，而胜于蓝"的由来。

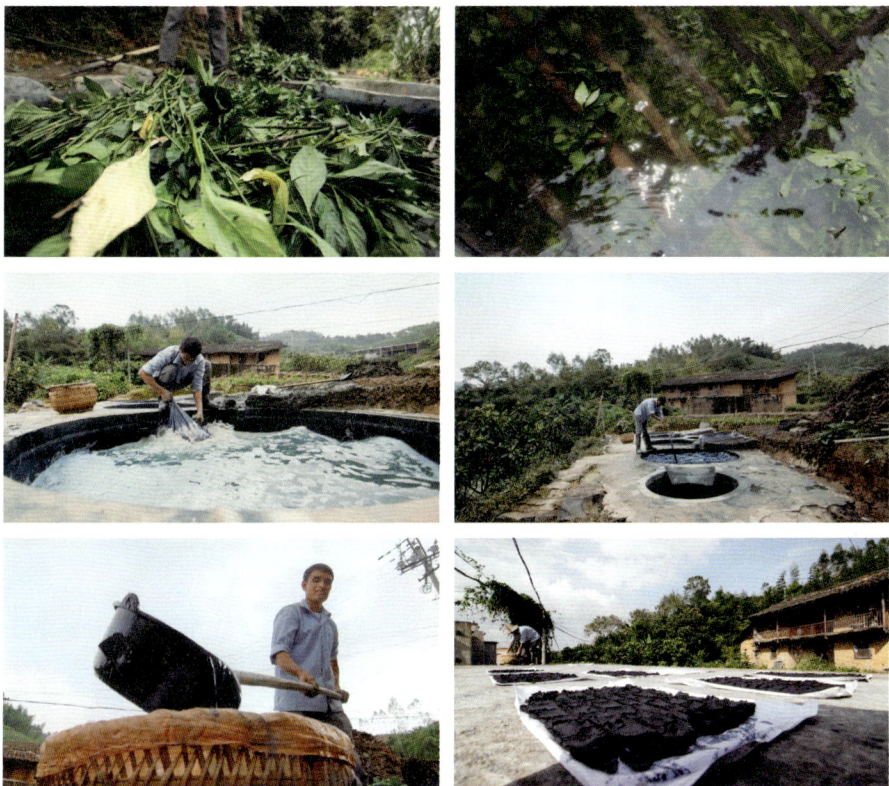

　　日复一复地和青黛打交道,黄玉满手上的蓝色好像永远也不会褪去。书峰青黛,是黄玉满祖祖辈辈的传承和生计。然而他不知道的是,这份坚守,对在千里之外的另一些人来说,是生命的全部仰仗。

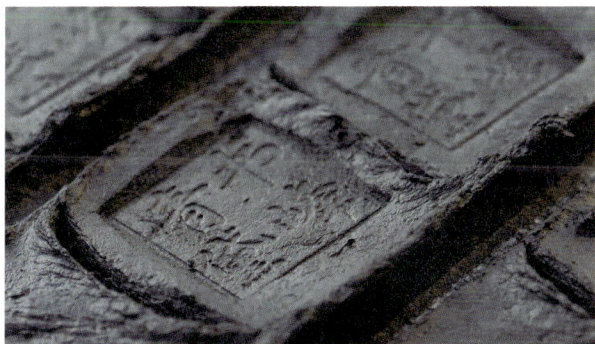

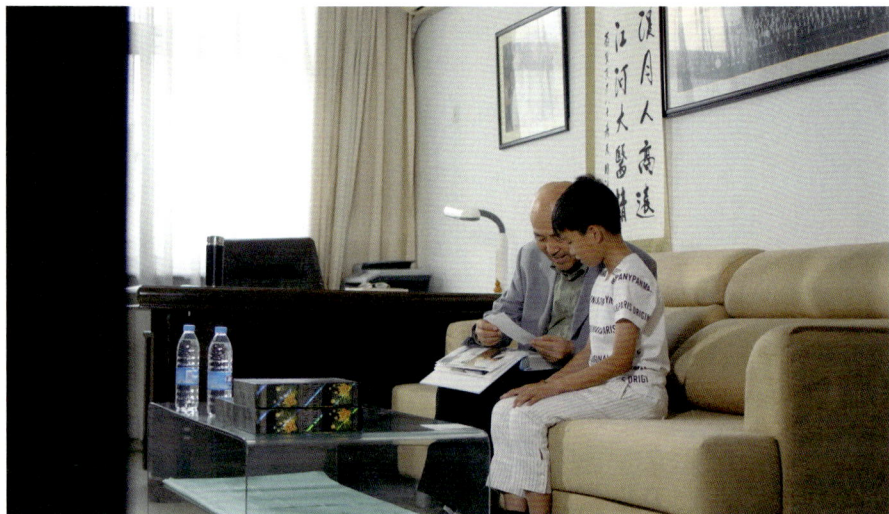

　　以青黛配伍雄黄，解毒化瘀，再辅以丹参、太子参，活血益气。黄世林将四味药相佐，合而铸就中成药：复方黄黛片。这来自中药的复方制剂，真的能抵御绝症、予人新生吗？

　　暑假的第一天，黄世林迎来了一个"老病号"。"想爷爷了没有？"黄世林一边问话，一边从书柜里的相册中抽出一本，一页页翻过去。"想了。"坐在黄世林身边的一个有些羞涩的小男孩回答道。

　　一张照片被黄世林抽了出来。照片上，小小的男孩站在病床上，却是大大的笑脸。四岁因急性早幼粒细胞白血病被送进医院抢救，如今已安然度过了第七个年头，这个叫杨光的男孩可以说已经康复了。

　　以复方黄黛片为主，治疗急性早幼粒细胞白血病效果显著，近二百例病例，95%以上完全缓解，这是比肩世界一流水平的治疗效果。

　　白血病细胞下降至3%，徐昊脱下了病号服，整理行装——他可以暂时出院了。四十七天与病魔的斡旋，只是胜利的起点，要重获新生仍有七年之久的治愈之路。

　　但他知道，这一路，有一位老人温暖相伴。

重庆，酉阳。

不同于重庆给人的"火热"印象，8月的酉阳，已有了阵阵凉意。阡陌交通，芳草鲜美，土家族许文多一家，世世代代生活在这里。

刚刚从外头回来的女儿和爸爸打过招呼后，坐在桌前，往玻璃杯里均匀地撒上几片绿色。这是一种田间地头随处可见的鲜叶，土家人用它泡茶，味苦，却能清热解毒。

但同许文多一家与世隔绝的生活不同，这种本草参与挽救了全世界数百万人的生命。

2015年，诺贝尔委员会将生理学或医学奖的一半授予中国药学家屠呦呦，以奖励她创制了新型抗疟药——青蒿素，显著降低了疟疾的死亡

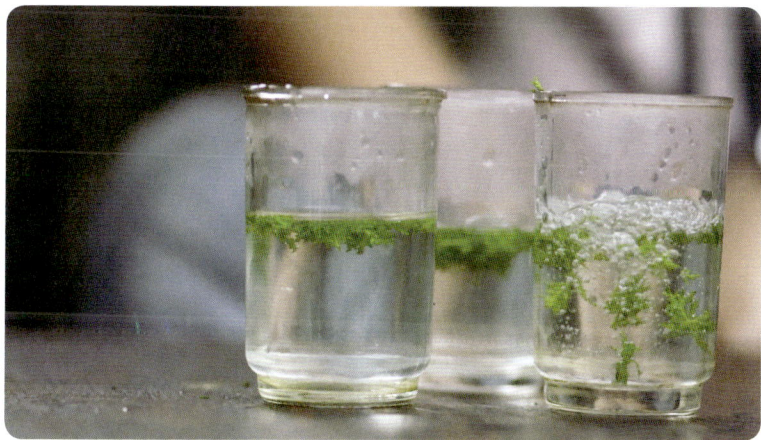

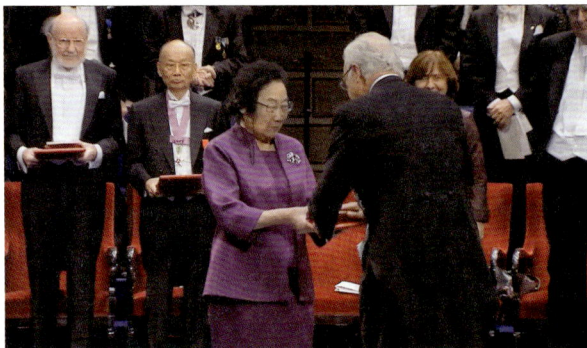

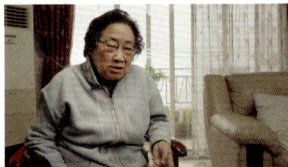

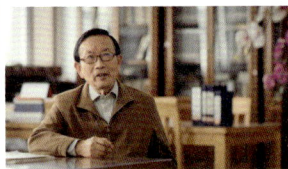

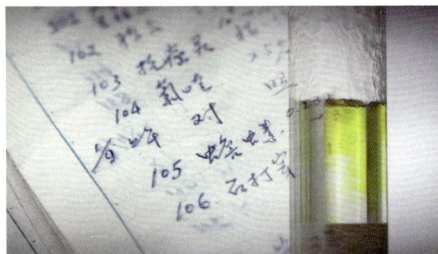

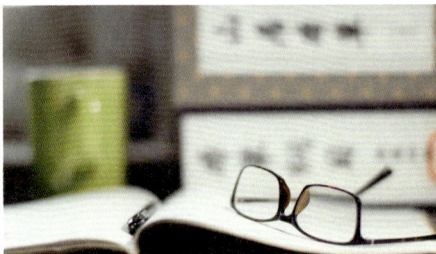

率。这是中国科学家首次凭借在中国本土进行的科学研究而获奖，这次获奖亦让世界重新认识了来自中国的传统医学。

疟疾是一种通过疟蚊传播的恶性寄生虫传染病，全球每年约有两至三亿人感染，如不加以救治，死亡率极高。20世纪60年代的越南战场上，因疟疾造成的非战减员比战伤减员高出四到五倍。为抗美援越，中国将研发抗疟新药作为紧急援外的战备任务，集全国之力攻坚。

位于北京的中国中医科学院中药研究所，也参与其中。

廖福龙，1965年进入中药研究所，与屠呦呦是相识了半辈子的老同事。他在研究所里整柜的档案袋中仔细地搜寻，试图从中寻找一段尘封的历史。

他回忆道："实际上在最开始的时候，中医药并没有介入，而是到了1969年初的时候，考虑到全国（抗疟药）的筛选情况并不太理想，那么就想到了中医药。"

"但是难度太大了，因为那时候美国不仅做了很多，前面几年，国内

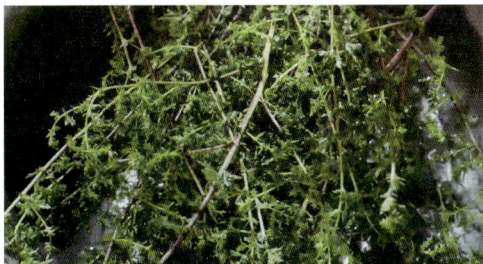

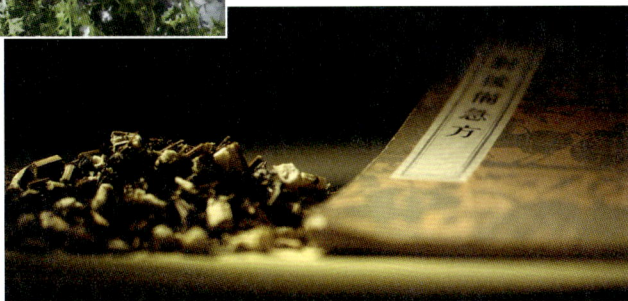

也筛了上万个化合物、中草药，都做了不少工作。"屠呦呦对那段艰难的时光也记忆犹新。

1969年，屠呦呦三十九岁，她参与攻克的，是世界级的传染病难题。寻找抗疟新药，犹如大海捞针。全世界约有三十五万种植物，有药用价值的近三万种，作为中药使用的约一万两千种。但中医药学最伟大的价值就在于，它是一个集千年用药经验于大成的宝库。

不放过每一个曾经用于截疟的本草，对样本逐一提取并试验。万里征程的伊始，总是满怀期许。但期许，却被一个个数字击打得粉碎。几百个提取物，没有一个对疟原虫的抑制率能稳定在40%以上。

中国人，有着几千年与传染病抗争的经验，难道真的束手无策？

然而有一种本草，在实验中，曾一度出现过较高的疟原虫抑制率，后来的表现却不稳定。那便是青蒿。为了探寻其中缘由，屠呦呦决定研读每一项与青蒿有关的记载。青蒿，在中国有两千多年的药用历史，但首次用于截疟则出自东晋葛洪的《肘后备急方》。只是其中用法，却非比寻常。

屠呦呦说："它的方法比较特殊，就是青蒿一把，拿来用水渍，水一升，倒点水，完了研磨以后，把汁服下去。"

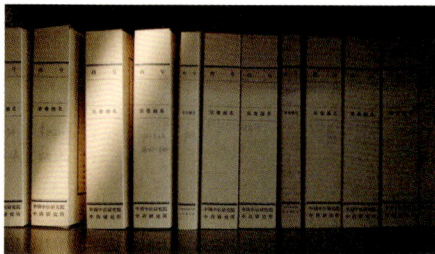

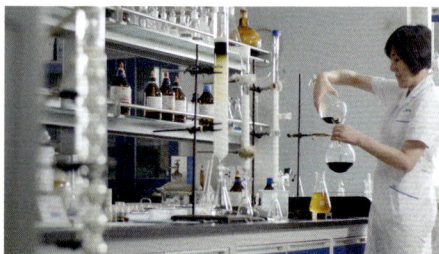

用鲜品绞汁而不用水煎，这细微的差别究竟有何启示？廖福龙这样解释道："水煎呢，都要高温的，这个高温很可能会破坏青蒿里面的有效成分。屠老师就受到了一个很重要的启发，也可以说她当时有一个顿悟。"新的方案，很快成形。

首先要解决的疑惑是利用古法绞汁究竟绞的是什么。青蒿叶，绞汁时汁液最充盈的部位，最可能富含抗疟有效成分。为了防止高温水煎破坏有效成分，提取时必须保持低温——屠呦呦决定把提取液改成乙醚。与水不同，乙醚的沸点仅为34.6℃，从而能保证低温提取。

这次，来源于中医的古典智慧，是否能为世界换取更多生的希望？当年的实验记录本，如实地记录了第一百九十一号实验的结果。青蒿，鼠疟药效评价显示，抑制率100%。直到今天，廖福龙看到这则记录，脸上也还是溢出欣慰的笑容。

三年，一千余个日夜，数百次提取实验。青蒿素，赋予了上百万人新生。仅撒哈拉以南非洲地区就有约两亿四千万人受益于青蒿素联合疗法，约一百五十万人因此避免了疟疾导致的死亡。

卡罗林斯卡学院，年逾古稀的屠呦呦声音有些颤抖却仍显坚定："我报告的题目是：青蒿素——中医药给世界的一份礼物。"

中医，很长一段时间是世界上超一流的医学，中医药是中国最具有原创优势的科技领域。无论站在历史长河的哪一个瞬间，面对中医药的过去与未来，中国人都应当自信。

余仁生堂

旭日初升。新加坡，这座位于东南亚的岛国从睡梦中醒来。华人、马来人、印度人、欧亚混血，不同的世界文明在此汇聚，在碰撞与融合中迸发出新的活力。而古老的传统文化，也迎来新生。

上午九时，唐人街牛车水，还没有进入到一天中最忙碌的时刻。八十岁的杨简博，一星期工作六天。杨简博，十八岁起与中药材打交道，在牛车水一带至少服务过六家中药堂。

而如今他在的这家有些特别。红色的基调打破了古老中药堂给人的沉闷印象，漂亮的饮片被装在透明的玻璃瓶中，供人们触摸体验，而年轻店员一大早忙碌的，竟是煮上一锅茶叶蛋。浓郁的香味常会吸引各国游客纷至沓来，争相尝试一番。店员向他们解释，烹煮这些茶叶蛋用的是店里独有的中药包，有祛风、滋补、暖身的作用。

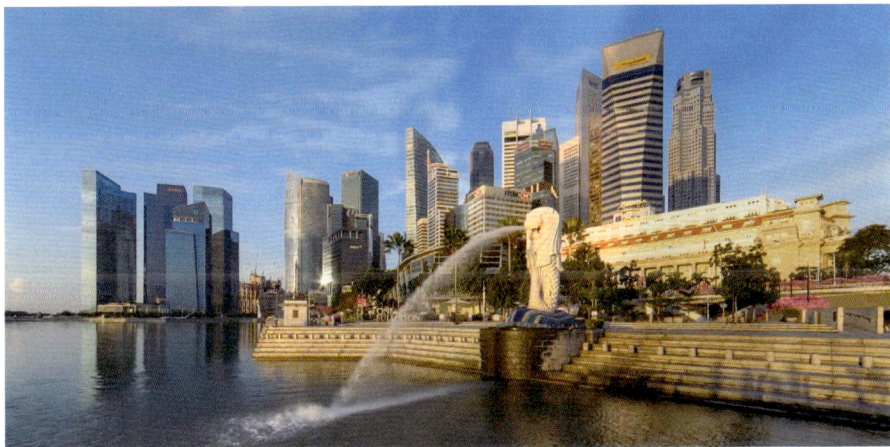

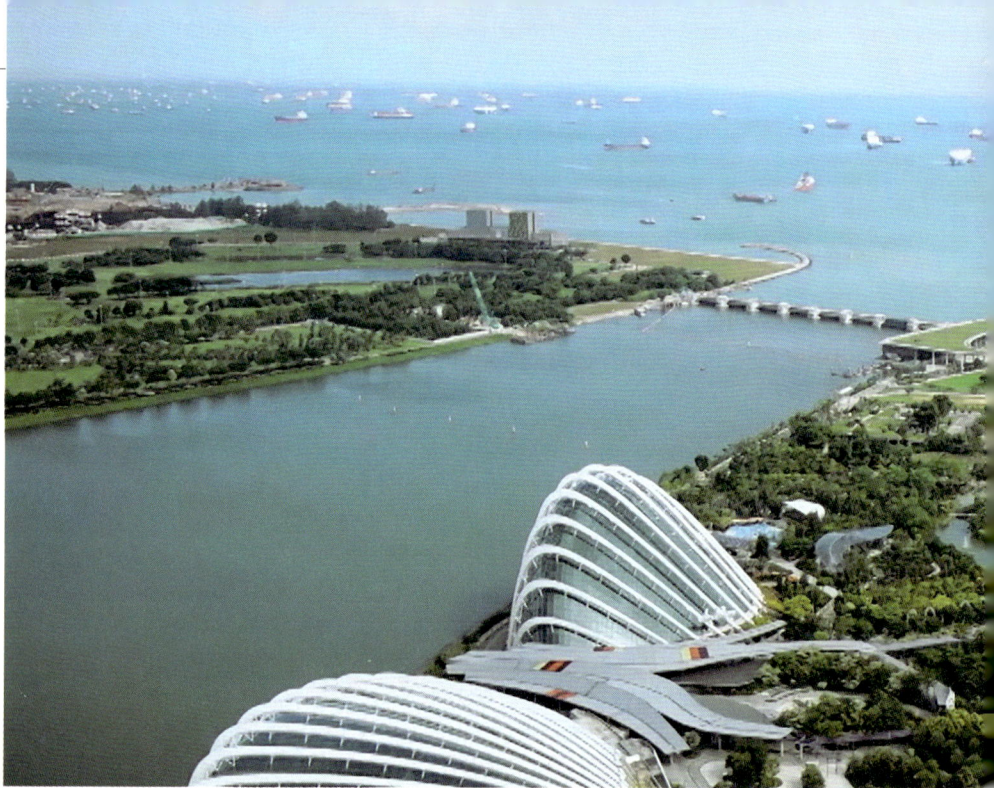

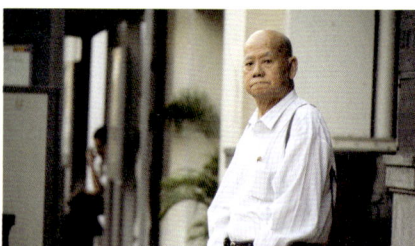

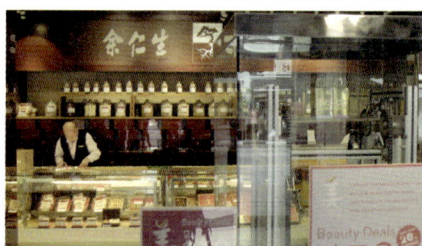

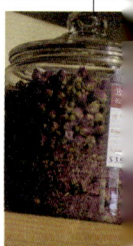

余仁生，这家开在牛车水的中药铺已经一百零六岁了，却如初升的太阳般生机勃勃。

"有些顾客他们讲——我妈妈从小带我来这边，看你到现在还在这边做。"杨简博笑着说，"从我学（这行），第一家、第二家、第三家、第四、五家都没有了，都散了。他的子孙都不要做了，那么老板老了，都没有人传了。"

杨简博，曾经被迫流离辗转，他用前半生见证了海外中药行的式微，却不想来到这家店后，一干就是三十年。

余仁生，这样一家老字号，为何历经百年却能焕发新生？

余义明，是余仁生的第四代掌舵人，他的曾祖父余广是最先下南洋的

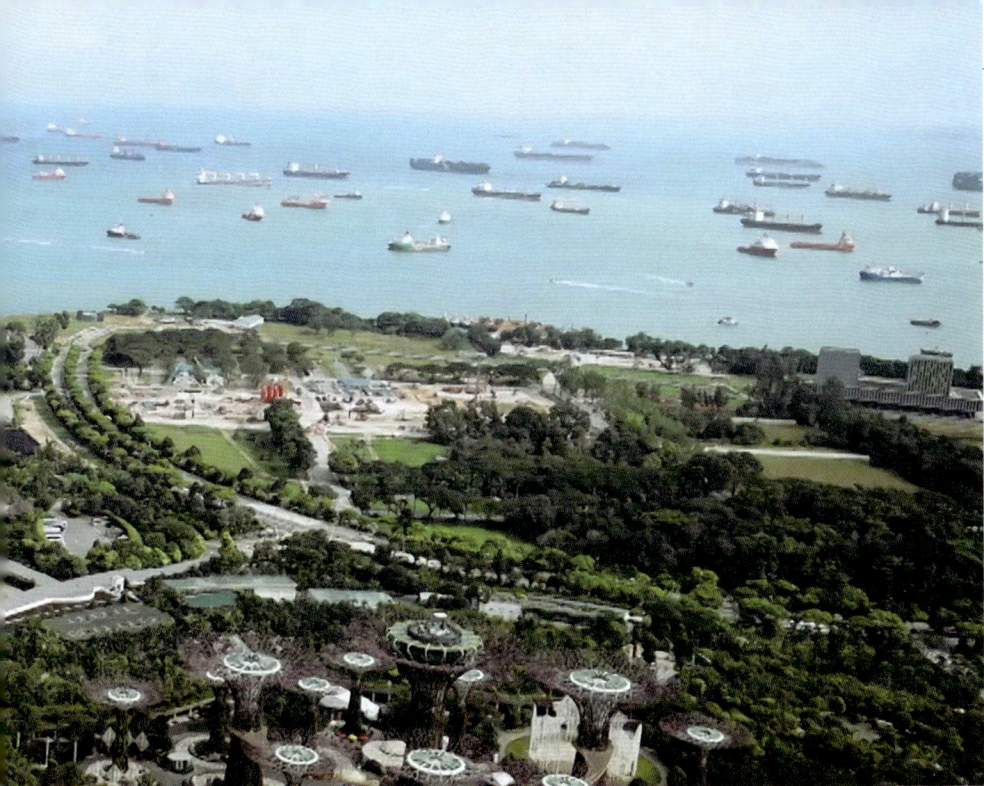

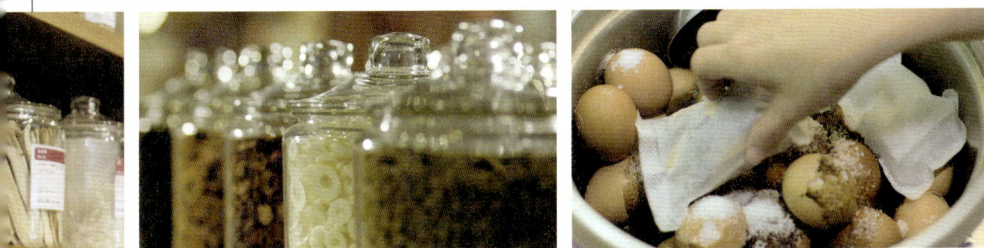

广东佛山人。1879年，余广在马来西亚锡矿旁开设了一家中药杂货铺，这是余仁生的雏形。从此，余仁生见证了余氏家族的兴衰荣辱。

鼎盛时期，余氏成为了橡胶大王、金融大亨，连新加坡的街道都以余氏命名；而低谷时期，家族事业易姓，日薄西山的中药事业更是无人看好。

余义明向儿子介绍家族历史，儿子指着一张家族合影问："这是爷爷吧，爷爷是排行老大吗？""排行老七。"他回答道。儿子继续追问："他们的母亲是同一个吗？"余义明笑了笑，说："不不不，都不是，都不是同一个人。"

余义明接手时，中药已沦为家族中的边缘产业。毕业于伦敦大学的他，却笃信中医药即将迎来新生。

余义明说："在20世纪70至80年代,中药(在新加坡)被认为是一个夕阳产业。但当我开始接手家族事业后,我认为自然疗法的兴起将为中药带来很大的潜力和机遇。"

当现代医学融入东方时,西方社会却开始返璞归真。相比起化合物、抗生素,人们越来越崇尚自然疗法、有机食物。因此余义明掌舵余仁生后的第一策略,就是通过"药食同源"打开西方世界的大门。

一位曾经住在附近的外国人说:"(这家店)让我回忆起我们以前住在这里的时候,我们生病的时候会去找中医,他会给我们中药喝。"当被问及为何会选择看似有些"神秘"的中药疗法,他是这样回答的:"究竟什么是更神秘的?是来自植物的天然药,还是人工合成的化合物?我觉得化合物反而更神秘一些。"

说到中医药的海外推广,余义明说:"世界上有多种医学都能够帮助人类解除病痛,所以我们在海外推广中医药时,更注重的是去阐释它的用法和疗效,而不是试图让人理解中医药背后的哲学体系。"

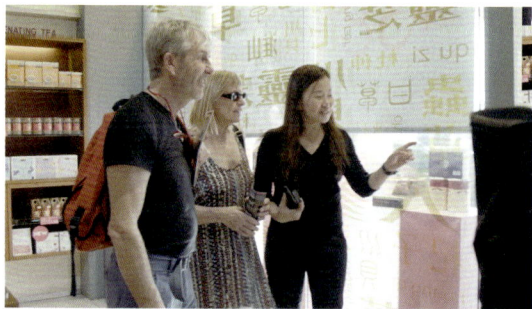

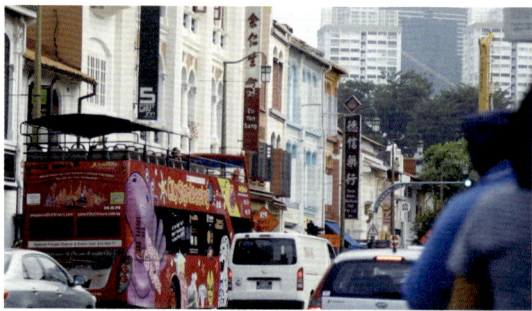

养生市场是中药涉足海外的机遇，但真正能赋予它持久生命力的，却是中医切切实实的疗效。因此，在全球开设中医诊所，是余义明的坚持。

余仁生旗下的中医诊所里，侯茹娇（音）早已等待着和主治医生见面。她说："我看中医是从我得了这个疾病（癌症）开始，所以我一边化疗，一边吃中药。周围的朋友有得这个病就会来找我问，然后我就一直鼓励他们说中西医都要看。他们都感觉到很好，今天都很感激我。"

在新加坡的中医院里，中药颗粒剂已经替代了需要拿回家煎煮两三个小时的中药饮片。如今服用中药，就像冲饮一杯咖啡那样简单。

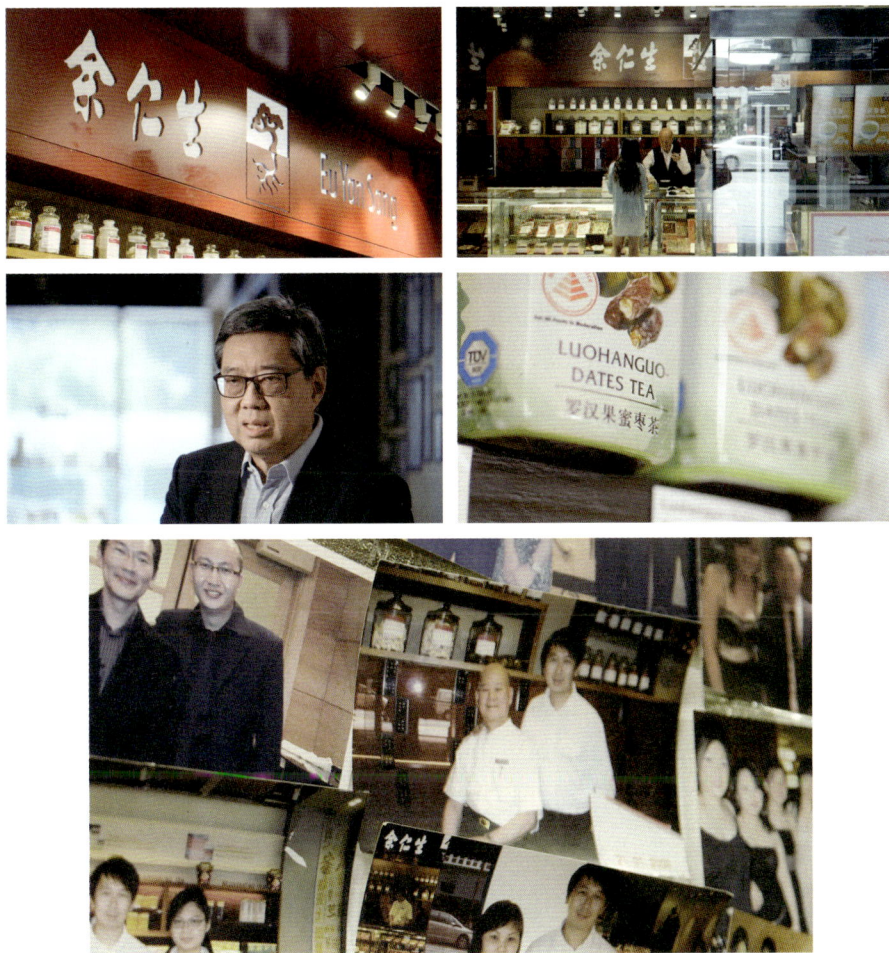

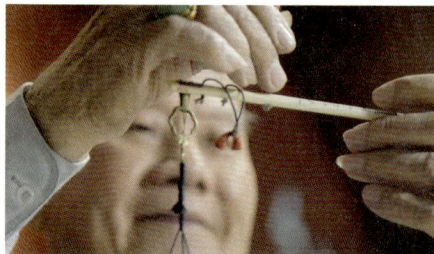

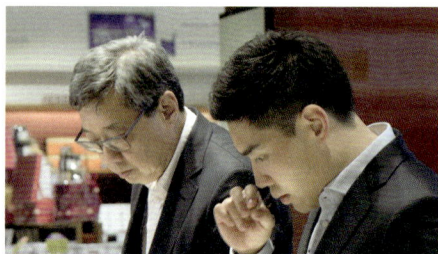

　　如同家族的使命一般，余义明的儿子余在启，主动放弃了投行的工作，决意追随爷爷和父亲的脚步。今天，余义明带着儿子来自家店铺抓药。

　　"杨师傅从1987年就在我们店里了。"余义明向儿子介绍。

　　"当时他妈妈带他来的时候才这么小，跑来跑去的。"杨简博手向下比画着，仿佛当时的情景历历在目。

　　杨简博，坚守着古老的中医药传承。而余义明父子，则竭尽一切可能，让传承叩开新世界的大门。新与旧，在继承与变革中，繁荣共生。

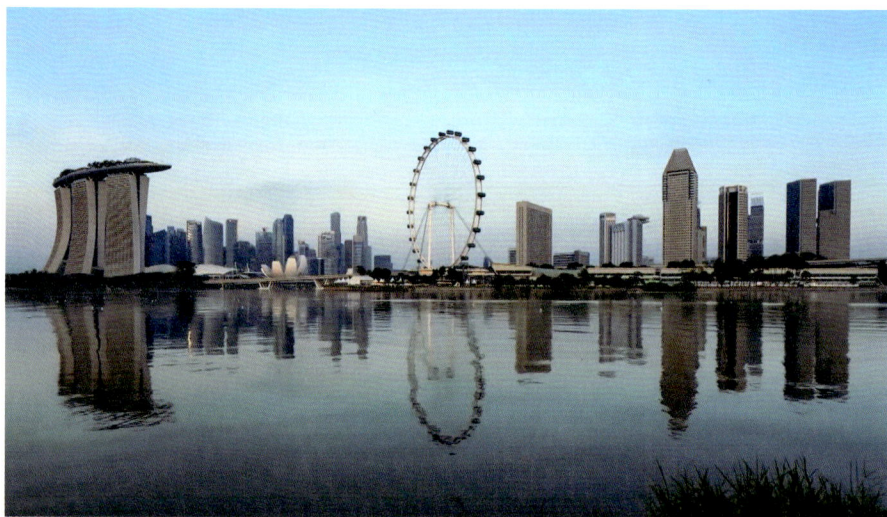

回到家中，芦广荣的日子云淡风轻。她偶尔会拿着老照片回忆当年："这照片有三十多年了，就是我们验完货以后发现有假货了，我们就赶紧把它埋了。他们说您监督我们呢，我说对对，我是监督你们埋呢。"修合无人见，存心有天知。这十个字，芦广荣用一甲子的光阴去践行。

生命，犹如潮汐。虽经坎坷，却能击打出最美丽的浪花。海边，黄世林正带着杨光看潮起潮退。他说："我治病求愈，不管哪一个病人经过我的治疗，都希望给他治愈治好，竭诚为全体军民服务。"

用一生践行一句话的，何止芦广荣一个。

与青蒿素有关的研究，并没有在一百九十一号实验之后止步。科学家们不断提纯获得的青蒿素晶体，如雪花般晶莹别透。如今越来越多年轻的力量加入到中医药的研究队伍中，他们与老一辈一样，日复一日地做好失败的准备，却总像第一次那样期待成功。

屠呦呦说："中国医药学是一个伟大宝库，应当努力发掘，加以提高。"

中医药管理局局长王国强对祖国传统医学的未来也持乐观态度。他

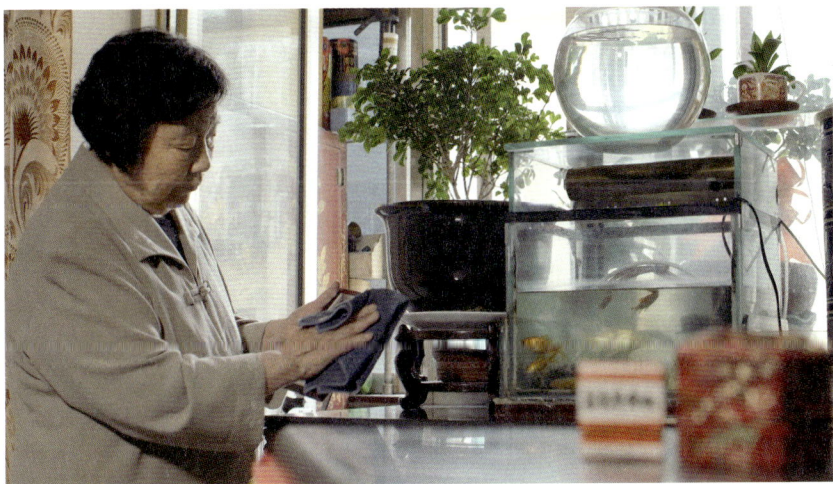

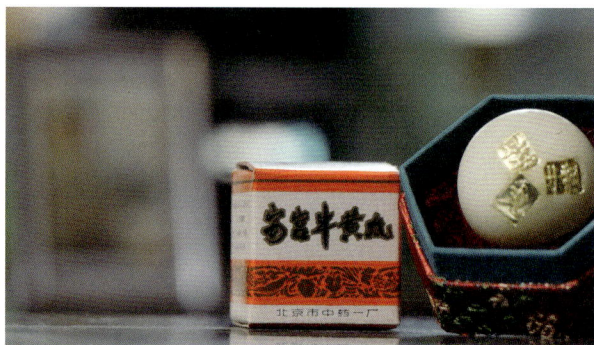

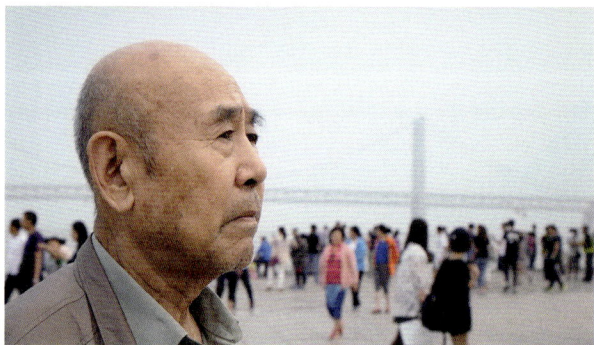

说："青蒿素的研发其实就是从葛洪的《肘后备急方》里面的十五个字得到的启发。那我们的浩瀚的医典古籍当中何止十五个字，所以我们要求创新，创新就需要我们很好地运用现代科学技术。所以也鼓励我们中医人，要不断地解放思想，包容开放，上善若水，我想中医就会如虎添翼。让更多的民众了解中医药的知识，了解我们的祖先发明了这样一个宝贵的财富。希望你们喜欢中医，享受中医。"

安宫牛黄丸

安宫牛黄丸，有清热解毒、镇惊开窍之功，出自清代温病学家吴鞠通所著《温病条辨》，主治温热病之热陷心包。

在温病学中，热病有风温、春温、暑温、湿温、伏暑、秋燥、温毒等。安宫牛黄丸主治温热病邪初犯肺卫后直接向里"逆传心包"，症见高热烦躁惊厥、神昏谵语、舌红或绛、脉数，堪称热病之急症、重症，临床常见于中风昏迷及脑炎、脑膜炎、中毒性脑病、脑出血、败血症等。

安宫牛黄丸在救治危重症中十分常用且疗效卓著，如乙型脑炎、流行性脑脊髓膜炎、中毒性痢疾、中毒性肝炎、肝昏迷、尿毒症及脑血管意外等疾病，凡证属邪犯心包或痰热蒙蔽心窍者，均可使用。

坊间曾流传"养生常服安宫牛黄丸"之类的说法，实为谬误。盖因安宫牛黄丸主治急性热病，其组方用药大多寒凉，不宜久服。其用于高热窍闭神昏急救最为适宜，用后若见收效，应即刻停药。

此外，安宫牛黄丸所含朱砂、雄黄等矿物药具有一定毒性，应遵医嘱，不可久服。

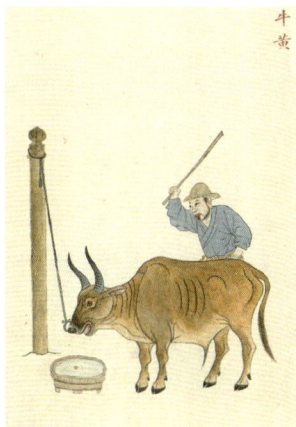

青黛

青黛由波斯传入中国。据《本草纲目》记载，波斯青黛颇为名贵，"既不可得"，因而常用"靛花"代之。李时珍所说的"靛花"，便是从马蓝等植物中提取而成，后来由于普及程度远高于波斯青黛，已逐渐变为正宗。

青黛可作染料，常用于民间蓝染印花，有时也被用于染发。此外，青黛在古时也是一种颜料。国画中的"花青"，又称"靛蓝"、"靛青"，便是由青黛提炼精制而成的。其色幽静艳丽耐久，为国画使用的主要颜色。但时至今日，市面上多见化工合成颜料，出自青黛者少之又少。

入药之青黛为爵床科植物马蓝、蓼科植物蓼蓝、十字花科菘蓝的叶或茎叶加工而成，与南板蓝根、板蓝根、大青叶、蓼大青叶来源部分相同。马蓝若以根入药则称"南板蓝根"，菘蓝若以根入药则称"板蓝根"，菘蓝以叶入药则称"大青叶"，蓼蓝以叶入药则称"蓼大青叶"。此五者皆为临床常用药。

青黛咸寒，归肺、胃经之气分可清热解毒，归肝经之血分可凉血消斑、清肝定惊，故言其有清热、凉血、解毒之功。

如治疗胃热上攻所致的口舌生疮、疼痛，可以青黛三十克配伍石膏六十克、滑石六十克、黄柏三十克，与香油调和后敷于患处。此外，尚有《活人书》单用青黛一味治疗热毒炽盛伤血之发斑（即现代医学所谓皮下出血）。

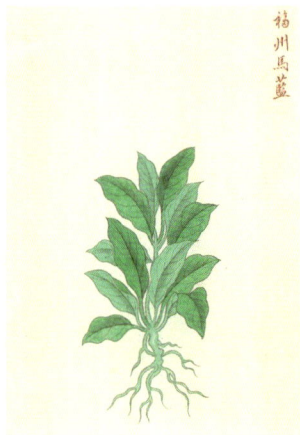

·

青蒿

·

屠呦呦获诺奖的喜讯传开之后，有人说这一切在《诗经》中早有预言——借《诗经·小雅》中的"呦呦鹿鸣，食野之蒿。我有嘉宾，德音孔昭"之句，在屠呦呦与青蒿之间建立了一种意味深长的联系。当然，所谓"预言"，不过是承载了欢欣与喜悦的戏言。

事实上，青蒿除了有截疟之功，仍大有可言。

青蒿，又名草蒿，味苦、微辛，性寒，入肝、胆经，有清虚热、除骨蒸、解暑热、截疟、退黄的功效，用于温邪伤阴、夜热早凉、阴虚发热、骨蒸劳

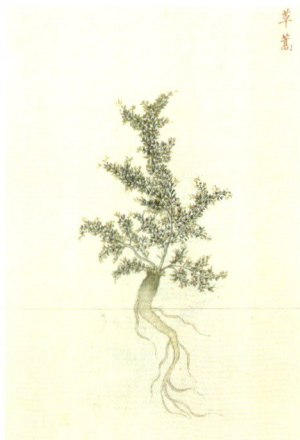

热、暑邪发热、疟疾寒热、湿热黄疸。《食疗本草》中云其可"益气，长发，能轻身补中不老，明目，杀风毒。捣敷疮上，能止血生肉"。

青蒿常用于清阴虚之热。《本草新编》有言："青蒿，专解骨蒸劳热，尤能泄暑热之火，泄火热而不耗气血……故阴虚而又感邪者，最宜用耳。"所谓"骨蒸劳热"，便是阴虚生热的一种表现，形容热似从骨髓向外透发，热势不盛，却不易解除，常伴随盗汗（睡着时出汗，醒则汗止）、面颊和手足心热等症状，有时感觉发热而测量体温却在正常范围，可受情绪的影响。

《中国药话》中记载了南京名医张泽生用青蒿治疗骨蒸劳热的医案。钱某，患劳瘵（一般认为相当于现代医学所说的肺结核）三载，数月以来，每日下午发热，通夜热灼，黎明即退，午后为著，稍劳尤甚，易于自汗，舌红少苔，脉象细数。即从阴虚内热立法，以青蒿配合沙参、麦冬、银柴胡、地骨皮、玉竹、黄芪、甘草、红枣，五剂后潮热渐退，自汗亦止，惟大便干结，再加生地、麻仁，去黄芪，十剂而愈。

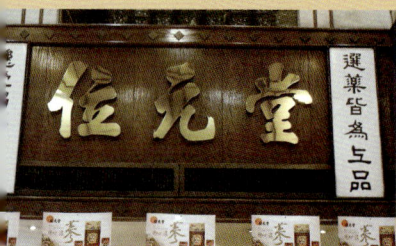

位
元
堂

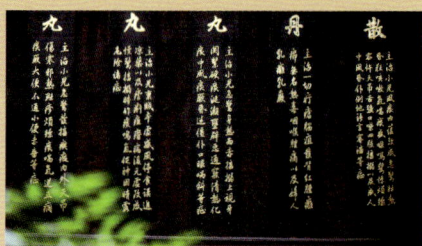

胡
庆
余
堂

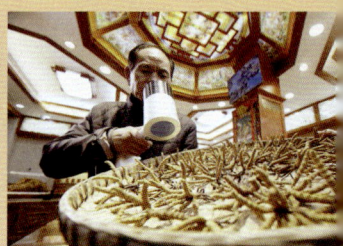

冬
虫
夏
草

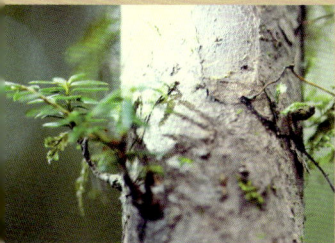

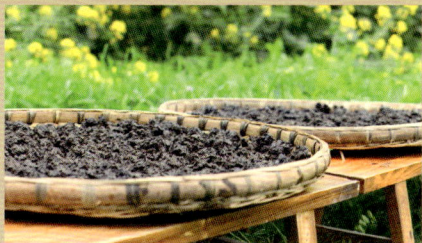

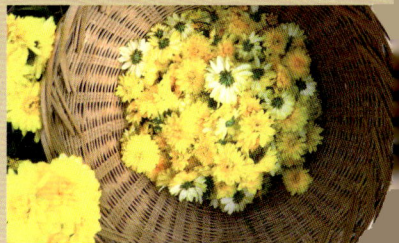

红豆杉

大黄

菊花

第八章

沉浮

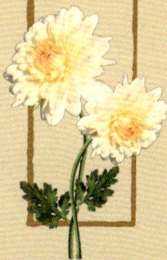

人类的身体血脉相通，自然的世界阡陌纵横。连接起这生命气象的本草，经药人之手，变为「治病之草」，在动静开合间，运筹着「升降浮沉」的药中规律。

升为上升，降为下降，浮是发散上行，沉是泻利下行。「升降浮沉」，国人历经千年、遍尝百草总结的理论结晶，也正暗合了本草与人世纵横交织的另一重：兴衰荣辱，休戚与共。

菊花

河南，焦作。

六十三岁的袁春芳每天早上不到五点就要起床，给外孙女淑云做早饭。老伴三年前去世，女儿在外打工，袁春芳一个人带着六岁的小淑云生活。把外孙女送去学校后，袁春芳连忙往菊花田里赶。

霜降刚过，河南焦作迎来了一个大晴天。地里的菊花竞相开放，美不胜收。

菊花，味苦、甘，性微寒，有散风、平肝明目、清热解毒的功效。菊花是典型的升浮药。中医理论中，各种疾病会表现出不同的病势：向上如呕吐、呃逆、喘息，向下如泻痢、崩漏。而升浮药能上行向外，有升阳举陷、解散表邪等作用。一般花、叶、枝等质轻的药物大都为升浮药，如菊花、霜桑叶等。

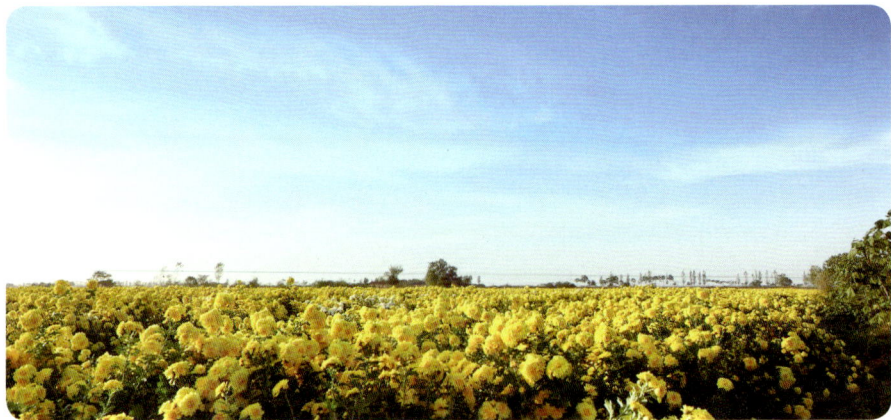

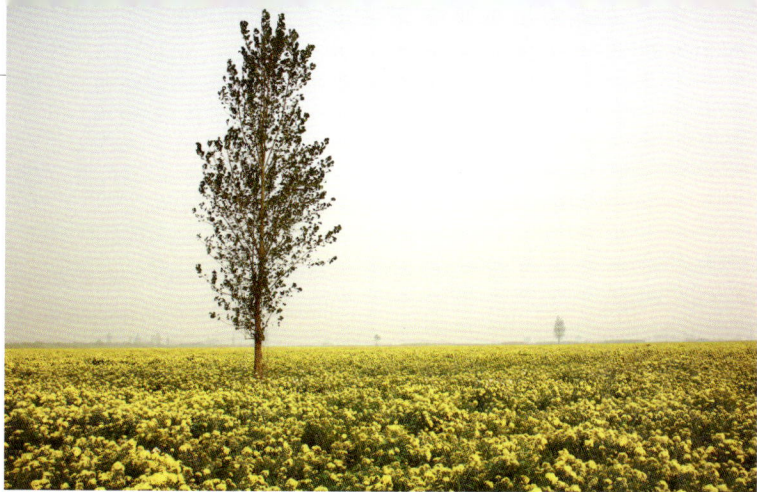

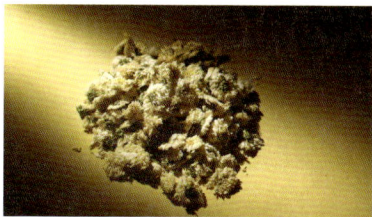

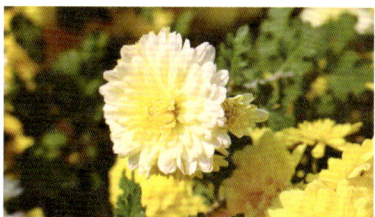

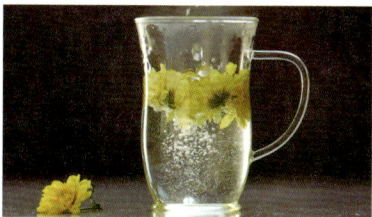

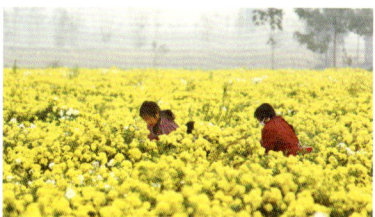

　　菊花田里，和袁春芳一样来采收菊花的村民三五成群。他们各个眼疾手快，两指一掐，一朵花就入了他们的花篮。袁春芳不懂什么"升降浮沉"，她只知道，收获怀菊花就在眼下的这半个月里，采早了产量低，采晚了花品差，一旦错过最好的花期，就是上千元的损失。为此，往往不能回家吃饭。她说："中午就带点馍啊、饼啊、水啊，带到地里。饿了就坐在那吃，啃两嘴馍，喝点水。"

　　忙碌了大半天，袁春芳带着满满一篮嫩黄，爬上了自家屋顶。菊花极易生虫，刚采下来的菊花需要及时在太阳下晒干，制成干菊花方能入药。

　　这个村像袁春芳一样的老人，都是种了一辈子、晒了一辈子菊花的。这份感情，朴实得就像自己的生命一样，都是埋在心底里的。只是，落花仍有意，土地却再也留不住年轻人。

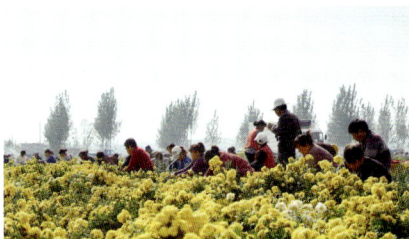

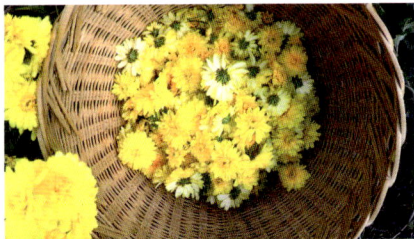

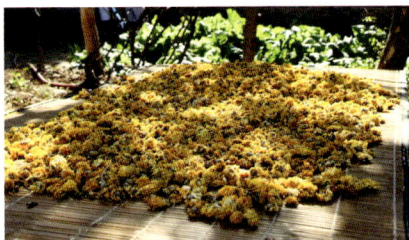

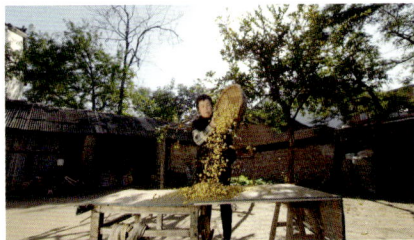

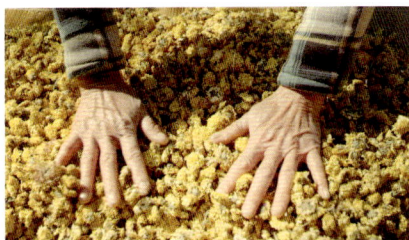

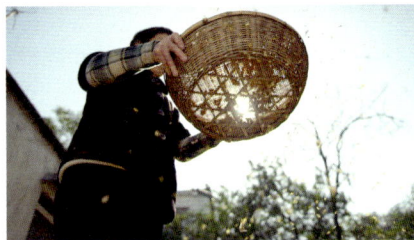

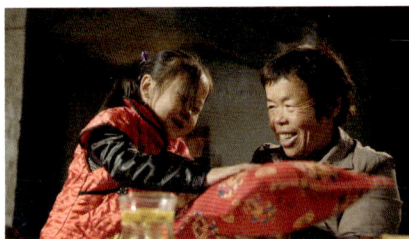

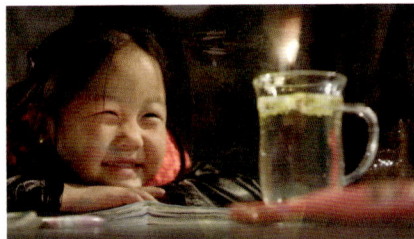

　　袁春芳的女儿，十八岁就开始外出打工。这个家里最常见的场景，除了每天清晨袁春芳赶早起来给外孙女做早饭，就是夜幕下她守着外孙女在灯光下写作业，听外孙女读课文。

　　袁春芳说不清楚女儿出去打工，到底是好还是不好；她也不知道，小淑云还能陪伴她多久。她能做的，只是给远方的女儿做一个安神助眠的菊花枕，给相依为命的外孙女泡一杯清肝明目的菊花茶。

大黄

这个季节里，海拔两千多米的甘肃宕昌县，丰收也如期而至——深埋地下的大黄成熟了。

大黄，味苦，性寒；有泻下攻积、凉血解毒、逐瘀通经之功效。因泻下作用峻烈，大黄又被称为药中之"将军"，是典型的沉降药。沉降药下行向里，一般具有泻下通便、消积导滞等功效。凡味属苦酸咸，气属寒凉的药物大都为沉降药，如芒硝、大黄等。

成都中医药大学教授胡昌江正端着满满一竹筛的大黄架在板凳上晾晒。从教四十年有余，每一次亲手炮制，他仍会感慨本草的奥妙万千，尤其是"善变"的大黄。

对同一本草，使用不同的炮制方法，就能改变其"升降浮沉"的趋向，甚至改变功效。大黄就是其中典型。

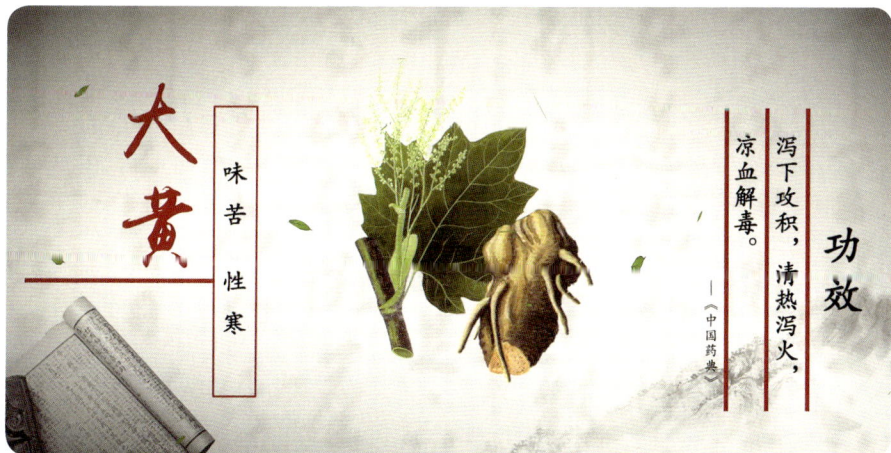

大黄

味苦 性寒

功效

泻下攻积，清热泻火，凉血解毒。

——《中国药典》

217

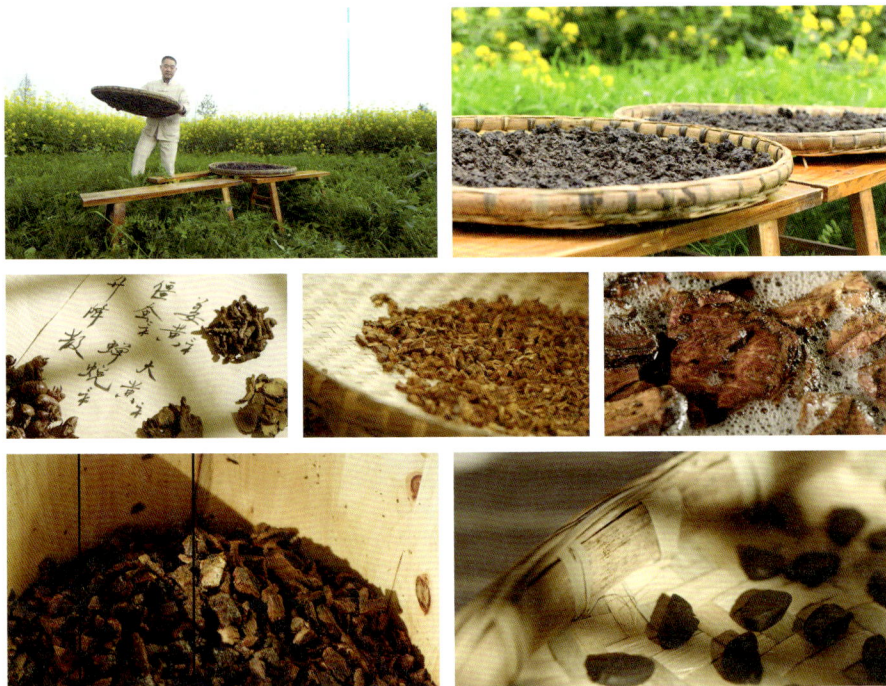

生大黄，作为经典的沉降药，泻下作用峻烈。酒大黄，借酒生提之性，引药上行，用于目赤咽肿、齿龈肿痛。醋大黄，取大黄片或块，用醋拌匀后闷润，置锅内用文火炒干，可引药入肝经，增强活血解毒、消积化瘀的功效。大黄炭，炒炭存性，其表面焦黑，断面呈焦褐色，有凉血、化瘀、止血之效。

如今，各种规格的大黄炮制，都已进入了快速生产的工业化进程，但唯有一种制品，却因技艺繁琐、周期冗长，令现代药企望而生畏，那便是"清宁片"。清宁片是酒蜜制大黄的学名，能缓和泻下作用，对年老、体弱、久病患者之大便秘结有很好的疗效。

胡昌江从未想过，从清末传承至今的清宁片会以这样的方式消逝在人们的生活中。但每年，他都坚持亲手炮制一回，为的是让感兴趣的学生参与。只是今年，愿意求学的，只剩黄勤挽一人。因为制作清宁片通常需

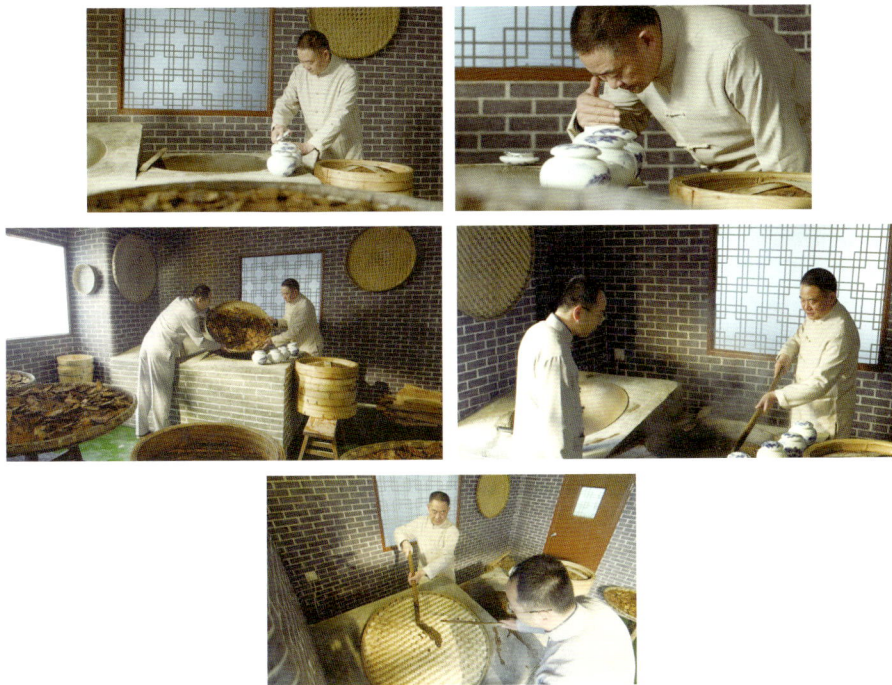

耗时整月，而年轻人少有此耐性。

　　制作清宁片，首先要煮大黄，少则十小时，才能搅拌成泥。胡昌江说："如果不煮成泥状，它还有一些泄下作用。"

　　然后需充分晾晒，三至五日，视阴晴而定。之后粉碎过筛，反复多次才能均匀细度。

　　而最关键的是炼蜜。蜂蜜，作为本草，能补中、润燥，有很好的缓和作用，在制药中是颇为理想的黏合剂。这中间也有颇多讲究，正如胡昌江所说："蜂蜜如果熬老了，它的黏性就会太强，就会不好切制；如果是炼蜜的时候炼得太嫩，我们做出的这个药物就会生霉、变质。"

　　将水分适当的蜂蜜与大黄粉、黄酒混合，揉成团块，放进蒸笼，剩下的就交给时间与火力。蒸制之后，取出的大黄表面油亮、光滑细腻，火候恰好。

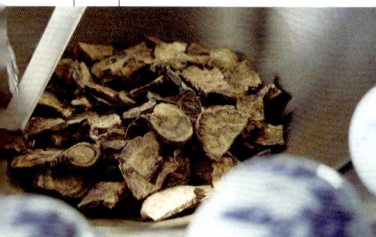

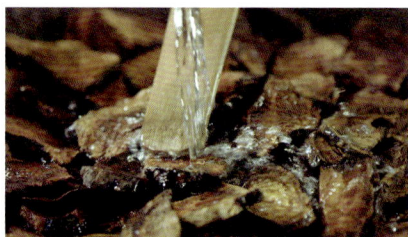

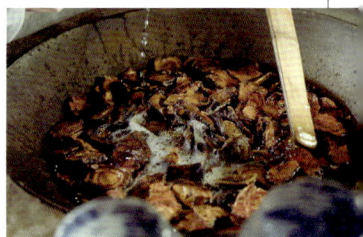

然而蒸制却远远不是清宁片的终点。这项工艺的耗时繁复，就在于蒸透搓匀的药条，还需置于罐内发酵十日。但与过往的先辈一样，胡昌江愿意等。

发酵完成的大黄表面油光不再，却仍旧细腻光滑，柔软有弹性。他向今天唯一的学生传授着注意事项，"手一捏，有弹性，这个就（可以）开始切片"。胡昌江把大黄切成均匀的厚片，一刀一刀，缓慢而坚定。

如今，他更为人知的身份也许是老师，但他永远不会忘记，自己是"川帮"的传人。

本草传统炮制的历史源远流长，在历朝历代的兴衰往复中，各地药工在"浸、泡、煅、煨、炒、蒸、煮"等方面，因地制宜，因药制宜，逐渐形

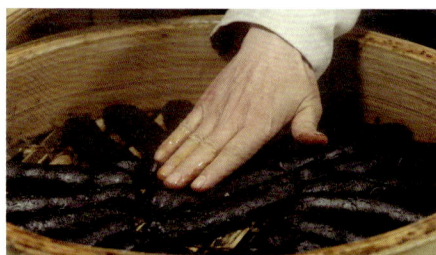

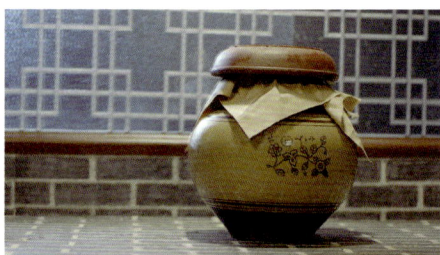

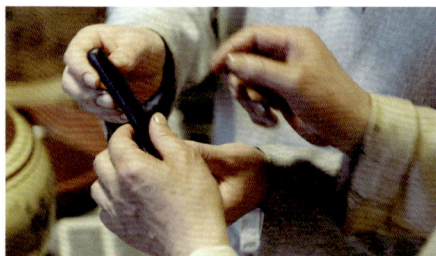

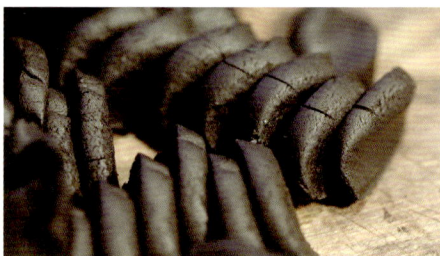

一
本
草
中
国
一

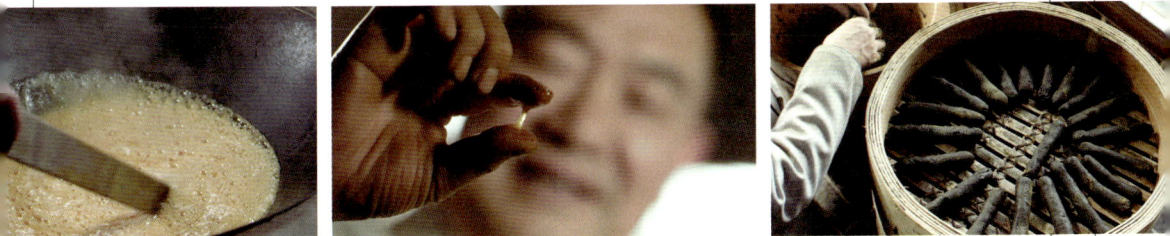

成各自特色。于是，江西樟帮、建昌帮，北京京帮以及四川川帮这"四大帮派"应运而生。

那是一个百花齐放的辉煌时代，但随着手工业的式微，各具特色的"帮派"已少人知晓，各派的独门绝技亦渐渐失传。胡昌江说："我非常担忧中药炮制的发展。不同炮制品有不同作用，（如果）我不愿意做这么复杂的工艺，这些品种基本上就濒临灭绝了。"

胡昌江年复一年坚守的，不仅是一个即将远去的品种，更是一代药人的传承。

无论是农村还是城市，古老的记忆正在与人们渐行渐远。千年本草，面临着前所未见的沉浮巨变。这是重生的机遇，还是跨不过去的门槛？

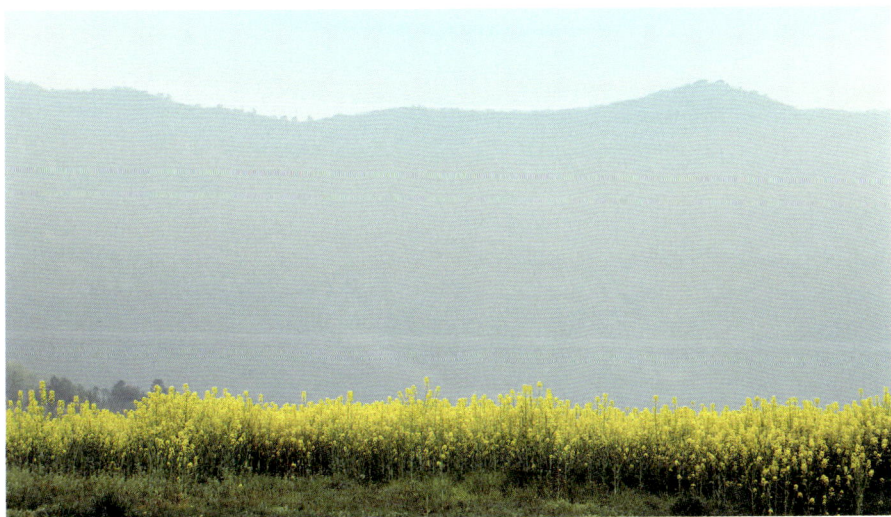

红豆杉

中医本草，并非一成不变的存在。千百年来，人们在与疾病的抗争中，也常有新的发现和认知。

云南，高黎贡山，北连青藏高原，南接中印半岛，有"世界自然博物馆"和"世界物种基因库"之称。在这里，一种植物的另类沉浮，让人唏嘘不已。

一大早，中科院昆明植物研究所的刘杰，正带着团队进入高黎贡山原始森林。清晨的森林还布满了霜露，但一经太阳照射马上销声匿迹。刘杰正在寻找一个古老的物种。

这个物种，在地球上已有二百五十万年的生长历史，但却在近二十年的时间内，遭遇了近乎毁灭性的破坏，如今已被列为国家一级珍稀保护树种。这便是有着"植物大熊猫"之称的红豆杉。

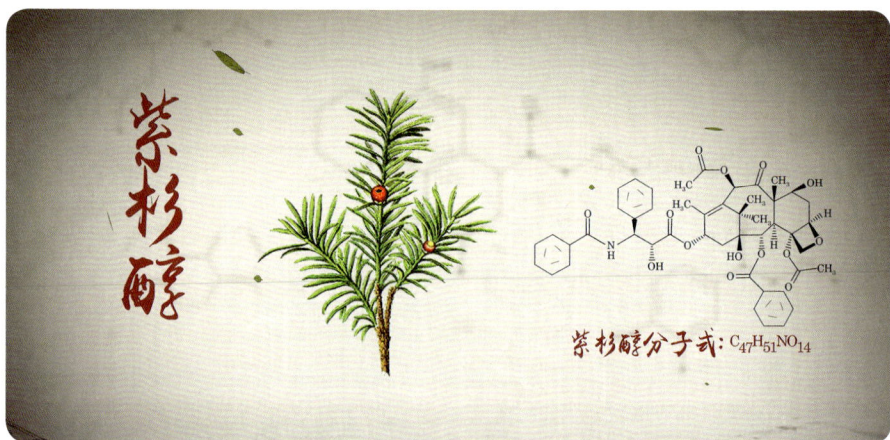

紫杉醇

紫杉醇分子式：$C_{47}H_{51}NO_{14}$

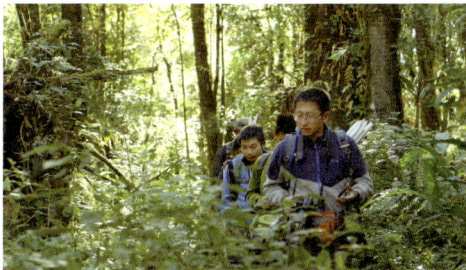

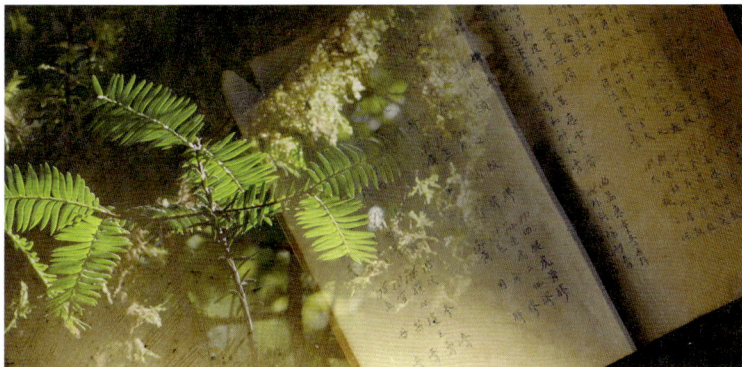

　　1971年，美国科学家从红豆杉的根、皮、茎、叶中提取紫杉醇，由于紫杉醇具有独特的抗癌机理，被认为是继阿霉素、顺铂之后，对多种癌症疗效好、副作用小的新型抗癌药物。

　　虽然红豆杉并不是《中国药典》收录的传统本草，但有关红豆杉的研究，也引起了中医药界对红豆杉的关注。人们开始尝试将红豆杉叶加入中药方剂中，多用于癌症病人的术后调理。

　　云南，原本是中国红豆杉资源的聚集地，但如今已很难觅得红豆杉的身影。20世纪90年代，紫杉醇被批准上市，三百多万棵红豆杉因被剥皮而渐渐死去。

　　刘杰说："你要保护一个属的植物，你首先得搞清楚它有多少个物种，然后这些物种是分布在哪里，这样你才可以有的放矢地制定一些保护的策略和措施。"刘杰科研小组此行的目的，就是考察红豆杉在高黎贡山的资源分布情况，在深林之中寻找踪影难寻的红豆杉。

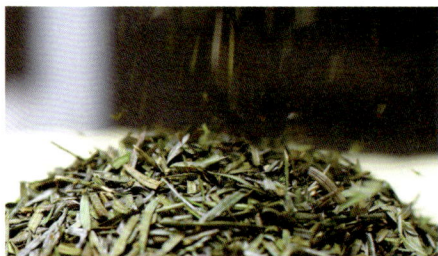

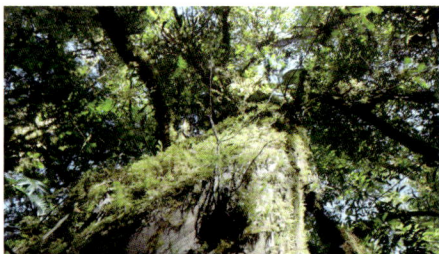

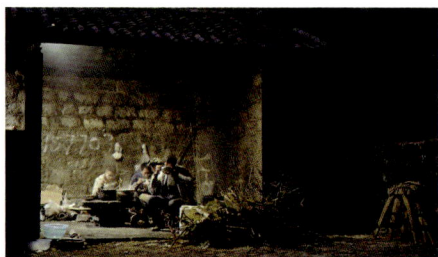

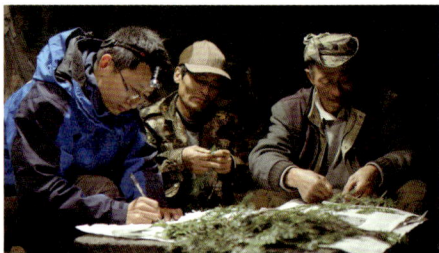

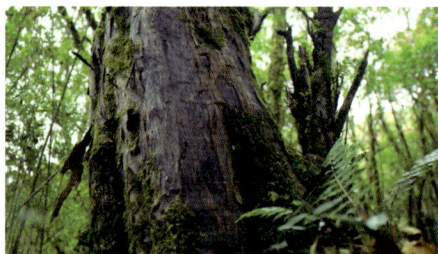

　　然而天渐渐暗去，刘杰还是没有任何收获，原始森林显得越发空寂。一位老人，焦急地在山头等待刘杰的归来，他便是刘杰的父亲刘学文。刘杰一行人回到营地的时候，刘学文早已备好了饭菜。每次外出考察，刘杰的老父亲总是跟着他。刘学文说："我是担心他的安全，我在家还是不放心。"

　　第二天一早，刘杰和他的团队又出发了。有了父亲的坚实后盾，寻觅的艰难险阻便不足以为惧。上天眷顾，刘杰队里另一个年轻人最先有所收获。一行人兴冲冲地赶过去。"哇！这棵大。"大家脸上都带着笑。但欣喜很快被心痛掩盖，他们发现这株红豆杉的树皮早已被剥去了大半。他们猜测这是某个游客在好奇心驱使下的一时兴起，但再多的猜测也无法改变事实。

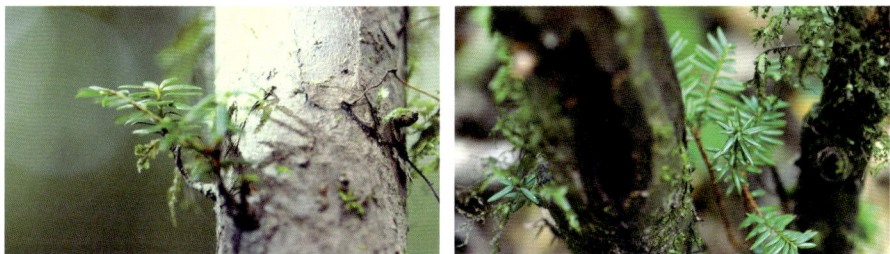

刘杰说："很多人就特别膜拜红豆杉属植物，认为日常生活中用了这些东西，可能就永远不会得癌症。所以很多人把它拿来做餐具、筷子、碗，甚至于在云南特别常见的烟筒。但是这是非常愚昧和错误的认识。"

当人们欣喜地获得了对某一物种的新知时，却可能在无意间加速着它的灭亡。无论是近乎绝迹的野山参，还是目前仍难以实现人工种植的红景天。越来越多人对健康和本草的渴求而导致的资源难续，是横亘千古的难题。

也许我们无法期待人人都能在趋利的浪潮中保持警醒和理性，但总有一些人，怀抱虔诚与勇气，拥有着在沉浮中独行的力量。

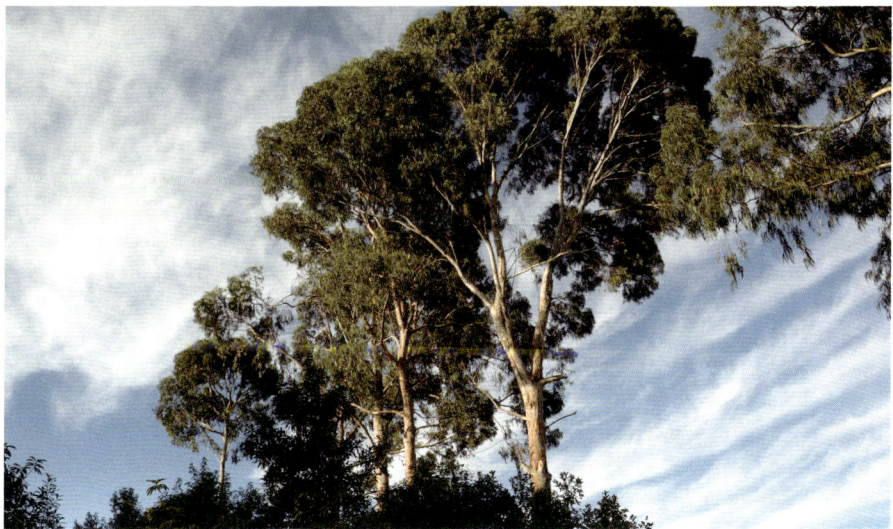

冬虫夏草

安徽，亳州。

1月，寒风冷冽，人们却似乎已经习以为常。早上七点，人潮一如往常地向同一个地方聚集。这是一栋花三年时间修建的中药城，十万平米的交易大厅，两千六百种中药材，近六千个展位和铺面，成为"中华药都"名副其实的写照。

亳州，是名医华佗的故乡，位于安徽省西北，与江苏、山东、河南接壤，四通八达，是中国最大的中药集散地。几乎每一个亳州人，都与本草有或多或少的关系。

中药采购员张玉启从小跟着父母种植中药，1986年，十八岁的他开始在饮片厂从事采购工作。要在成千上万的本草品种里辨别优良伪劣，张玉

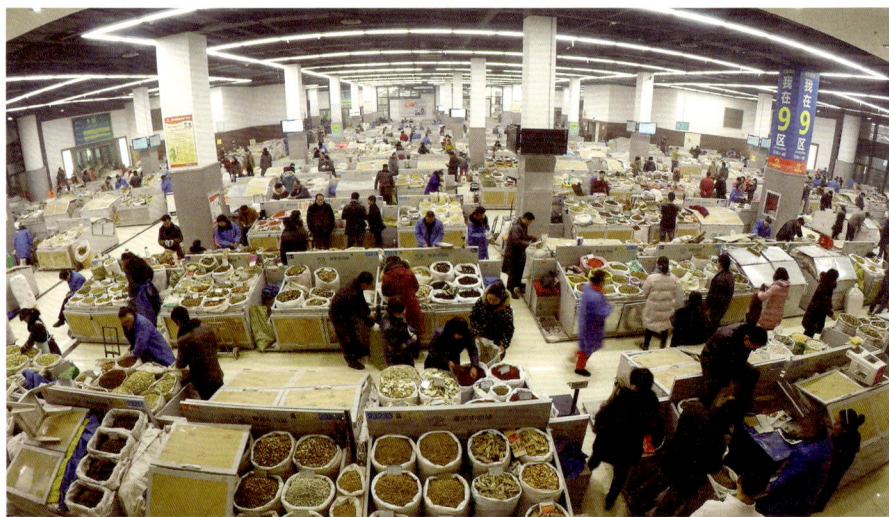

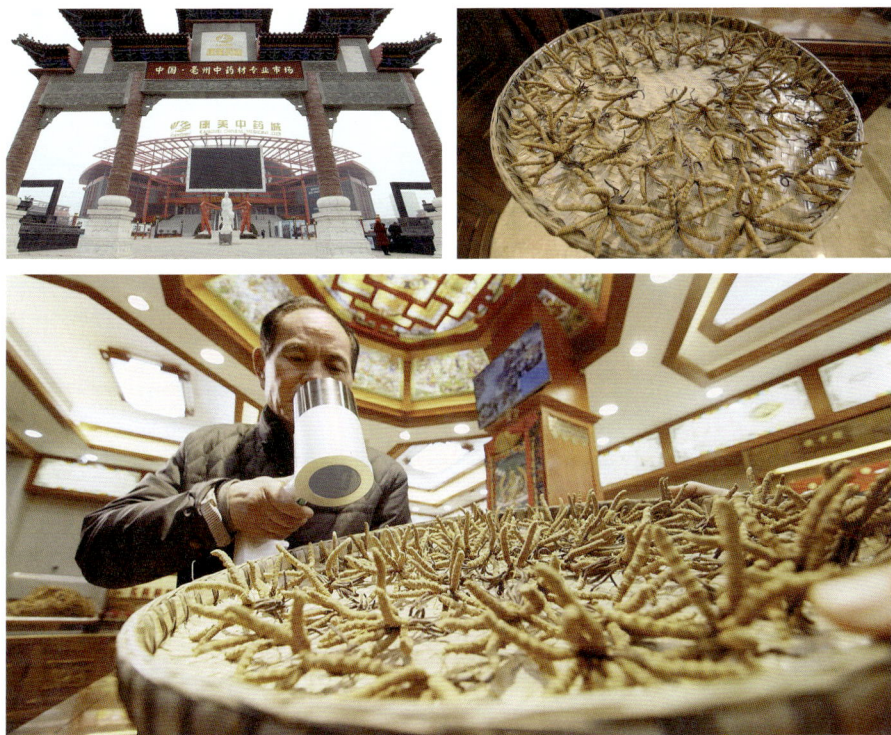

启早已练就火眼金睛。短短两个多小时，数十个品种的生意就尘埃落定。
唯独虫草，却没有相中的。

　　上午九点半，只开早市的亳州中药城瞬间一哄而散，这是几十年来不
成文的规矩。张玉启只能去附近的独立商铺，再碰碰运气。

　　"说个最低的价格。"见这家商铺的虫草品相不错，张玉启有些心动。

　　"在这个地方，你标准那么高就是那个价。"老板不肯多让。

　　"适当地少点。"张玉启还想再砍砍。

　　"你要是少的话，随行就市。随行就市就十八万，一分都不能少。"老
板态度坚决。

　　"随行就市了吗？"张玉启问。

　　"这样吧，从我利润里面让给你，最多少一千块钱。"老板终于有些

让步。

谈判是全世界生意人的必修课，价格的起落变通全在彼此的察言观色间。但真正能打开生意格局的，依然是药材的品质。

经营虫草店的赵秉富，也是土生土长的亳州人，但为了虫草生意，他更多的时候要深入藏区，去源头进货。他说："主要是去青藏高原。到恶劣的环境地方去，收到老百姓一流的货，就是说收到价格低、质量好的货，我们的生意才有更好的竞争力。"

不是在买药、卖药，就是在买药、卖药的路上。亳州人将全国各地出产的中药材聚集起来，再通过药材市场的平台销往全国。生活在这里的人们，以中药为生，亦以中药为荣。

他们似乎已经忘记，就在新中国成立前，这个兴旺了百余年的药材市场，曾差点在战火中付之一炬。直至改革开放后，沉寂的亳州，才注入了复苏的活力。2015年，亳州全市生产总值九百四十二亿元，其中中药行业就贡献了五百亿元。

中医药市场的休戚沉浮，与时代的发展血脉相连。赵秉富、张玉启们并不知道药农和老药工们的烦恼，对他们来说，这是一个黄金年代。

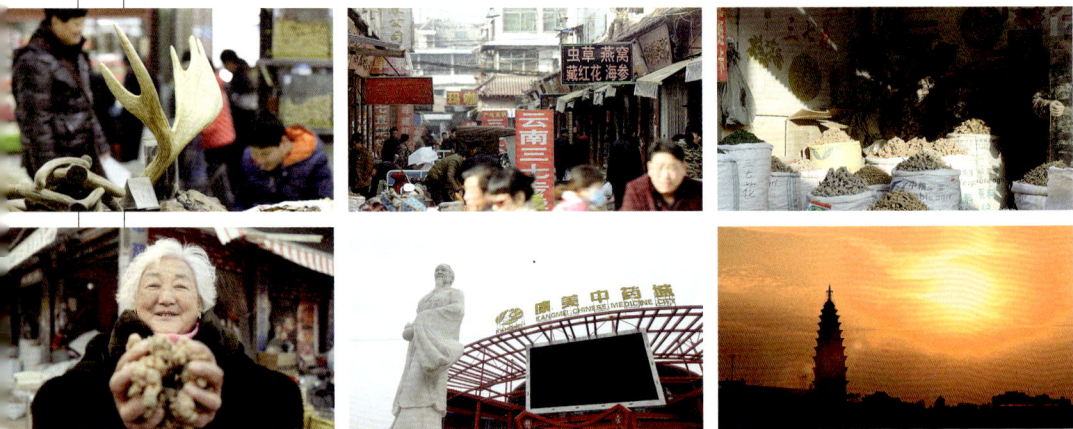

清晨，杭州。

90后的鲁航上班第一件事是：进香。手秉三炷香，站在门槛后深深鞠躬的他，只需一抬头就能看见从前方镜子里清晰映出的"戒欺"二字。他说："这和中国的一个传统有关，就是香火不能断。前面是一面镜子，可以照射到'戒欺'，那么同时也是希望我自己要戒欺。"

"戒欺"，是有着"江南药王"之称的胡庆余堂最有名的店训。

胡庆余堂，至今已有一百四十多年历史。

在这个古色古香的深宅大院里，调剂台是最热闹非凡、生气勃勃的地方。鲁航用数据说明了调剂台上的工作量："双休日的话最高可以突破到八百（单），平均分配到十二个人手上，那就是会有六十多张。六十张方

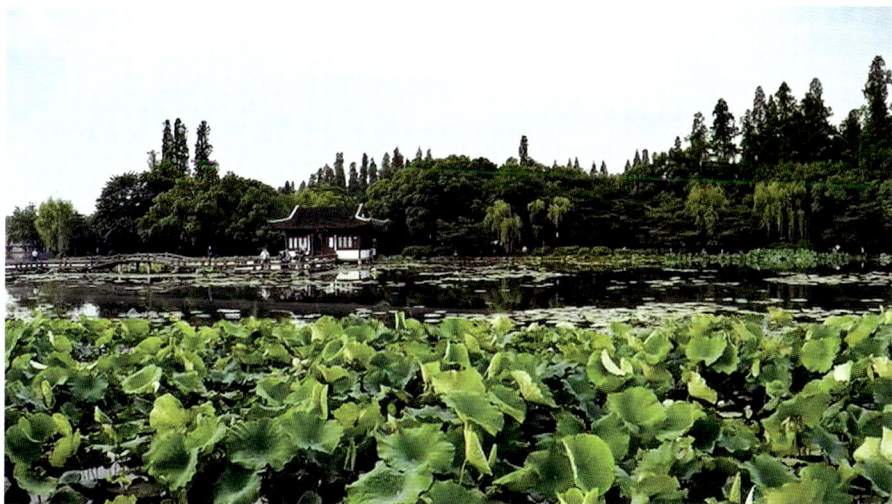

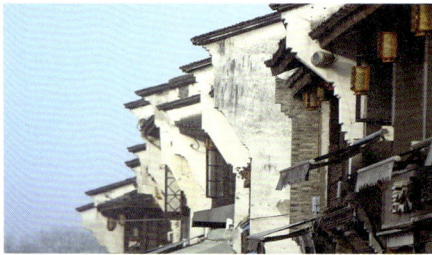
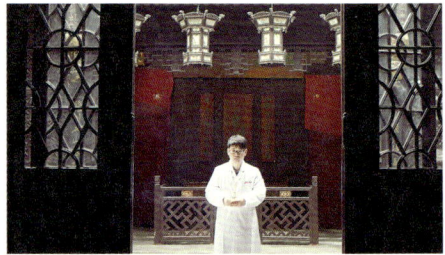
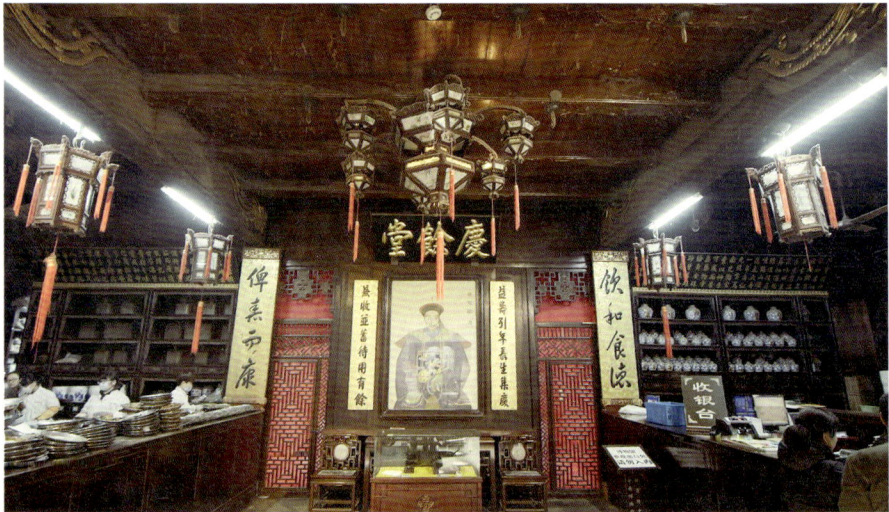
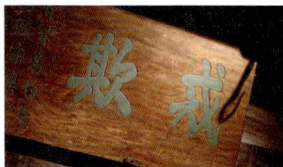
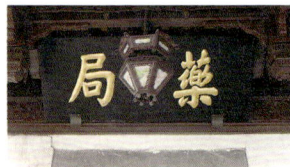
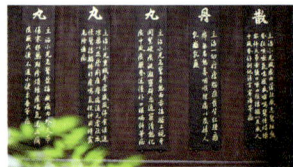
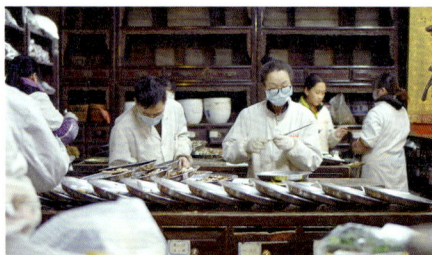
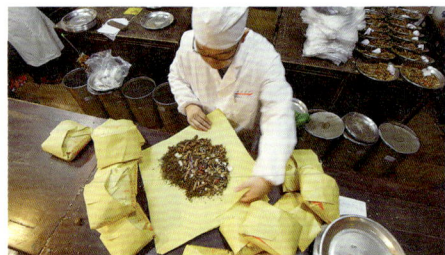

子最少是有四百二十味药，走一个来回，那么就是八百四十次。"

每一个上了调剂台的人，就如同是上紧了发条的时钟，机械、紧张，却又万万不能失了精准。因此，每一个药号的调剂台，都必须由一位老师傅坐镇。

鲁航的师傅张雄伟，入行三十余年，他最欣慰的，就是看到年轻人的踏实与成长。张雄伟说："现在小年轻的思想也比较开放，也喜欢这里待一下，那里待一下。鲁航还好，算算年头坚持了快五年了。"

从刚毕业于中医药学校时只认四百余味药，到如今对一千二百味药如数家珍，二十五岁的鲁航现在已是门店的副经理。但张雄伟对他的期待远不止如此。每月一度的考核是张雄伟给徒弟们设置的专业竞赛，考的不仅是辨药，更是速度和不偏不倚的"一抓准"。张雄伟笃信："调剂这种东西一定要靠自己用心去学，心在哪里？就是在你的手上。"

这并不只是一场竞赛，而是一代又一代中药人没有终点的接力。无论是在胡庆余堂，抑或是其他遍布大江南北的老字号里，古老的中药调剂行业，并非只有老一辈在固守。

一批又一批的年轻人，前赴后继，在调剂台的方寸间，在星罗密布的药柜前，心甘情愿地坚守着药与人相遇前的最后一片阵地。沉浮中的薪传之火，终将穿越岁月，生生不息。

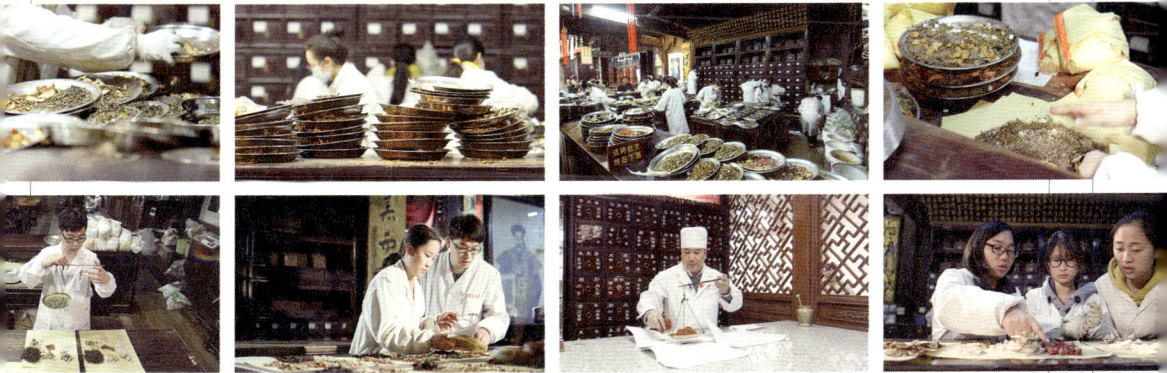

位元堂

香港人的一天，是从"快"开始的。像欧少林这样，能坐下来吃完一顿早茶的人，已经不多了。

六十七岁的欧少林，是位老药工。吃完早茶，他不疾不徐地往位元堂走去。

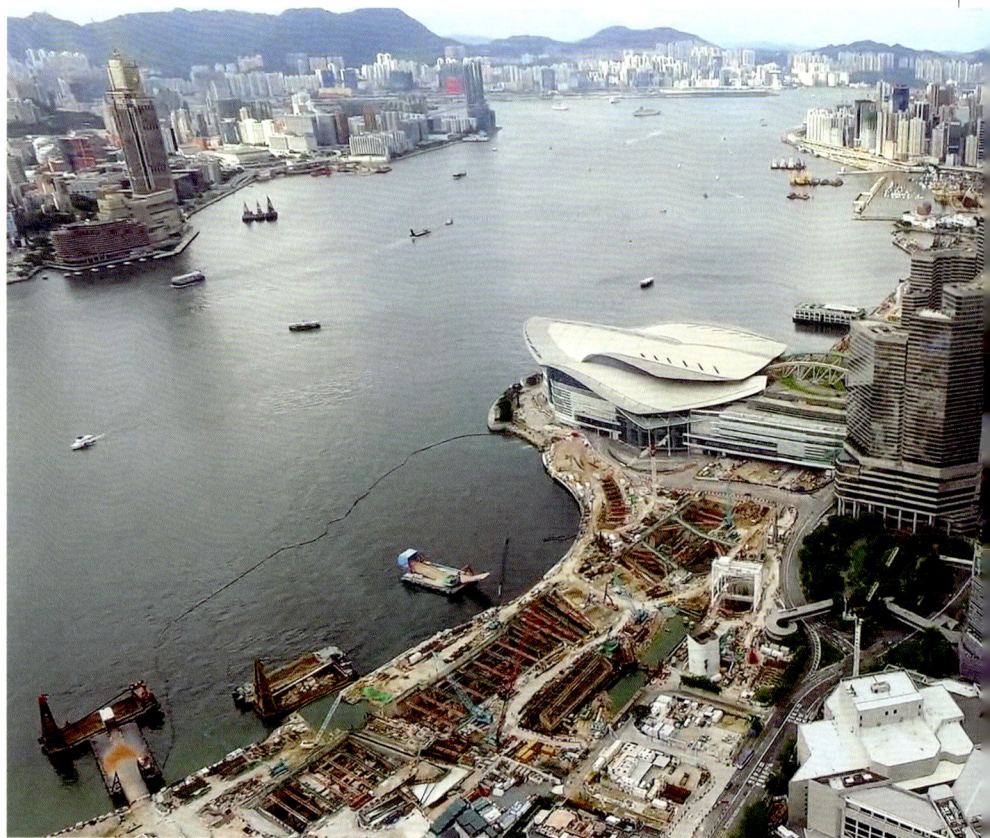

"位元堂/养阴丸/好似太阳那样温暖……"上世纪70年代，郑少秋一曲《太阳出来了》，让老药店位元堂在香港家喻户晓。

　　始创于1897年的位元堂是一家百年老字号，它兴起于广州桨栏路，是独树一帜的广药药号代表之一，大补之药"养阴丸"就是它的独门绝技。

　　上世纪中期，曾经的广药中心广州逐渐没落，位元堂遂迁来香港。欧少林就是最早那批店员的代表。欧少林回忆道："我刚刚到位元堂的时候，经理看我挺聪明又挺愿意干活的，就让我留下来继续学习，就一直学到现在。后一辈进来的员工都熬不下去，做一段时间就走了，因为太辛苦了。"

　　在快节奏、讲效率的香港，并不是所有人都能在沉浮历练中，守望初心。欧少林是为数不多坚持下来的人，他在这里一干就是五十多年。从打

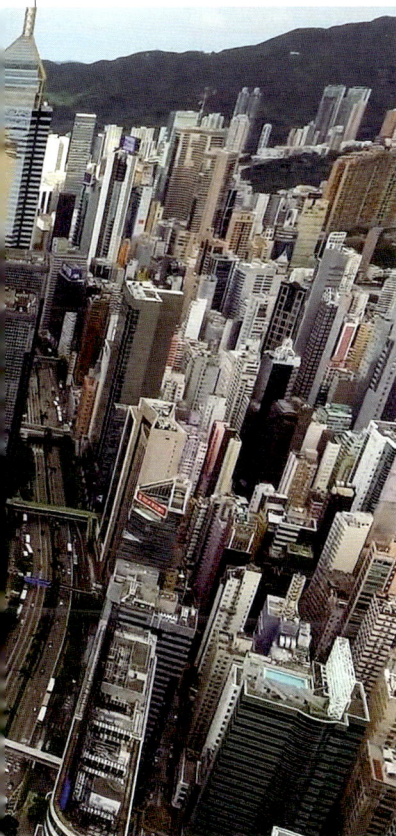

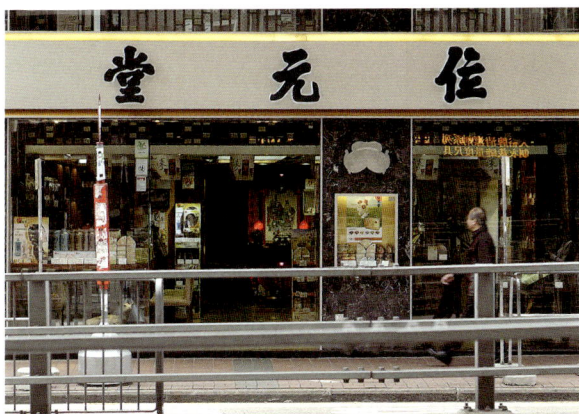

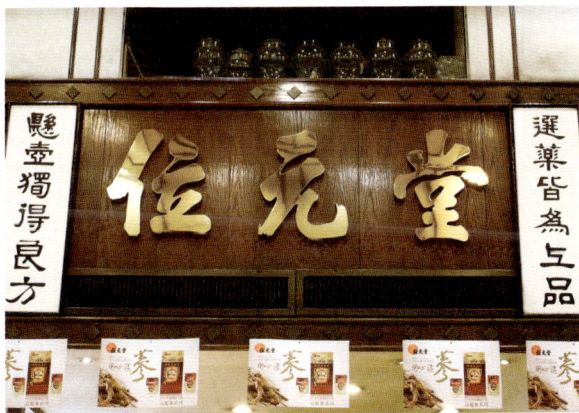

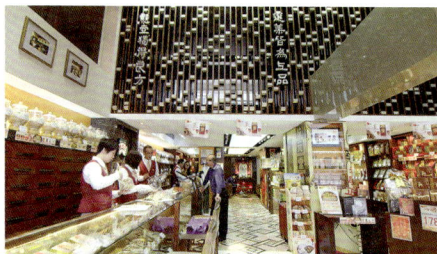

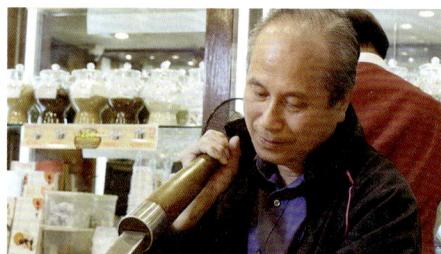

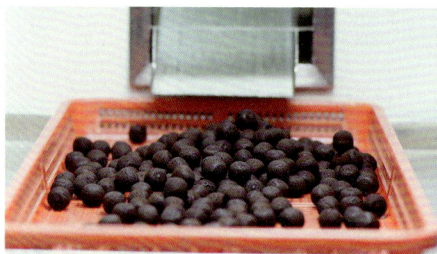

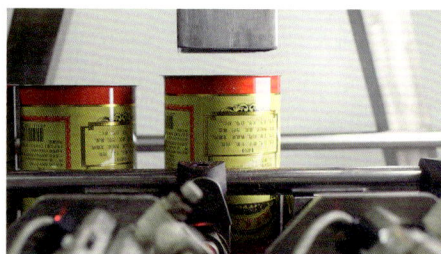

杂、洗碗，到切药、洗药，再到抓药、配药，直至养阴丸的繁复工艺他都一一掌握。

如今欧少林早已退休，却仍然被位元堂聘用，监督制作工艺。最让欧少林印象深刻的，是在香港独特的环境中被逼出来的本草创新之路。

他刷开门禁，换上防护服，戴上口罩手套——这是一个机械化的世界。他对这些变化乐见其成，他说："用人工的时代，效率很慢，生产量很少，供应量很少。蜜糖捞粉那时，四十斤左右而已，用人工搓，搓成一条条，再一粒一粒称。现在就不一样了，用机械做出来就是一颗颗的成品，然后就可以包装，很干净快速。"

欧少林还记得自己刚刚接触这些现代化设备时的手忙脚乱，但现在，他早已泰然自若，并且颇感欣慰。在他看来，工业现代化并不是洪水猛兽，而是能让更多人享用本草的必经之路。

不只是制作工艺，地处中西文化交汇的香港，中药行业还一直探索着怎么让古老的本草，被年轻人、被世界接受。除了现代化的生产、包装，越来越多服用方便的颗粒剂、丹丸被研制出来，还有越来越多的养生类补品吸引着外国游客。

广州，浆栏路46号，一百多年前，位元堂就在这里诞生。半个多世纪前，它从这里迁往香港；半个多世纪后，内地已经发生天翻地覆的变化，而位元堂也再次回到故土，驻扎在广东深圳，与其他老字号们一起，焕发本草新的活力。

四川成都，胡昌江的弟子黄勤挽，将炮制好的饮片带回实验室，他将用现代高科技仪器来测试这次大黄饮片的成分变化，对大黄进行更深层次的探索。

昆明，中科院植物研究所。科研人员正在对刘杰从高黎贡山带回来的红豆杉叶进行DNA提取。而辛勤收集的红豆杉种子，正与上万野生种源一起，在零下二十度的恒温冷库里，静静地沉睡。

香港，如今金刚铁甲代替手工劳作，但品质的把控，仍需要经验，更需要人心。哪怕制作养阴丸的手段早已翻天覆地，手工炒丁香的传统依然被保留。"我还是要亲力亲为，要去把关的。"欧少林如是说。

在门店里，欧少林有时也会心血来潮给年轻人们秀秀自己的刀工。"位元堂/养阴丸/好似太阳那样温暖……"时隔三十五年，父辈的歌曲被年轻人唱响，传统的延续，少不了初生的力量。

春去秋来、花开花落，千百年，本草就这样随着人类的繁衍生息，历经沉浮，休戚与共。然兴衰往复，皆不足为惧。于沉寂中孤守，于浮华中炼心，一代代中医药人前赴后继，在民族存续的道路上负重前行。

这是剧变的中国，我们比任何时候都走得更快。在今天成为历史之前，我们将一起到达何方？

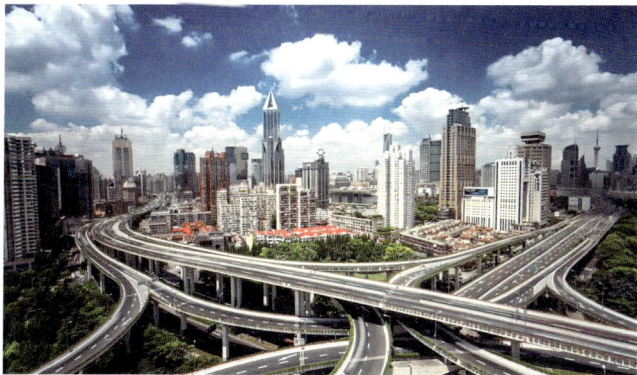

大黄

大黄，因块大而色黄得名。此外，由于本品药性峻烈，有泻下攻积、清热泻火、凉血解毒、逐瘀通经、利湿退黄的功效，有冲墙倒壁、推陈致新之力，异名"无声虎"、"将军"。

相传，清代袁枚曾患痢疾，有医者用参芪疗之，病反加剧。其友张止厚以大黄治之，众医惊恐，袁枚力排众议服之，三剂后痊愈。袁枚赋诗致谢，便有"药可通神信不诬，将军竟救白云夫"之言。

《西游记》第六十九回中，孙悟空以乌金丸治朱紫国国王之疾时，所用药中便含大黄。彼时国王有腹痛、便血、宿食积滞的症状，沙僧还认为大黄药性偏于通利，恐病人久病虚弱，不可用。悟空以"此药利痰顺气，可荡肚中凝滞之寒热"解其疑虑。

悟空、沙僧二人皆言之有理。早在《神农本草经》中就有大黄"荡涤肠胃，推陈致新，通利水谷，调中化食，安和五脏"之说，故而可借大黄治疗便秘，不论性质寒热皆有收效。现代药理研究表明，大黄含有蒽醌类衍生物，是其泻下作用的主要有效成分。

以大黄治疗痢疾，即《内经》所谓"通因通用"之法，用通利的方法治疗通证。此法在《伤寒论》中早有范例，以大黄配黄连、木香、槟榔等清肠导滞以止痢，治疗因肠胃湿热积滞引起的下利脓血，至今仍被使用。

除此之外，大黄也可用于养生保健，现代研究证明大黄有健胃、降脂、降压之功。只是，其药性偏峻烈，若用之自我保健，可选用经炮制后泻下之力减弱的熟大黄，先以小剂量试服，逐渐确定剂量与频次。

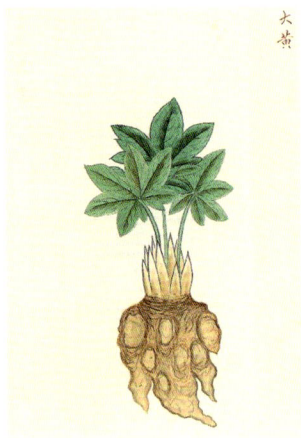

冬虫夏草

冬虫夏草，为虫体与真菌子座相连而成，虫体形似蚕，子座呈细长圆柱形，主要产自青藏、云贵等高原地区。最早记录于公元8世纪问世的藏医文献《月王药诊》，但直到清代吴仪洛的《本草从新》，虫草才被收入进中原医学典籍中。

人们曾以"根如朽木，凌冬叶干，则根蠕动化为虫"之类的说法来解释冬虫夏草，直到现代科学揭开了它的神秘面纱——夏季，真菌孢子侵入幼虫体内，以菌丝将其蚕食，使幼虫成为僵死之空壳，并在虫体内越冬，此为"冬虫"。到次年夏天，随着气候转暖，真菌慢慢从虫体中长出紫红色的小草，即真菌的子座，此为"夏草"。

冬虫夏草含有多种活性成分，一般认为其有效成分为来自真菌菌丝的虫草酸、虫草多糖等物质。传统医学认为其味甘，性温，入肺、肾经，有补肾益肺、止血化痰的功效，用于肾虚精亏、久咳虚喘等。

虫草以补益之效闻名，常与肉类共同烹制而入食。清代唐秉钧的《文房肆考图说》中曾记载，有一桐乡乌镇人孔裕堂，其弟体质虚弱，患虚汗不止，间歇发作三年余，药石无用。后有亲戚从四川归来，嘱其以冬虫夏草三斤与荤蔬相配，作为菜肴逐日炖食，于是逐渐痊愈。《本草纲目拾遗》中曾记载一则药膳方："用夏草冬虫三五枚，老雄鸭一只，去肚杂，将鸭头劈开，纳药于中，仍以线扎好，酱油酒如常，蒸烂食之……凡病后虚损人，每服一鸭，可抵人参一两。"

《中国药话》中还列出了使用虫草治疗习惯性感冒的经验方——以虫草数克，开水冲泡后代茶饮，泡过的虫草还可焙干研末，每次六克，日服两次，效果颇好。

虫草广受大众追捧，但由于其养生之效并非立竿见影，且价格不菲、伪品颇多，购买使用还需谨慎。

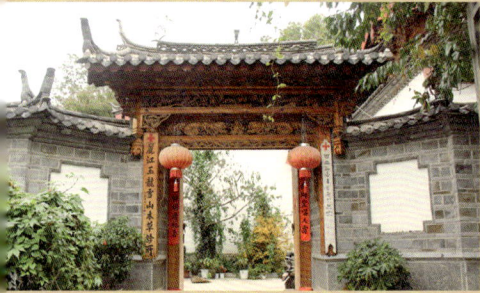
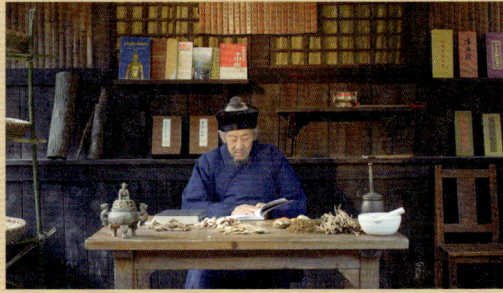
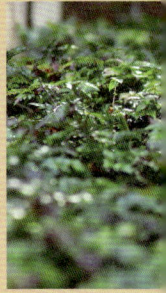

玉龙雪山
本草诊所

武当道医

黄　连

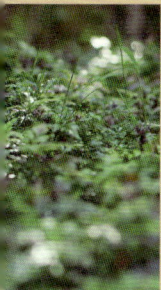
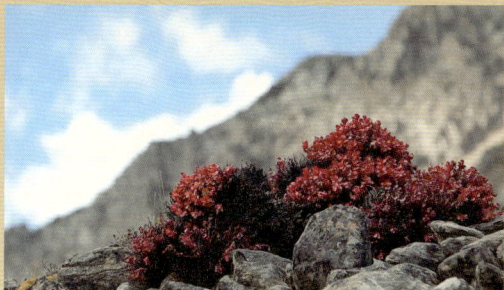

红景天

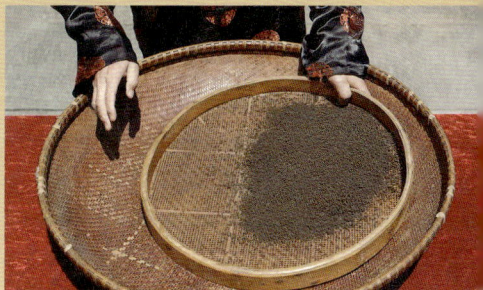

泛
九

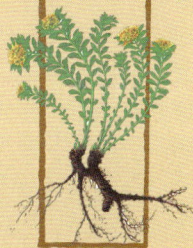

第 九 章

有 情

一些生命的消逝，让另一些生命得以延续。在中国人享用本草的千年岁月里，从不竭尽索取，从无理所应当。因为他们深知，本草的一「牺牲」，情意深重。故而有人翻山越岭，只为一颗种子；有人精研手艺，只为药尽其用；有人花白了双鬓，只为医道永续。世间的你来我往，生命的繁荣共进，皆因「有情」而有了聚散离合，有了冷暖温度。

丁
光
明
与
泛
丸

浙江，杭州。

丁光明每天都是最早一个到单位的。胡庆余堂，留存最完好的百年药号之一。老药号基本都循着前店后坊的格局，前店售药，后坊制药。六十七岁的丁光明，便是在后坊待了五十余年的老药工。如今，后坊已不再制药，老丁的工作变成了为游客展示一项古老而神奇的中药绝活——泛丸。

丸散膏丹，是除了汤药之外，最为经典的四种中药剂型。这四者中，散，指研磨而成的药粉，可内服亦可外敷；膏，既指外用的膏药，亦指经煎熬而得的膏方；丹，通常指由金石矿物炼制的成药；而丸，则为药粉制成的圆形丸粒。它免去了人们煎煮汤药的耗时繁复，又因适宜吞服，规避了中药的苦涩口感。

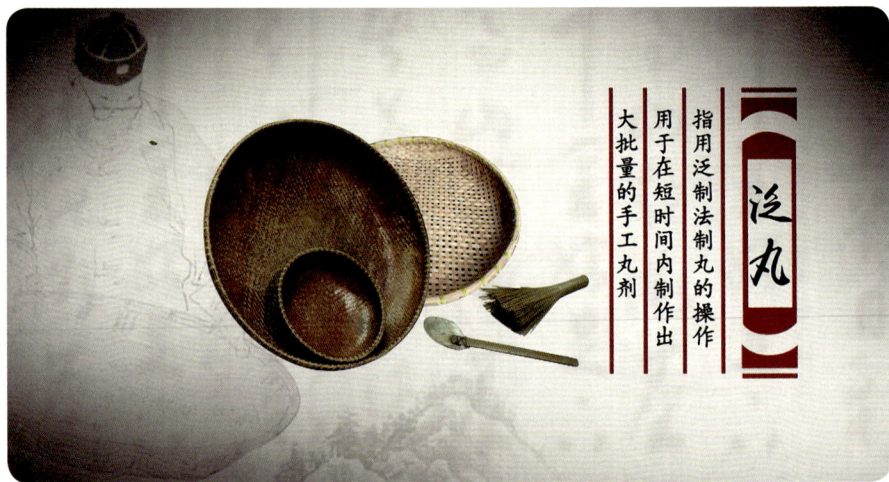

泛丸

指用泛制法制丸的操作

用于在短时间内制作出

大批量的手工丸剂

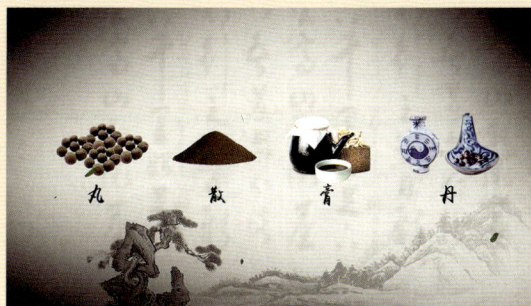

丸　散　膏　丹

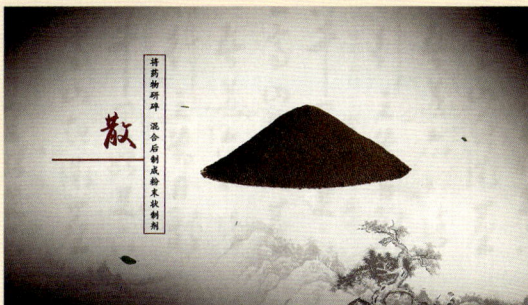

散　将药物研碎，混合后制成粉末状制剂

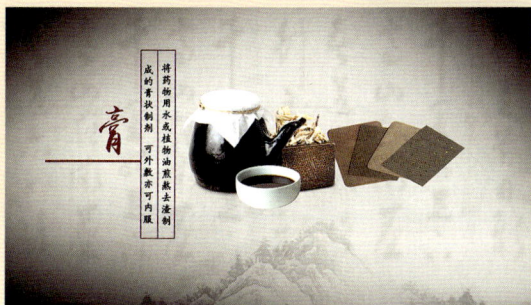

膏　将药物用水或植物油煎熬去渣制成的膏状制剂，可外敷亦可内服

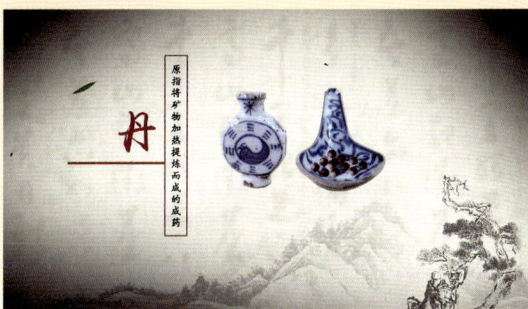

丹　原指将矿物加热提炼而成的成药

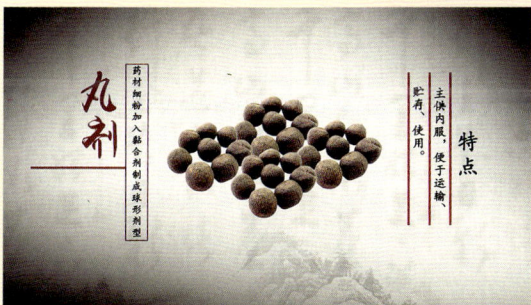

丸剂　药材细粉加入赋合剂制成珠形剂型

特点　主供内服，便于运输、贮存、使用。

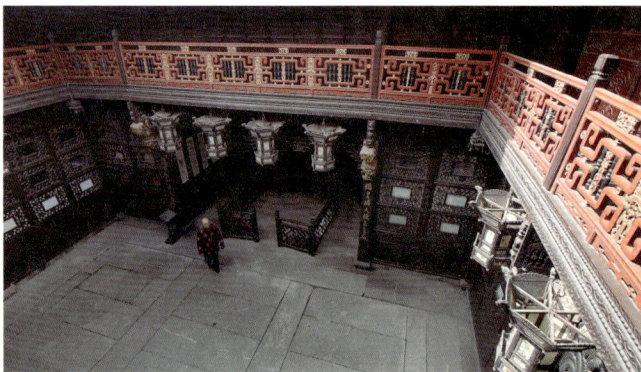

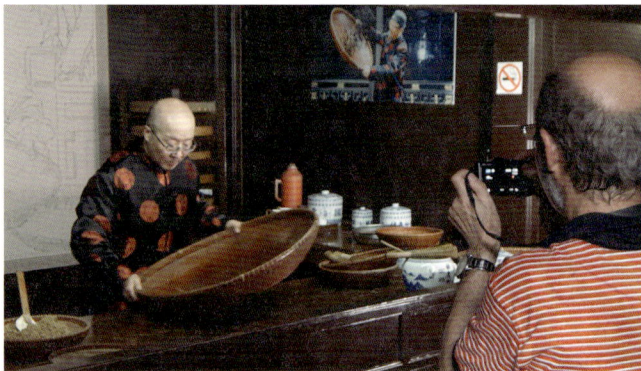

　　在纯手工制药的年代，为了批量制丸，中药人发明了　种独有的手段——泛丸。以水为媒，仅凭人力，即能将细密的药粉变为数以万计的微小丸粒。这样的神奇究竟是如何发生的?

　　工欲善其事，必先利其器。平整细密的竹匾，是丸剂成形的温床。若用水浇之，亦能滴水不漏者方为上品；笺帚，刷水于竹匾的工具，以两年之上的冬竹编制，方能足够柔韧而有劲，做到均匀上水；竹筛，把握药丸匀度的用具，筛孔必须等大等距，系篾匠巧手为之。

　　只是如今，这些精心准备的器具除了表演已很少有用武之地。唯独在有小批量定制手工丸的需求时，才会真正请老丁出山。对此，老丁从无怠慢。

　　从药粉到药丸，最如履薄冰的，是起模，这个环节关系着泛丸的成败。将竹匾湿润后，把药粉均匀地铺在表面。药粉在竹匾的摇晃中慢慢融

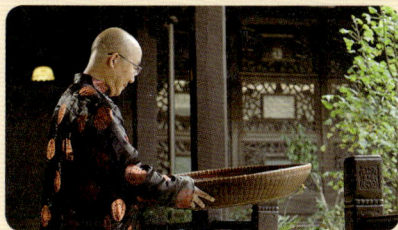

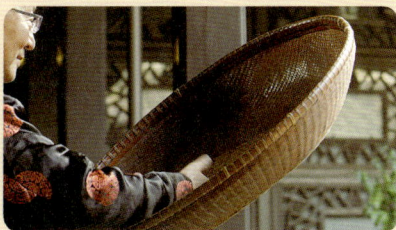

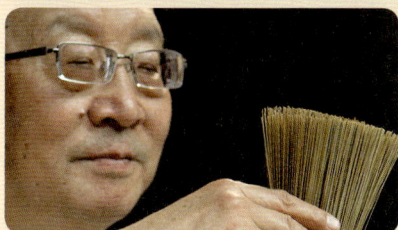

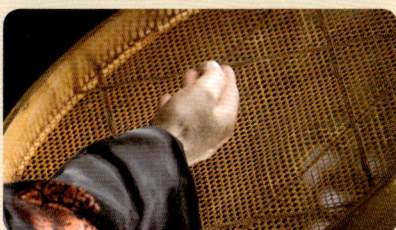

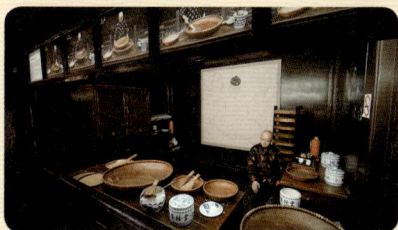

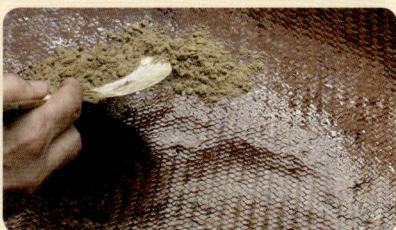

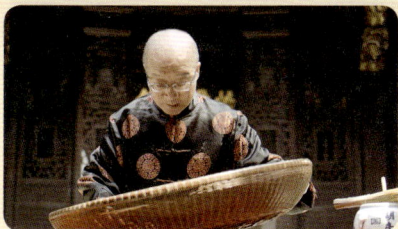

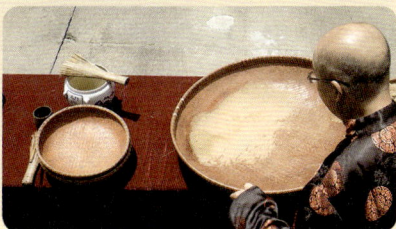

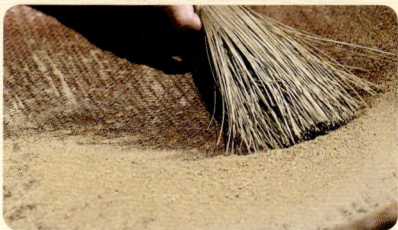

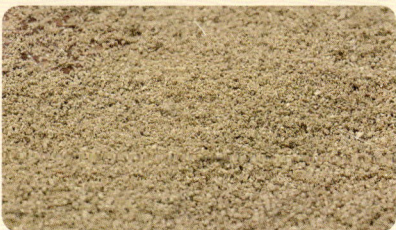

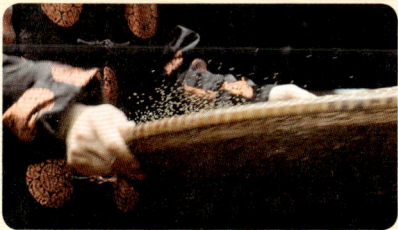

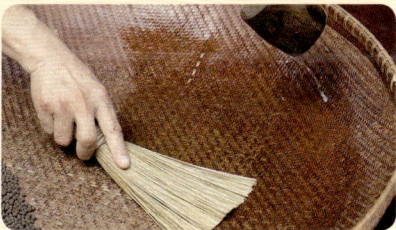

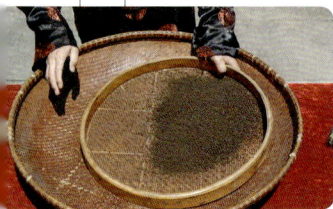
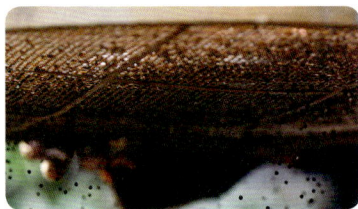
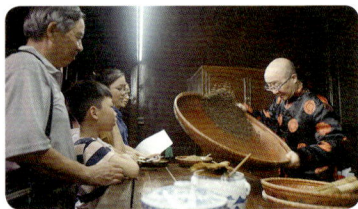

合，又随着筻帚慢慢飞溅、散开，是极具"生长力"的丸剂模型。

　　起模，最难权衡的是水与粉之间细入颠毫的微妙关系。普通人起模总是精心称量，但对丁光明来说，分寸拿捏全熟稔于心。药粉结如砂砾，模已成形。最耗时费力的泛制，即将开始。以水为黏合剂，使模湿润，才能均沾药粉。泛制，巧用离心力，让模与粉均匀触碰，在回旋中愈显圆润。一次次涂水，一次次碰撞，药丸逐渐成形。

　　逐渐成形的药丸，如被无形之弦牵引，始终逃离不出竹匾的方寸之地。是聚还是散，均在一念间。人药合一的默契，是修行五十年的功力。

　　如同许多中药技艺一样，手工泛丸也已被机械化取代。一门手艺，在不断前行的历史中，行将谢幕。老丁并不叹惋，却亦无人能妨碍他选择铭记岁月，驻守时光。这是作为药人的本分。他说："我在胡庆余堂五十多年了，从没想过要离开它。我在这里学会了做人，学会了做事，是有感情的。"

　　有情之人，哪怕情之所系已化为历史的浮光掠影，却依旧甘之如饴。

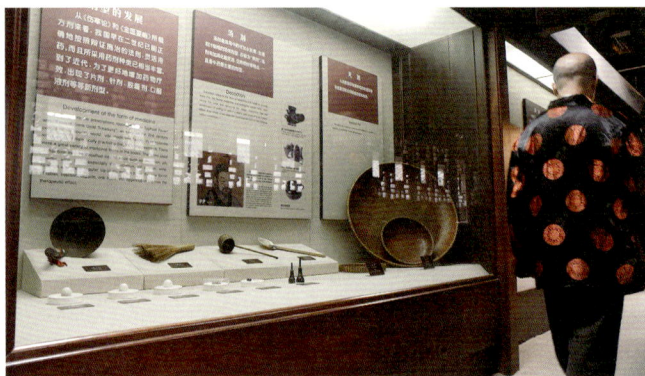

西藏米拉山，在藏语里是"神人山"的意思。这里是拉萨与林芝的边界，虽刚刚入秋，却已寒风凛冽。即使是本地的藏族人，在海拔将近四千米的山脉上攀爬，仍需要不少体力。

"那个是不是？去看一下。"说话的年轻女子叫白玛玉珍，是西藏农科院负责药材培育的研究员。她寻觅的，是在高原极寒环境下仍能绽放火红生命力的珍稀本草——红景天。

红景天，景天科植物大花，其根可入药，在成书于唐代的藏医著作《四部医典》中就有记载。作为本草，它能益气活血、通脉平喘，有"雪域人参"的美誉。在近现代的研究中，人们发现这味产自高原的本草有抗缺氧的作用，能帮助预防高原反应。因此，红景天在外来游客眼里，成为了进藏相遇的有情使者。但也就此，背负了不同的命运。

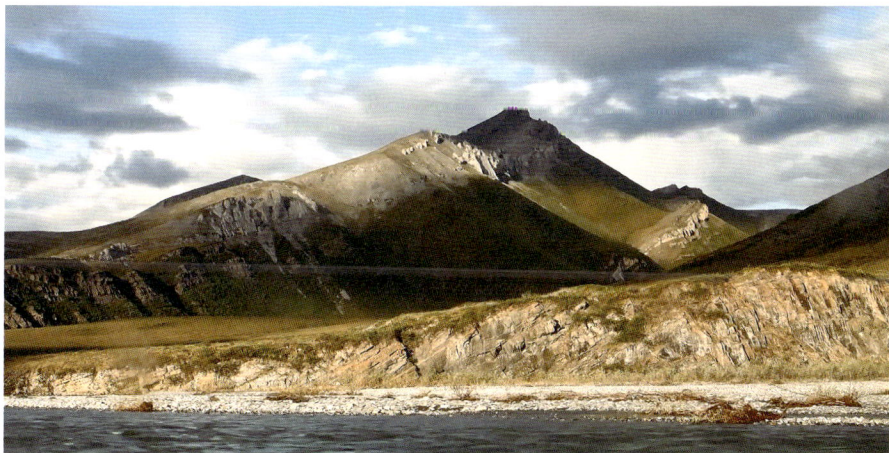

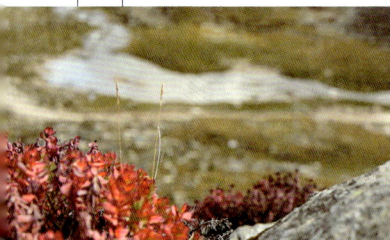

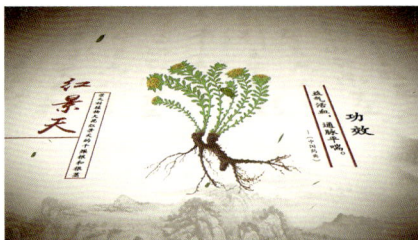

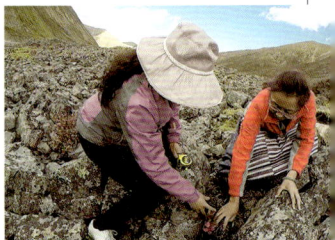

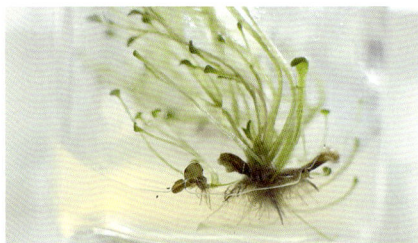

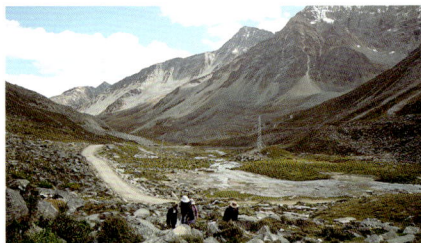

　　米拉山上，白玛玉珍发现的确实是红景天。但她还是有些失落，这里的红景天有明显的人为破坏的痕迹。这不是她第一次上山寻找红景天，她曾在这一片找到不少红景天，但现在却只找到寥寥几株。大片焦黑的枝叶和灰白的根系昭示着扎根在这里的红景天所遭遇的不幸，白玛和同伴只能换个地方再找。

　　白玛进入农科院工作后，申报的第一个项目就是红景天的人工培育。她说："我有一个叔叔是藏医医生，他说现在很多药材都濒危了，以后藏医药的发展会受很大的影响。"

　　白玛与红景天结缘已经十一年了，但培育仍未取得突破。这条路远比想象中艰难。她回忆道："刚开始，红景天种子的发芽率特别低，只有百分之三十，然后我们要用各种激素去调节它，把它的发芽率提高。但最大的困难就是，在移栽过程中我们失败了很多次，每次从瓶子里面移出来它就活不了。然后我们又到野外去调查它的生长环境、温差、光照、湿度。"

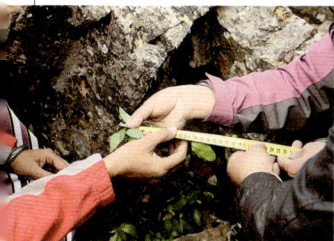

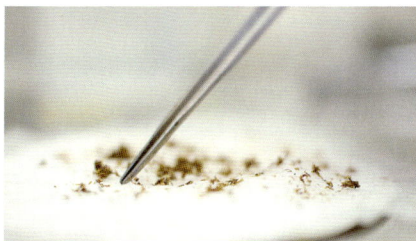

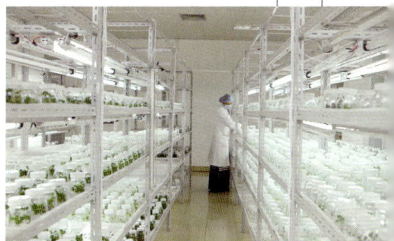

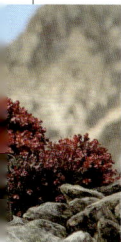

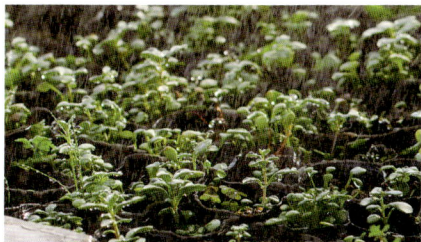

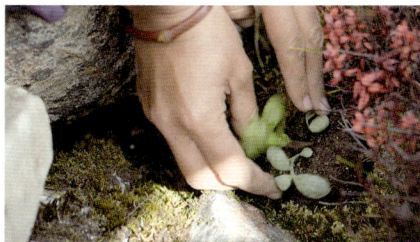

于是，每年9月，在空气稀薄的雪域高原，就多了一个瘦弱的身影。

终于，另一片宝藏出现在海拔五千二百米的西藏山南。如今，仅在如此高寒的地带，才能发现红景天怒放的身影。

"哇，好大哦。"

"真是。那么大，好漂亮啊。"白玛和同伴忍不住赞叹起来。

白玛欣喜而小心地收集种子和叶片。她梦想着，有朝一日，自己培育的红景天亦能在石砾间顽强求生。

人工棚里，一棵棵红景天幼苗正在接受白玛的"检阅"。"这棵有点矮了。""这一棵跟原生的有点像哦。"这些幼苗让白玛对未来有了些许期待。历经十一年，第一批符合移栽条件的红景天幼苗即将被栽回原生地。这，又是一次未知的尝试，却值得全力以赴。

红景天，这世界的有灵本草，相遇有情之人，便扎下了根。尽管繁衍之路，道阻且长，但情之所至，一往而深。

湖北，利川。

夜色渐浓，利川一中却依旧是分秒必争的景象。四十六岁的汪明志，年轻时是为数不多从利川走出去的大学生，时光荏苒，如今他成了一名中学数学老师。每年9月，在教书之余，汪明志最牵挂的就是父亲和他的黄连地。

"喂，老爸呀。这两天天气好，佛宝山的黄连应该可以采收了吧？"汪明志正跟父亲打着电话，"徐老师给你带了两本书，我明天一并给你带回来。那好，那我挂了哈，再见。"

见过大千世界，却愿意回到这个贫困山区。让汪明志坚定回乡的，是自小父亲就念叨的老友徐锦堂的故事，这位被誉为"黄连之圣"的科学家，曾凭知识与执着，改变了利川的一方水土，一方人。

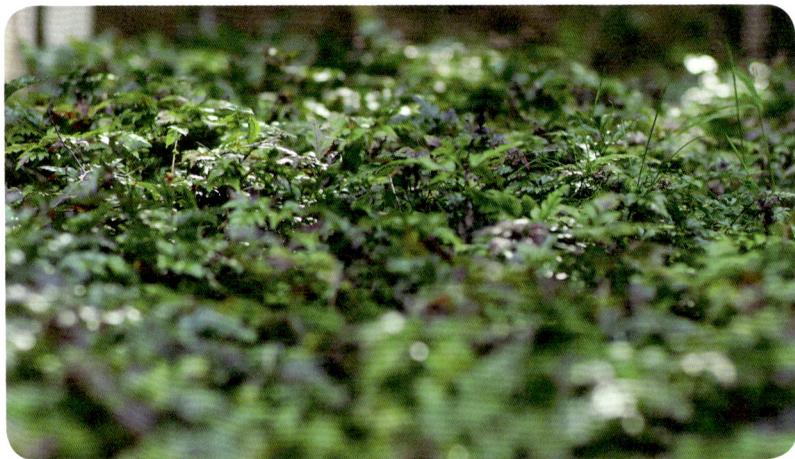

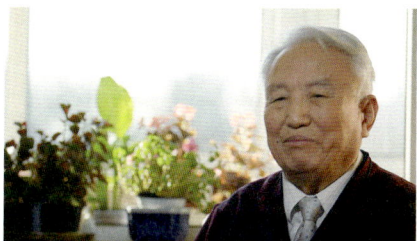

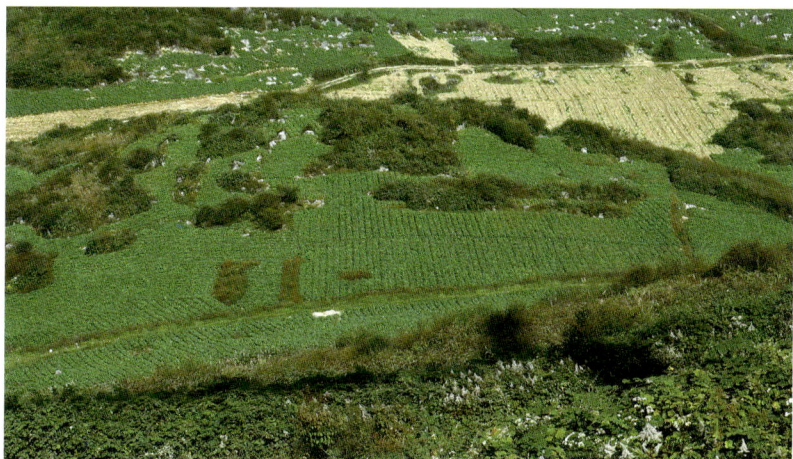

　　湖北利川，自唐代开始就是道地黄连的产区，这里出产的黄连因形
似鸡爪，故称"鸡爪连"，品质上乘。

　　黄连，是著名的苦寒药，能清热燥湿、泻火解毒，是治疗肠胃炎、痢疾
等疾病的常用药。然而，黄连的规模生产却并非一帆风顺。上世纪50年
代，黄连的供应曾一度紧缺，四川、湖北等主产地的种植面积连年递减。
这很大程度上是因为黄连喜阴，栽种黄连必须搭棚遮阴，而药农常常伐
木做桩，故栽一亩黄连，要砍三亩森林，直至无林可伐，无地可种。

　　这一切，被一个刚刚毕业参加工作的小伙子看在眼里。五十余载光
阴，当年的小伙已满头华发。八十七岁的徐锦堂，是退休于中国医学科学
院药用植物研究所的栽培学家。

　　1958年，二十九岁的他第一次赴川、鄂考察黄连生产情况后，汇报
的不是喜讯，而是担忧。他回忆当时对所长说的话："说句老实话，栽一亩

黄连需要破坏那么多森林，那么多树都砍光了。我们是学农的，是学生物的，把那么多树砍了以后，这是对后辈儿孙的犯罪。"

就因这一句话，徐锦堂成为了来往于北京和利川的候鸟，开始了一段持续八年、每年八个月与黄连相伴的生活。利川福宝山，是徐锦堂当年扎根的黄连试验场，也是汪明志的家乡，当年他的父亲汪仁富就是在这里与徐锦堂相遇的。

汪仁富说："我们利川人，祖祖辈辈都是种黄连。徐锦堂老师1958年过来，对黄连种植进行改革，他工作了八年，我跟他学了八年。"

徐锦堂在福宝山工作的八年，也与汪仁富结下了长达半生的友谊。这次汪明志回乡，还应徐锦堂的嘱托为父亲带去两本有关黄连的书。

当年，徐锦堂来到利川提出要将伐木种连改为林下栽连时，没有一个人赞同。因为在当地人的经验中，栽连的棚子只要高于四尺，黄连就会在大雨中被遮阴棚阻滞而飞溅的雨水淋死，更何况要在两至三丈高的树下栽连。但徐锦堂不服，这是他想到的唯一能让林、药共存的办法，他决定用实验说话。

他回忆道："有一天下了一场瓢泼大雨，一百四十多毫米的雨水。我在雨中一直蹲了半天，戴个斗笠、披个蓑衣，整个身子都像落汤鸡一样。我就测量了一个平方尺，林下它有多少苗子活的呢，那个棚里边有多少苗子活，我测了好多点，发现这个林下的黄连也并没有死呀。"

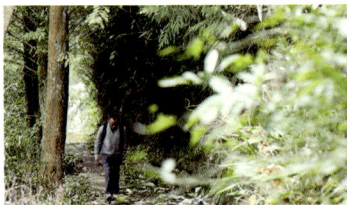

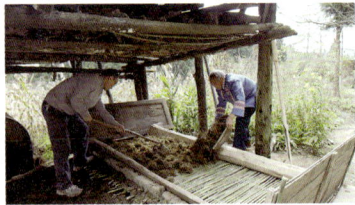

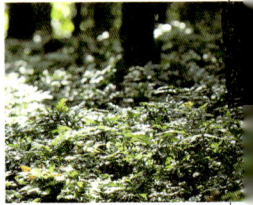

徐锦堂通过观测发现，棚栽黄连的檩子会像房檐一样积蓄雨水，雨滴蓄势后砸落就容易将黄连淋死。但林下黄连则不同，虽树木高出几许，但雨滴落在树叶上会形成天然的缓冲，因此林下连的存活率不低于棚下连。百余年来林下不能栽连的规矩，在那天终于被打破。

徐锦堂说："我这个人是不要迷上什么，迷上什么那就不得了。我看着黄连，就好像能和它聊天，看它长起来，我能坐半天，我就迷到这个程度。"也许，只有这样的痴迷方能成就一番事业。

这是一片生于林下的黄连地。这些微小而脆弱的本草，安静地躺在参天大树的庇护下。从伐木种连，到造林栽连，如今的福宝山已成为了一片林海。天地大美，唯有情之人方能不负。

"这是徐老师在福宝山最喜欢吃的菜。"也许是睹物思人，汪明志的母亲做菜时又想起了那个改变了他们生活的恩人。在利川的八年光阴，徐锦堂与药农们同吃同住，他不仅护育了森林，更通过技术改革让黄连产量连翻两番，而汪仁富则用种黄连的钱培养出了两个大学生。

眼看采收黄连的工作完成，汪明志又要离开老家，回学校教书了。

授人以鱼，不如授人以渔。这是汪明志回乡教书的缘由，更是徐锦堂不曾言说却怀揣了一辈子的质朴情怀。从黄连到天麻、猪苓，徐锦堂的步伐从未停止。

有情之人，能动容天地，亦能改写人生。

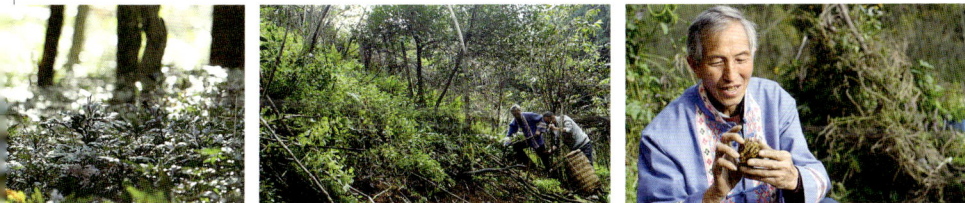

武当道医

初冬，湖北，武当山下。

湿润的空气让寒风愈发刺骨。为了御寒，理中劈柴的次数愈发频繁。这是他隐居于此的第二年了，生活中的琐事仍需亲力亲为。但在他看来，劈柴做饭与琴棋书画一样，都是一种修行。

理中说："我离开法国之前，已经下决心，我去中国是问道。"只身来华十三年，理中教过外语，演过魔术，然而所有的积蓄只为两件事：一是读完了五年制的中医本科，二是开辟了他现在居住的这间古朴的林间小筑。

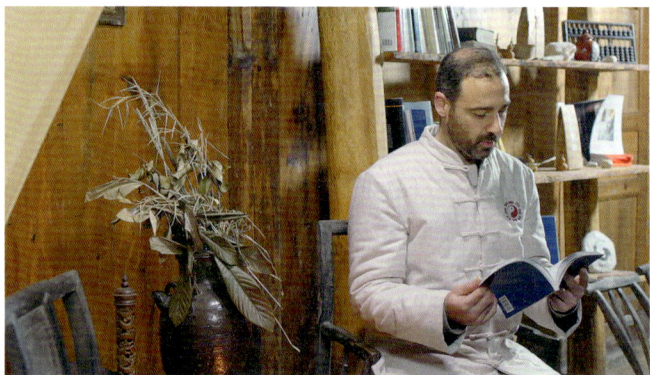

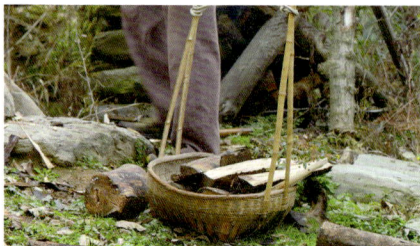

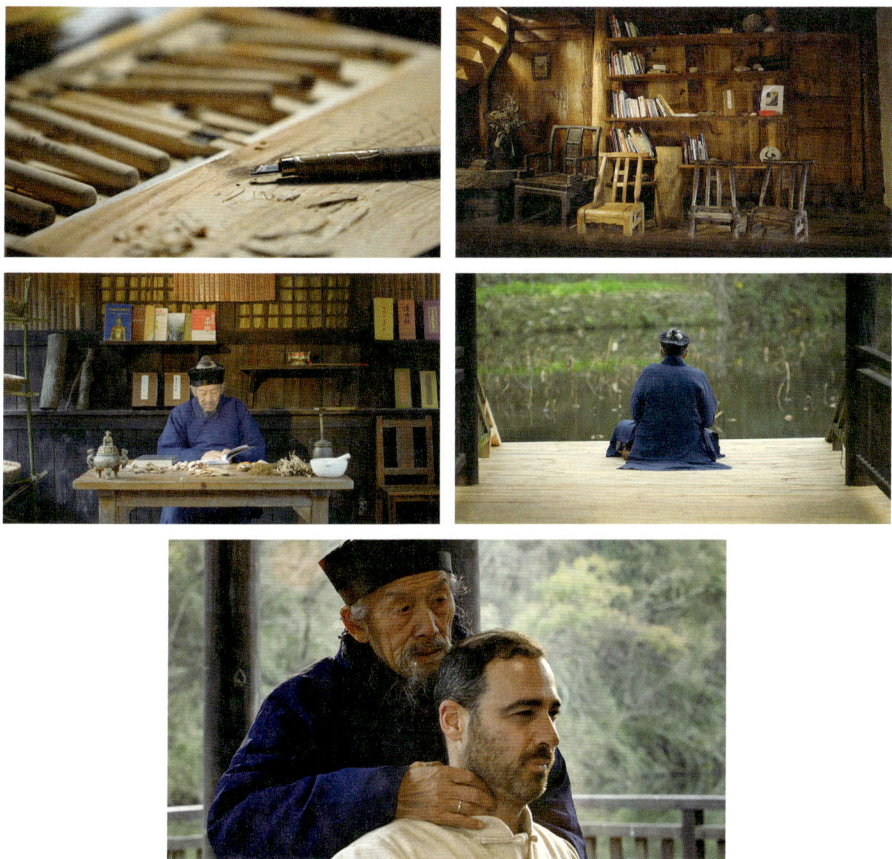

　　在他看来，医养身，道修心，二者相合才能企及中华文化中生命圆满的至臻之境。选址于武当山下清修，乃因理中心存念想——这里与正统的道家医者，仅数里之遥。

　　走过行人鲜少的山间小路，理中正要去拜访隐居武当山四十年有余的祝华英。这个身着道教常服、神情肃穆的老人，实为国家非物质文化遗产武当道医的传承人。

　　深研中医经典，曾于乡间行医数载的祝华英甚得人心，却在年逾不惑时出乎意料地执意出家。旁人大多不解，但祝老心如明镜，他入道，是为了在清修中升华对"医"的体悟。

　　但他始终有一个心结，他担忧古老医学中的精粹会渐渐失传，比如，

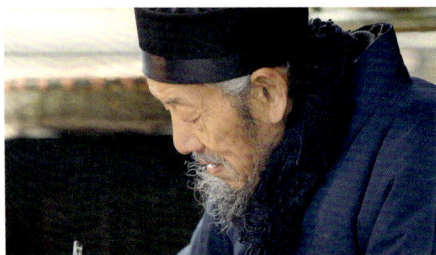

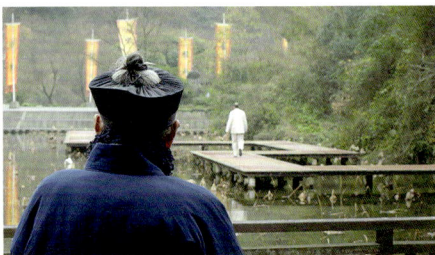

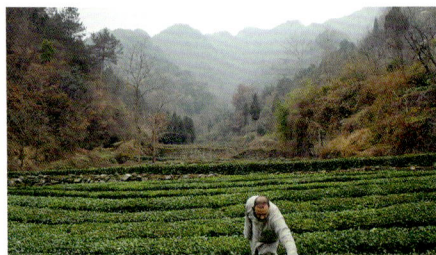

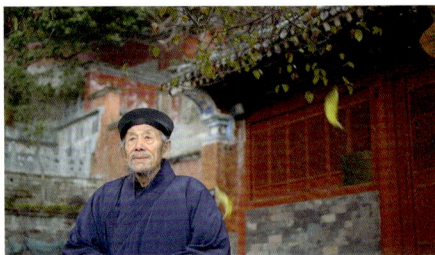

人迎脉。

中医诊脉，不止是三指把寸口。人迎，也是中医脉学中重要的一环，现代医学把它称作"颈总动脉"。《黄帝内经》认为，寸口主五脏，人迎主六腑，二者相互参照，才能精准判断人体的状态。

祝华英将毕生诊脉的体悟写入书中，有人求书，他便寄去。但没想到前来寻书问道的，竟是一个法国人。大道无疆，理中无意间了却了祝老的心结，至道大同，何患人之不知。

远离了盛产葡萄酒的法国拉罗谢尔，理中种了一片茶园。他在武当山下，寻得了希冀一生的生活方式。

四十五岁与道结缘的祝华英，倾尽一生只为勘破医与道的真知。他说："中医与道医，其实不应当有差别。解除人们的痛苦，这是我一生研究的心愿。"

天道无私，演化世间万物；人道有情，救疾苦于人间。

玉龙雪山本草诊所

丽江城北，白沙古镇还未从酣梦中苏醒。

清晨六点，九十三岁的和士秀挂上"玉龙雪山本草诊所"的牌匾，开始了新的一天。扶着牌匾走下门前的台阶，和士秀步伐有些不稳，他却丝毫不以为意。

他说："很多人说我辛苦，我不辛苦，我作为享受，多少氧气都吸到我的身体里，多快乐多幸福。（如果只是）睡在床上，可怜得很。"穿着老旧白大褂的他，须发皆白却精神矍铄。

堆琼积玉几千叠，巍峨的玉龙雪山滋养了整座丽江。与游人喧嚣的古城不同，雪山脚下的白沙继承了一分宁静，这里是最具纳西族风情的古镇。

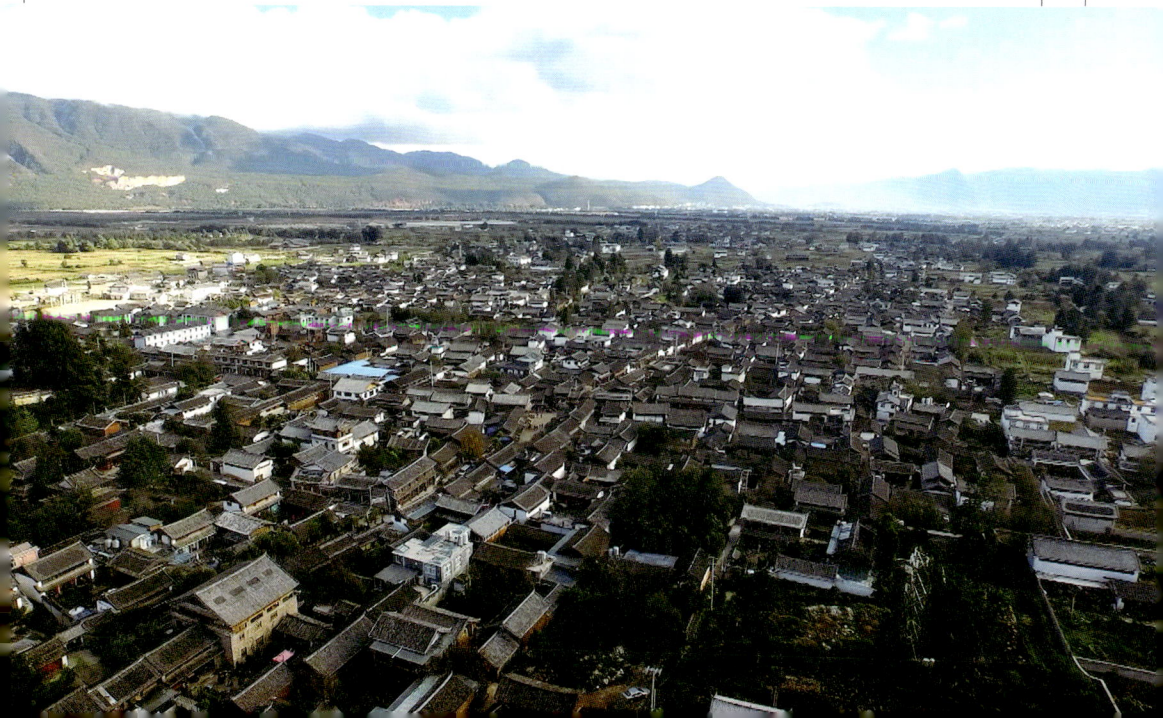

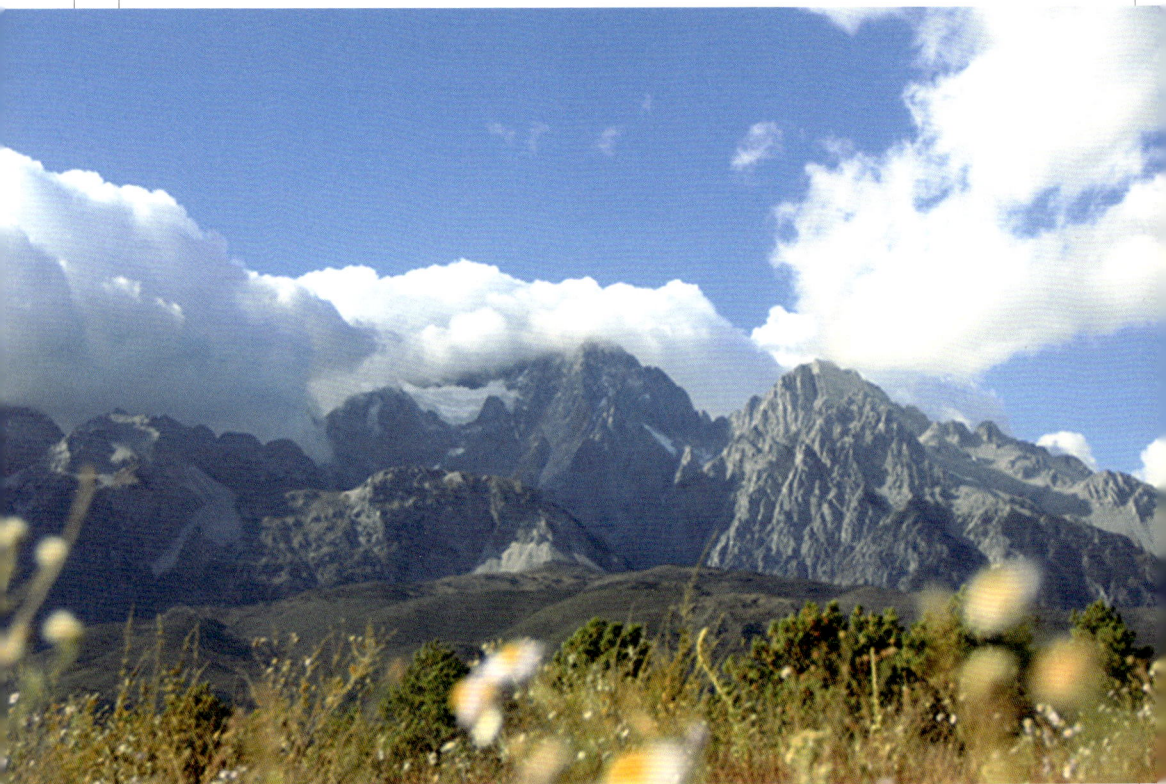

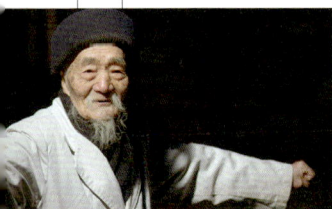

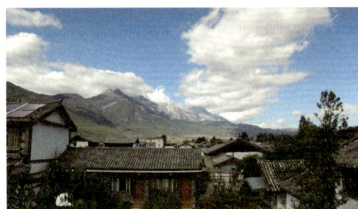

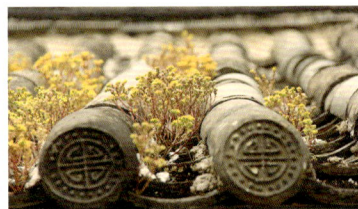

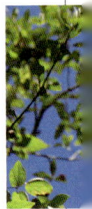

和士秀与儿子和述龙，每天要接待将近二十位外国游客。这些国际友人皆慕名而来，想亲眼见见这位享誉海外的"雪山郎中"。

"我叫和士秀，我是一名医生。再过八年，我就超过一百岁了，如果那个时候你们没有疾病，非常健康，欢迎你们再来见我。"他正用英语向一群来自西班牙的游客介绍自己。

和士秀年少时曾陪伴父亲的好友，美国《国家地理》杂志的植物学家洛克，踏遍玉龙雪山寻百草。但彼时的他并不知道，丽江会因洛克而改

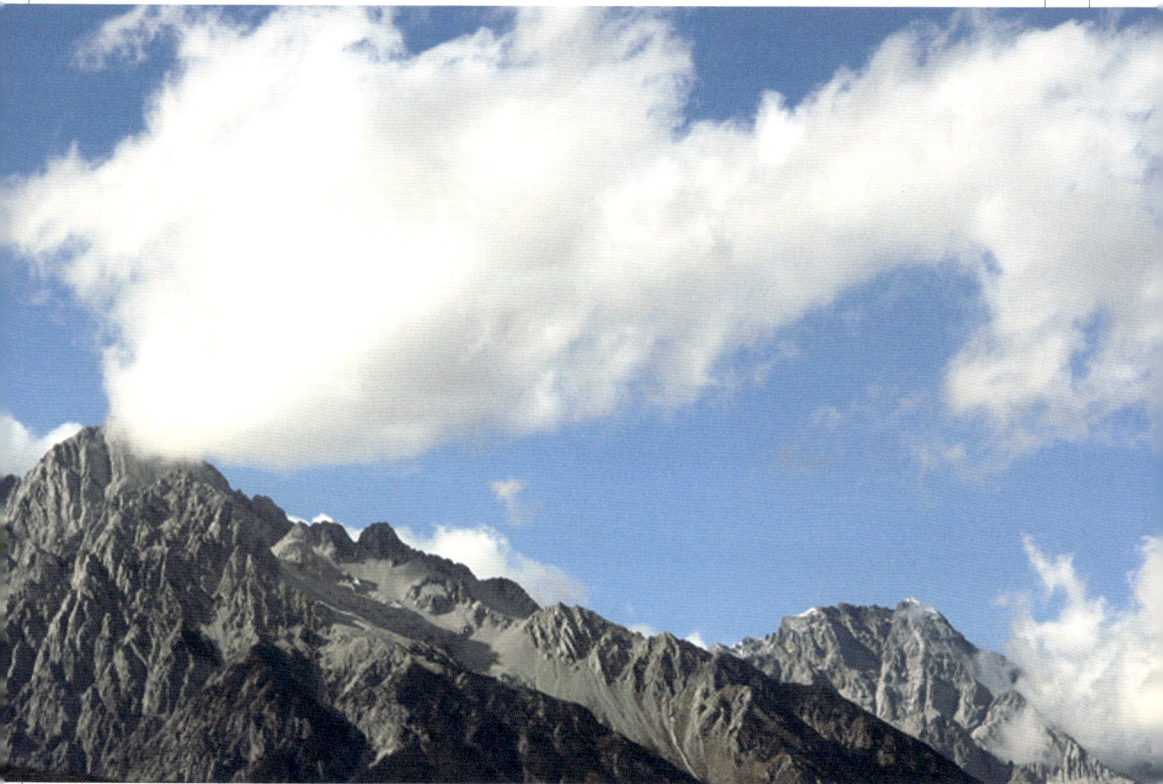

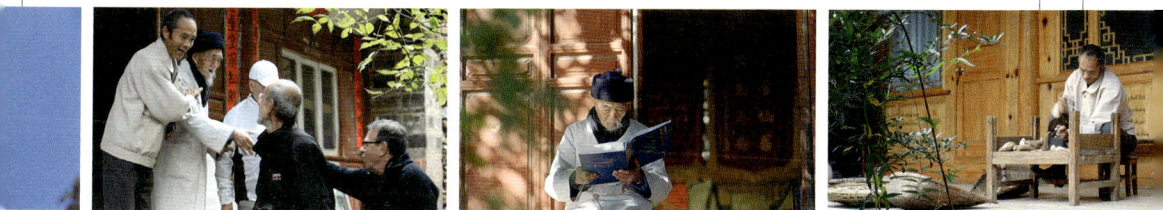

变。1986年，美国《时代》周刊刊载《洛克的世界》一文，使丽江逐渐成为世界的丽江，也让人们记住了雪山脚下一位不染尘嚣的布衣郎中。

提及年少时的经历，和士秀说："我父亲也会治病，我祖父也会治病，但是我在学校里面父亲让我好好学习科学。抗日战争爆发之后，日本的飞机在这里横行霸道，死了很多人，我难过，我学过科学，写过科学救国的论文。但后来身体不够好，又在南京读书，就读外语。"

1949年，这位外语专业毕业的高材生踌躇满志，在南京入伍参军，却

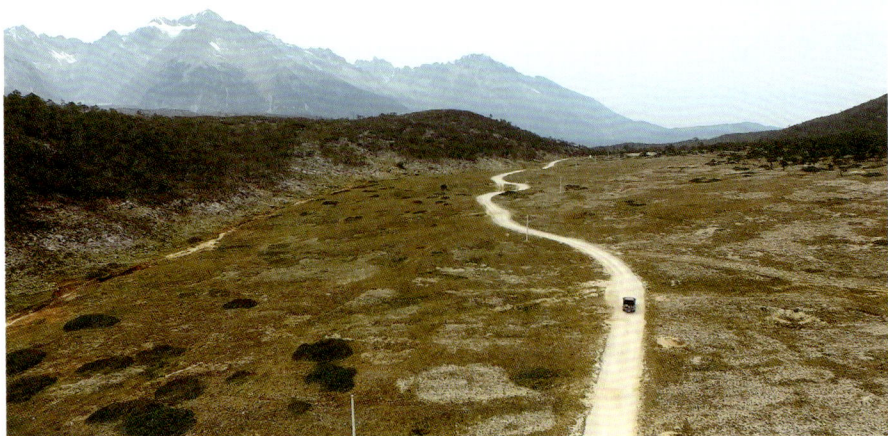

因一场大病被迫回乡。在那个缺医少药的年代，他一面在地方财校教英语，一面拾起父辈的衣钵，深研中医学。最终是来白雪山的万千本草治愈了他。

虽已年过九十，和士秀仍怀有赤子之心，他说："千草万木是我研究的对象，广大人民群众是我最高级的老师。"一直到七十多岁，他仍然坚持自己上下龙雪山采药，但渐渐地，上山的频次越来越少。

儿子和述龙心里明白，父亲一辈子都不曾开口让人帮忙，想要尽孝心，只能默默去做。趁着年迈的父亲在家中休养，和述龙与妻儿又一次进入深山采药。每次出发去采药，是和述龙与家人最快乐的时光。

那些安静生长在雪山脚下的植株，平凡到毫不起眼，在药人眼里，却是能救人疾苦的本草。兴起之时，和述龙也会随手拿起新采的药材考考儿子。如同根植于血脉中一般，和述龙和自己的两个儿子，都走上了从医

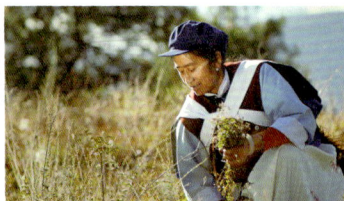
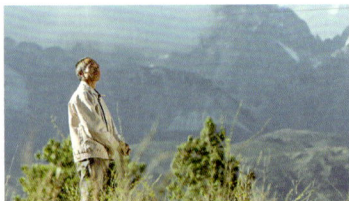
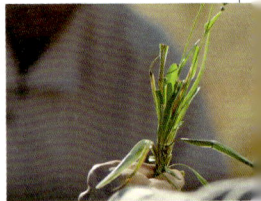

的道路。

　　和士秀对两个孙子的选择深感欣慰，他说："人类，一定要做对人类友好的事情，有知识还是要传下去。就跟植物一样，它的花很好看，它的种子很好看，鸟吃以后，从粪里面出来，它自己也会长出来。自然地也该要把我们自己的很多好的东西传下去，这是人的义务嘛。"

　　和士秀在本可开始颐养天年的花甲之岁，将老宅改造成诊所，如今已见证过一百三十多个国家的友人造访。今天，一对来自法国的夫妇慕名而来。丈夫正在向和士秀诉说夫妇二人的病情："我们想问一问，我们感到疼痛，并且正在感冒。"为了更详尽地描述病情，他一边说着一边模仿着咳嗽的动作。

　　把脉之后，和士秀问："你的身体还出现过什么状况吗？你是否曾经得过乳腺肿瘤？"

　　"没有。"妻子给出否定的答复。

　　"别担心，心情要愉快。"和士秀安慰道。

　　从1990年的英国驻华大使与加拿大驻华大使，到1997年的残联主席，再到今天前来求医的法国夫妇，许多人都在这里留下了他们的合影。

　　无论疾病或健康，和士秀都至诚以待。他最大的希冀，就是但愿世间常无病。与父亲一样，和述龙的一生也与雪山本草相伴。自家院子里的百草园，保留的都是雪山植物的种源。他说，这是一家四代人的心血。

　　在这个情谊深厚的纳西小院里，四世同堂；被来自雪山的本草环绕，是一种幸福。而在一街之隔的诊所门前，一位耄耋老人，情深却无言。在日复一日的行云流水中，甘愿成为传播中医文化的一介布衣。

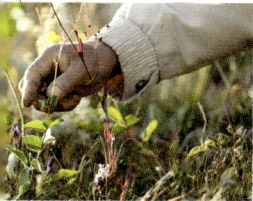

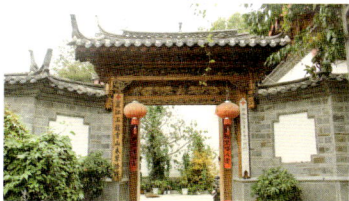

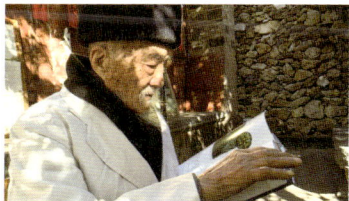

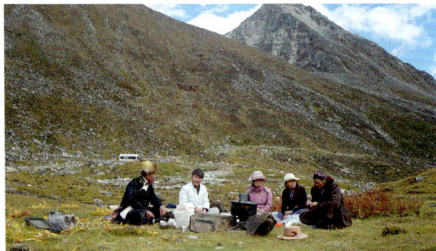

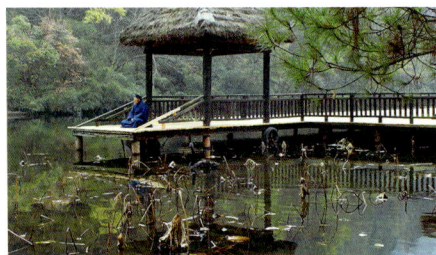

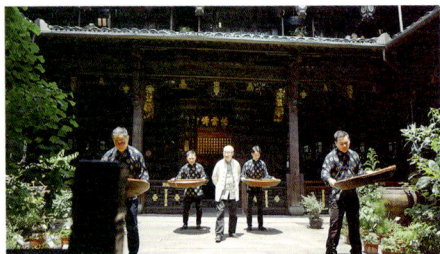

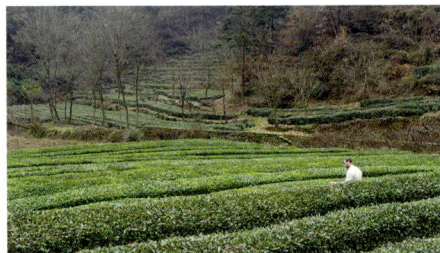

　　一碗糌粑，一杯酥油茶，五千米高原之上，白玛玉珍种下的是十一年
的心血，收获的是内心的富足与喜悦。她说："做这份工作还是有很多牺
牲，但是当我们看到苗子长起来的时候，还是感觉很幸福的。"

　　在杭州的深宅大院里，一群年轻人慕名前来学习泛丸技艺。丁光明教
徒甚为严厉，因唯有如此，才能不辱没传承了千年的手艺。

　　居山看云起，武当道观中，理中与祝华英仍在修行，他们效法中国古
人，过着顺时而为的简单生活，坚守着内心的平静。打坐参禅，读书弹琴，
"极度的寂寞和极度的热闹，都要出入随意"。

　　一草一木皆有灵，一枝一叶总关情。与本草的情发乎于生命，应乎于天
地，顺乎于道义。若然弄清情之何起、情之所以，外在的声色犬马，皆不足
以动摇内心的万籁俱寂。

常见中药剂型

中药药剂的形制多种多样。《本草纲目》有言:"药性有宜丸者,宜散者,宜水煎者,宜酒渍者,宜膏煎者,亦有一物兼宜者,亦有不可入汤酒者,并随药性,不得违越。"

除日常所见的汤剂以及丸、散、膏、丹,《本草纲目》中还提及酒、露、乳、饼之剂,后三者已颇不常见,只在以药入食之时可见一二。随着科学技术的进步,中药颗粒剂、片剂、针剂等也为常见。

其中,汤剂又称汤液,为中药饮片水煎剂,较为常见。

丸剂与丹剂常见于中成药,二者颇有相似,然而丹剂通常含有汞、硝、矾等矿物类药物。某些以植物类药物为主的有效方丸剂,为了显示其珍贵,有时亦以丹命名,如天王补心丹、大活络丹、小活络丹等。

酒剂亦颇为常见,又称"药酒",大多具有温经通络、活血散瘀、消肿止肿、杀虫止痒、强筋壮骨等功效,尤适用于跌打损伤、皮肤疾病,如风湿关节酒、国公酒等。

膏剂有多种类型,有内服膏滋、外用油膏及膏药等。内服膏滋多为补虚之品,可强身保健、延年益寿,如八珍益母膏等;外用油膏有消炎解毒、祛腐生肌的功效,一般用于治疗疮疡痈疽及水火烫伤;外用膏药有活血消肿、散结止痛的功效,多用于治疗关节不利、跌打损伤,如狗皮膏、追风膏等。

黄连

黄连,在诸多草药中以味苦而闻名,妇孺皆知的歇后语"哑巴吃黄连——有苦说不出"便是由此而来。一些佛教僧徒借黄连表达修行之乐,如明代释智舷有《黄山黄连》言:"黄山有黄连,甘美类苹果。不是性味移,头陀能忘苦。"称味苦之黄连实为甘美,反其意而用之。

黄连性寒，入心、肝、胃、大肠经，有清热燥湿、泻火解毒之功，尤长于泻心火、清肠胃湿热，为清心、止痢、除烦之主药。《伤寒论》中有名方黄连阿胶鸡子黄汤，取黄连清心除烦之效，配以黄芩、白芍、阿胶、鸡子黄等，专治热盛阴亏之心烦不眠，至今仍为医者常用。

早在《神农本草经》中，便有黄连主治"肠澼腹痛下痢"之说，常与木香等药相须为用治疗腹疾。金元四大家之一的刘完素有言："古方以黄连为治痢之最，治痢以之为君。"如今，黄连止痢的有效成分小檗碱被提取出来，制成黄连素片、黄连素注射液等成药，具有抗菌消炎、健胃、止泻的作用。

此外，黄连还可用于治疗眼疾。唐代白居易《得钱舍人书问眼疾》云："春来眼暗少心情，点尽黄连尚未平。"可见彼时已有黄连外用以治眼疾之例。宋代苏轼《寒食日答李公择三绝次韵》亦有"试开病眼点黄连"之句。据《医学衷中参西录》所载，若有目睛胀疼者，可用黄连淬水，趁热以棉花蘸之，擦眼数次，咽中有苦味则止，胀疼可立见缓解。

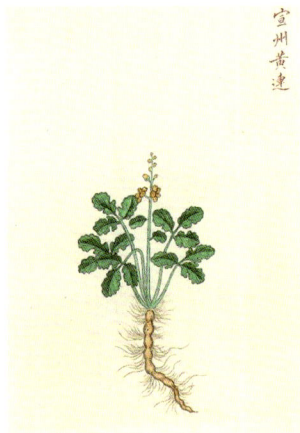

·

脉诊

·

中国传统医学要求望、闻、问、切四诊合参。切脉，素来是颇为重要却略显神秘的一环。

根据诊脉部位的不同，脉诊可分为"遍诊法"、"三部诊法"和"寸口诊法"三类。"人迎脉"属于三部诊法的其中一环，"独取寸口"之法则以其最为简便易行，至今仍是主要的脉诊方法。

中医脉诊的创始者已不可考，一般以《史记·扁鹊仓公列传》为据，认为脉诊起源于公元前5世纪的扁鹊（秦越人）时代。西汉桓宽编著《盐铁论·轻重》也提到："扁鹊抚息脉而知疾所由生。"

诚然，根据不同部位脉搏的速度、紧张度、节律等差别，可以了解人体气血运行状况与脏腑盛衰，但单凭三指探察病情，很多时候只出现在文学影视作品中。如《西游记》中孙悟空为朱紫国国王诊病只是依靠"悬丝诊脉"之法，通过脉象推测其症状、病因后遣药用方，令旁人啧啧称奇。不过，须知所谓"悬丝诊脉"，只是传说而已。

在各类脉学著作中，所记录的病理脉象最多可达三十种，临床常见的脉象有浮、沉、迟、数、弦、滑、涩等二十八种。如数脉，指脉率较快，一息五六至（即每分钟九十到一百二十次），常见于热证。又如弦脉，"端直以长，如按琴弦"，脉势较强，脉道较硬，多见于肝胆病、疼痛、痰饮等。情志抑郁者，中医常归之为"肝气郁结证"，亦常见弦脉。

诊脉之法虽玄之又玄，"心中易了，指下难明"，但也不乏颇有造诣者。如当代寿小云先生便以脉诊闻名，创"脉象读心术"，可从脉象中推断人的性格、情绪与某些特殊经历，受到大众追捧。

纪录片《本草中国》第一季创作小传

　　纪录片《本草中国》第一季是由国家卫生计生委宣传司支持,国家中医药管理局办公室专业指导,中国人口文化促进会监制,上海笃影文化传媒有限公司投资出品,云集将来传媒(上海)有限公司制作并联合出品的国内首部中医药文化纪录片。

　　《本草中国》第一季于2014年由上海笃影文化传媒有限公司动议,2015年3月正式立项启动,原名为《老药工》。监制单位中国人口文化促进会,邀请国家卫生计生委宣传司和国家中医药管理局办公室作为专业指导单位,协调全国中医药系统资源为本片提供专业保障,并邀请以金世元国医大师为主的三十余位中医药专家,组成专家团对该片的创作予以业务指导并配合片子的拍摄。

　　在立项之后的两年里,国家卫生计生委宣传司、国家中医药管理局办公室对本片予以高度重视,国家卫生计生委副主任、国家中医药管理局局长王国强同志亲自担任总顾问并参与拍摄。

　　监制方中国人口文化促进会根据国家卫生计生委和国家中医药管理局的要求,严格履行监制责任。第十一届全国政协副主席、中国人口文化促进会会长李金华,对本片给予了高度重视和支持,担任本片总顾问,并亲笔题写片名"本草中国"。

为确保本片质量，避免引发争议，针对制作过程中出现的问题，由中国人口文化促进会副会长兼秘书长宋燕主持在京先后召开专家研讨会，五次提出审改意见。其中，两次会议在国家中医药管理局召开，国家卫生计生委副主任、国家中医药管理局局长王国强两次出席会议并做了重要讲话。另两次在国家卫生计生委召开，国家卫生计生委宣传司司长毛群安，副司长宋树立、王华宁，文化部非遗司巡视员张兵及学术专家等分别参加研讨会。最后一次研讨会，中宣部对外推广交流局影视交流处处长孙海东、国家新闻出版广电总局宣传司宣传处处长李忠志出席会议并讲话，对《本草中国》第一季给予肯定和高度评价。

投资方上海笃影文化传媒有限公司，首先在资金方面全力投入，严格遵照领导要求，虚心听取专家团意见，本着强烈的社会责任感，放弃了在影片中通过植入软性广告赢得资金回报的方式，确保了本片内容的公益性。其次，作为总出品方，在国家卫生计生委、国家中医药管理局和中国人口文化促进会积极支持下，围绕确定创作方向、甄选创作内容、沟通指导专家、协调拍摄资源等方面作了大量具体工作，为拍摄提供了全面的配套支持。第三，积极争取江苏卫视的大力支持，落实了播出平台，最终开创了一线卫视黄金时段播出纪录片的先河，取得了良好的社会效益，使本片成为中国中医药文化的一张闪亮的国家名片，圆满完成了对国家卫生计生委、国家中医药管理局、中国人口文化促进会和全国中医药行业的承诺。

摄制方上海云集将来导演组凭借扎实的调研功底，在短短三个月的时间内，迅速进入中医药知识体系，并致力于摆脱说教的桎梏，确立了"感动生命、温暖人

"心"的创作宗旨。自2015年7月正式开拍，创作团队先后奔赴全国近三十个省市、自治区以及新加坡，完成了对近五十味药材和中药人故事的探寻与记录。全片采用电影级的摄影器材拍摄，用4K高品质画质呈现草木的生命力，并使用国内领先的无人机航拍、升格摄影、延时摄影等多种特殊手段，在紧抓内容灵魂的同时，完成影像风格上的突破，致力于在影像上呈现中医药之美。

影片总计积累了约42T的素材量，累计拍摄时间超过一千小时。在一百余人、耗时一年的奋战下，《本草中国》第一季不仅以精致的画面吸引人，更以温暖人心的故事打动人。节目由中国著名纪录片导演干超和郑波担任总导演，干超亲自担任总撰稿，在一词一句的调遣和留白中，道尽属于中国人的生命智慧。除此之外，《本草中国》第一季还邀请了著名音乐人担纲原创音乐的制作，感人而充满中国风的高品质音乐完全彰显了全片的气质。

对于《本草中国》第一季的社会价值，主要体现在两方面：

第一，传播价值。《本草中国》第一季于2016年5月20日登陆江苏卫视周五晚间黄金档，首期收视率高达0.91%，创造了纪录片收视记录。至今为止，节目获得了包含国家新闻出版广电总局2016年纪录片年度评优"优秀系列片奖"、2016年第三届"金熊猫"国际纪录片节"人文类最佳系列纪录片"、第二十二届中国纪录片学术盛典"最佳系列纪录片奖"、第十一届"中国纪录片国际选片会"最高成就"十大纪录片奖"、"2016年度中国最具影响力十大纪录片"、2016年度"健康中国"非新闻类传播优秀作品奖、2016年度卫生计生文化优秀推广作品、2017年北京国际电影节纪录片单元"最佳中国系列片奖"等在内的众多纪录片大奖。对于国产纪录片的行业发展具有提振作用，对于中国纪录片走出国门、走向世界也是一个积极的信号。

第二，教育价值。《本草中国》第一季是国内首部反映中医药文化主题的大型系列纪录片。本片以本草为切入口，围绕道地药材与中医药传承人展开，以温暖真实的视觉力量挖掘和记录隐遁的中医药故事，深度解密中医药文化的奥妙精髓和悠远历史。在创作上，以故事化叙事手法、通俗易懂的解说、轻快的剪辑手法、至臻至美的画面语言，引领大众走进最真诚的中医药世界。在普及中医药文化知识、还原精妙炮制技艺的同时，综合呈现中华民族千百年来人与自然的相处之道、本草与国人生息的深刻关系。在传播和普及中医药文化专业知识的同时，立足本草，以小见大，见微知著。通过跨地域的中医药故事与中国传统哲思上的结合，展现道地药材的发现、采摘与炮制的过程，来探寻人与自然、人与人、人与社会、人与科学之间的关系，探讨中华传统文化中"感动生命的奥义"。

纪录片《本草中国》第一季的成功，凝聚了所有参与者的智慧和努力，为弘扬博大精深的中华传统医药文化，使之绽放出璀璨的生命力做出了重要贡献。这一切在由《本草中国》第一季整理出版的图书中，得到了精致的呈现。同时，相信在大家的共同努力之下，即将上映的《本草中国》第二季，会为观众带来更多的精彩。

中国人口文化促进会副会长兼秘书长

2017年8月25日

《本草中国》（第一季）图书编委会

主　　任　王国强
副 主 任　毛群安
主　　编　宋燕
编　　委　陈勇　孙煜　俞瑛　干超
学术审稿　赵奎君

《本草中国》（第一季）纪录片主创名单

支持单位
国家卫生和计划生育委员会宣传司

专业指导单位
国家中医药管理局办公室

监制单位
中国人口文化促进会

总 顾 问　李金华　王国强
片名题写　李金华
总 统 筹　毛群安
总 监 制　宋燕　陈勇
学术总顾问　金世元
总出品人　孙煜　俞瑛
联合出品　干超
总 导 演　干超　郑波
总 摄 影　龚卫
总 撰 稿　干超
总制片人　韩芸

导 演 组　许盈盈　孙虹　许贞　张英杰　卢晏羚
艺术顾问　西冰　张兵
学术顾问　王庆其　贾天柱　翟胜利　张世臣　柳长华
　　　　　黄璐琦　杨明　孙晓波　王跃生　钟国跃
　　　　　徐德生　王秀娟　周富荣　赵奎君　曹俊岭
　　　　　孔燕萍　张大宁　姚梅龄　仝小林　傅延龄
　　　　　张晓天　姚行　王春生　赵中振
导演助理　陈建慧　余文　仲雯宇　杨景皓　李思远

	范馨予	周 帅	王 静	
摄 影	秦 帅	杨军华	王定业	陈君懿	吉开岩
	周 捷	王树波	周冬明	杨书庆	李 杰
	孙瑞峰	蔡廷奕	赵富仁	韩军可	邵苏峰
	郑康乐			
副摄影	丁 磊	蒋 帆	朱凇见	谢 超	陈 文
	尤桢炜			
灯 光	纪小严	黄善祥	焦育东	李 渊	黄艳彬
	王 路	邓文强	曾 良	余远辉	张 建
	万 杰	王 勇	马八平	
录 音	薛 飞	屈庆鹏		
航 拍	无锡市视界创新科技有限公司				
制 片	徐国强	王 超	陈佳杰	
剪 辑	张 阳	张晗璐	史 巍	朱卫平	欧韦兰
	吴 巍	刘思宇	金弘臻	孙 凯	吴佩琪
	杜 菁	吴佳文	沈 瑜	严子杰	应人杰
调 色	夏 镇	李 洋	顾 祺	张 颖	吕 叶
视 效	张海荣	朱宇凯	白 顺	李 兵	李 星
	李志杨	任俊杰	吴 浩	吴晓梅	于艺雪
	张贵祥	张慧妍	朱凤培	祝盈盈	
解 说	曹志雄			
原创音乐	陈伟伦	徐 桐		
音乐制作	8082音频	百声音乐			
混 音	田碧野			
责任编辑	冯 越			
项目协调	姜 雯	欧阳波	徐文晶	
项目监制	徐徐飞	卢 涵		
宣传总监	严王明			
宣传推广	张伊玲	孙德雯	金 晨	周倩如	李佳梦
法律顾问	陈鸣飞	严洁红		

投资、运营单位
上海笃影文化传媒有限公司
摄制单位
云集将来传媒（上海）有限公司
特别鸣谢
中共上海市宝山区委 宝山区人民政府